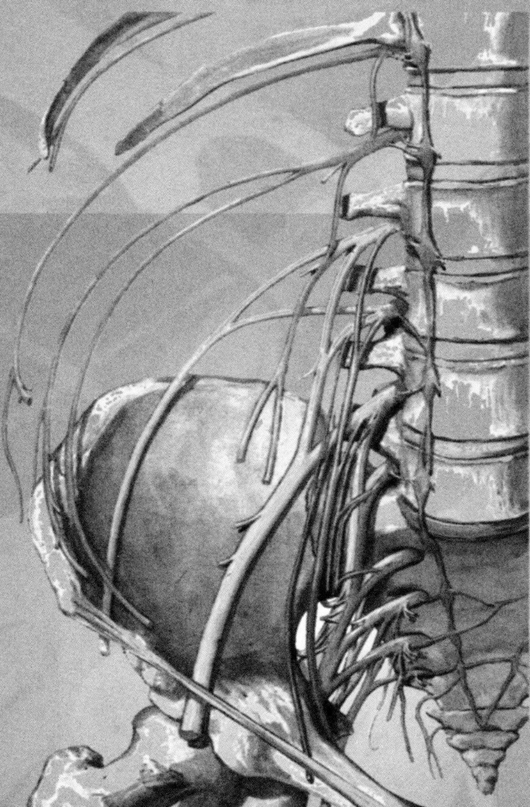

Bloqueios de Nervos Periféricos dos Membros Superiores e Inferiores

Bloqueios de Nervos Periféricos dos Membros Superiores e Inferiores

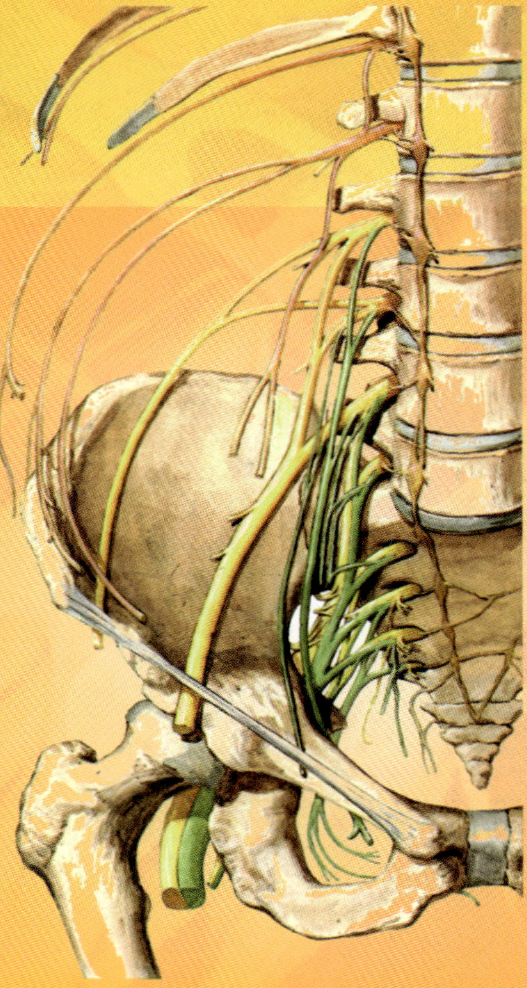

AFFONSO H. ZUGLIANI
Título Superior em Anestesiologia
Chefe do Serviço de Anestesiologia do
Instituto Nacional de Tráumato-Ortopedia (INTO)
Anestesiologista do Hospital Municipal Souza Aguiar (HMSA)
Responsável pelo CET/SBA do HMSA

REVINTER

Bloqueios de Nervos Periféricos dos Membros Superiores e Inferiores

ISBN 85-372-0078-6

Contato com o autor:
azugliani@into.saude.gov.br

A precisão das indicações, as reações adversas e as relações de dosagem para as drogas citadas nesta obra podem sofrer alterações.
Solicitamos que o leitor reveja a farmacologia dos medicamentos aqui mencionados.
A responsabilidade civil e criminal, perante terceiros e perante a Editora Revinter, sobre o conteúdo total desta obra, incluindo as ilustrações e autorizações/créditos correspondentes, é do(s) autor(es) da mesma.

Livraria e Editora REVINTER Ltda.
Rua do Matoso, 170 – Tijuca
20270-135 – Rio de Janeiro – RJ
Tel.: (21) 2563-9700 – Fax: (21) 2563-9701
livraria@revinter.com.br – www.revinter.com.br

DEDICATÓRIA

Ao meu pai,
de quem herdei o entusiasmo pela anestesiologia,
em especial pela anestesia regional.

À minha mãe.

AGRADECIMENTOS

A Débora, Beatriz e Pedro Affonso, pela efetiva colaboração e pelo apoio.

À Isabela Simões, pelo determinante incentivo para a realização deste livro, que me proporcionou ir mais longe neste fascinante campo da anestesiologia.

A Sergio Vianna e Verônica Vianna, cirurgiões de pé e tornozelo, pelo estímulo e pela confiança, que nos proporcionaram domínio crescente das técnicas de anestesia regional periférica dos membros inferiores.

À Direção do INTO, pelas condições adequadas de trabalho e incentivo às atividades científicas que nos proporciona, permitindo nosso desenvolvimento.

Aos amigos e colaboradores, especialmente os colegas do Serviço de Anestesiologia do INTO, cujas contribuições tornaram possível concretizar este trabalho.

Aos pacientes.

APRESENTAÇÃO

O objetivo deste trabalho foi, unicamente, compartilhar os saberes adquiridos em quase três décadas de militância, em dois grandes centros de aprendizado: o Hospital Municipal Souza Aguiar – HMSA e o Instituto Nacional de Tráumato-Ortopedia – INTO, onde tive a oportunidade de exercer, com entusiasmo crescente, pela sua grande aplicabilidade, a prática dos bloqueios de nervos periféricos.

Observa-se, em nosso meio, a exemplo do que tem ocorrido nos países do Primeiro Mundo, uma demanda crescente pela aplicação destas técnicas, refletida no grande interesse dos anestesiologistas, onde quer que se aborde o tema.

Não se pretende, com esta publicação, esgotar o assunto ou trazer propostas técnicas originais, mas, sim, abordar as mais consagradas e cotidianamente utilizadas nos grandes centros de anestesia regional, entre os quais incluo o INTO. Estas foram selecionadas, sob o ponto de vista do autor, como as de maior aplicabilidade e menor potencial de riscos ao paciente.

Entende-se ser o conhecimento de anatomia, quanto aos aspectos que envolvem estes bloqueios, básico para a sua prática. Foram utilizadas, para transmiti-los, imagens de livros clássicos desta matéria, adaptadas à nossa área de interesse, procurando-se mostrá-las sob uma variedade de prismas, visando melhor assimilação.

Apesar da busca pelo melhor, falhas certamente haverão, sendo as críticas bem-vindas, pois servirão para aperfeiçoamento futuro.

Este trabalho já terá sido plenamente recompensador caso sirva de estímulo aos colegas, para que caminhem distâncias maiores por esta fascinante área da anestesiologia. E que destas caminhadas resulte um efeito multiplicador que venha, progressivamente, nos colocar em patamares mais elevados nesta matéria, que grandes benefícios pode proporcionar aos nossos pacientes.

O Autor

PREFÁCIO

Foi-nos dado o privilégio de prefaciar o livro de Affonso Zugliani, sobre bloqueios de nervos periféricos. Não se trata de mais um livro de anestesia. Constitui uma obra diferenciada, que reflete o espírito de pesquisador e anestesiologista tarimbado. O seu desempenho está alicerçado em parâmetros cientificamente bem fundamentados e colocado à prova por experiência sólida, decorrente da prática da anestesia por muitos anos. Para não falar do que recebeu, "por herança", do pai, Dr. Zugliani, professor e anestesiologista competente, tendo exercido a especialidade no Rio de Janeiro.

De longa data, trabalhamos juntos na clínica privada e no Instituto Nacional de Tráumato-Ortopedia. Nós, realizando cirurgias do pé e tornozelo. Ele, praticando, com maestria, os bloqueios anestésicos.

Dois avanços incrementaram o uso dos bloqueios periféricos mais recentemente: os anestésicos locais com um tempo prolongado de duração e a disponibilização de estimuladores de nervos periféricos com agulhas isoladas. Estas técnicas, além de permitirem a cirurgia com risco bem diminuído, têm a vantagem de manter o paciente confortável, sem dor, durante longo tempo, no pós-operatório. Soma-se a isto a possibilidade de, em muitos pacientes, realizar o procedimento em regime ambulatorial.

O Dr. Affonso é um dos exemplos em que o exercício da atividade médica está sempre associado ao ato de ensinar. Sempre cercado dos mais jovens e daqueles que querem aprender. Fala mansa, competência e exposição pedagógica são ingredientes despojados do professor nato. Sem alardes, exerce o papel de fazer e ensinar. Mister que agora se vê coroado de êxito com a vinda a lume deste festejado livro, com demanda garantida.

Livro que reúne competência, exposição didática e uma visão muito particular de abordar, de forma atualizada, os bloqueios anestésicos. Obra que preenche uma grande lacuna entre nós. Tem todos os componentes para o sucesso.

Sergio Vianna
Chefe do Grupo de Cirurgia do Pé e Tornozelo do
Instituto Nacional de Tráumato-Ortopedia (INTO)
Rio de Janeiro

COLABORADORES

ADRIANA OLIVEIRA EULÁLIO (Capítulo 3)
Título Superior em Anestesiologia
Mestrado em Anestesiologia
Anestesiologista do Serviço de Anestesiologia do
Instituto Nacional de Tráumato-Ortopedia (INTO)
Anestesiologista do Serviço de Anestesiologia do Instituto de Neurologia da UFRJ

ARIADNE DOURADO BARBOSA (Capítulos 13 e 21)
Staff da Clínica de Dor do Instituto Nacional de Câncer (INCA)
Anestesiologista do Serviço de Anestesiologia do
Instituto Nacional de Tráumato-Ortopedia (INTO)

CÁTIA SALGADO (Capítulo 3)
Título Superior em Anestesiologia
Anestesiologista do Serviço de Anestesiologia do
Instituto Nacional de Tráumato-Ortopedia (INTO)

FABÍOLA CAÓ DA B. MORENO (Capítulos 13 e 21)
Responsável pela Pós-Graduação em Dor do Instituto Nacional de Câncer (INCA)
Staff da Clínica de Dor do Instituto Nacional de Câncer (INCA)

FLÁVIA CLARO (Capítulos 13 e 21)
Staff da Clínica de Dor do Instituto Nacional de Câncer (INCA)
Anestesiologista do Serviço de Anestesiologia do
Hospital Municipal Souza Aguiar (HMSA)

FRANCISCO DE LEMOS GONDIN DA FONSECA (Capítulo 2)
Título Superior em Anestesiologia
Anestesiologista do Serviço de Anestesiologia da Maternidade Fernando Magalhães
Anestesiologista do Serviço de Anestesiologia do Hospital do IASERJ

GUSTAVO AYALA DE SÁ (Capítulo 4)
Anestesiologista do Serviço de Anestesiologia do Hospital de Clínicas de Porto Alegre

JULIO CESAR MERCADOR DE FREITAS (Capítulo 4)
Título Superior em Anestesiologia
Anestesiologista do Serviço de Anestesiologia do Hospital de Clínicas de Porto Alegre

PAULO HENRIQUE POTI HOMRICH (Capítulo 4)
Anestesiologista do Serviço de Anestesiologia do Hospital de Clínicas de Porto Alegre

SUMÁRIO

PARTE II
BLOQUEIO DOS NERVOS PERIFÉRICOS DOS MEMBROS SUPERIORES

PARTE III
BLOQUEIO DOS NERVOS PERIFÉRICOS DOS MEMBROS INFERIORES

CAPÍTULO 17

CAPÍTULO 18

CAPÍTULO 19

CAPÍTULO 20

INTRODUÇÃO

As técnicas de bloqueio de nervos periféricos, algumas das quais descritas há mais de um século, têm ganhado popularidade nas últimas duas décadas, tornando-se crescente opção anestésica para cirurgias dos membros. A introdução dos estimuladores de nervos na prática clínica, de dispositivos que possibilitam bloqueios contínuos e anestésicos locais de ação prolongada, com melhor perfil de segurança, tem contribuído para isto. Podemos ainda citar o grande número de pacientes operados em regime ambulatorial, o que tem se mostrado uma tendência mundial, atingindo nos Estados Unidos mais de 70% dos procedimentos cirúrgicos [Macaire, 2004]. Considere-se ainda a busca do controle efetivo e ideal da dor pós-operatória, como fatores que têm gerado grande demanda pela sua utilização. Suas indicações se estendem também, a fins diagnósticos, prognósticos e terapêuticos.

Em suas aplicações para fins cirúrgicos, podemos citar como vantagens:

- Baixa incidência de complicações e efeitos colaterais.
- Possibilidade de alta precoce, fundamental nos procedimentos ambulatoriais, resultando em menor custo hospitalar.
- Boa aceitação pelo paciente.
- Menor consumo de anestésicos inalatórios, quando associados à anestesia geral.
- Analgesia pós-operatória de excelente qualidade, podendo ser prolongada por infusão anestésica, através do uso de cateteres perineurais.
- Ausência de bloqueio simpático com repercussão clínica.

Hoje, grande parte destas técnicas deve, necessariamente, fazer parte do arsenal do anestesiologista, não mais se aceitando que seu domínio seja restrito a alguns entusiastas. Estes, até um passado recente, vistos muitas vezes como um híbrido de acupunturistas, feiticeiros ou mágicos, dotados de habilidades extraordinárias [Enneking, 2000]. Em nosso meio, talvez pela falta de demanda, temos tido um importante atraso na disponibilidade de materiais e equipamentos, como bombas infusoras descartáveis e agulhas de especificações diversas já de uso corrente em outros países. O aumento do número de publicações de boa qualidade e a grande presença do tema em nossos eventos científicos indicam que estamos na direção certa para capacitação, em alto nível, de nossos anestesiologistas. Recente editorial da Revista Brasileira de Anestesiologia – RBA faz referência ao assunto, reforçando a sua relevância [Oliva Filho, 2005].

Observa-se ainda uma subutilização destas técnicas, principalmente nas abordagens dos membros inferiores. Isto decorre, em parte, da falta de treinamento adequado, na maioria dos centros de formação de anestesiologistas, inclusive em países do primeiro mundo [Hadzic, 1998]. O eventual maior tempo de execução e de latência anestésica é outro fator desestimulante ao seu uso [Finucane, 2003], pois pode retardar o ato anestésico, o que vai de encontro à otimização da ocupação da sala cirúrgica. Este aspecto tem sido contornado com a utilização de sala própria, adequadamente equipada para realização prévia dos procedimentos, conforme já preconizado por Labat, um dos pioneiros da anestesia regional [Finucane, 2003].

Os bloqueios periféricos empregados para anestesia dos membros inferiores, por serem procedimentos mais elaborados, contrastam com a simplicidade técnica da raquianestesia, habitualmente utilizada. A sua aceitação implica em verdadeira mudança de paradigma, requerendo uma visão mais ampla do anestesiologista, cujos aspectos favoráveis devem ser repassados à equipe cirúrgica para que sejam mais bem assimilados até que seus benefícios se tornem evidentes. Este entendimento é imprescindível para o sucesso da implantação destas técnicas, pois a colaboração do cirurgião é fundamental, principalmente num primeiro momento, até que se obtenha um domínio mais efetivo das mesmas.

Apesar de ser a baixa incidência de complicações um ponto relevante da aplicação dos bloqueios periféricos, devemos ter em mente que os mesmos envolvem o uso de anestésicos locais, fármacos potencialmente letais. Ainda, a colocação de agulhas à milímetros de estruturas nobres, entre elas nervos e medula espinal, requerem grande rigor técnico sob pena de provocarem graves acidentes, inclusive com lesões de caráter permanente.

Hadzic *et al* [Hadzic, 1998] propuseram uma escala de graus de complexidade para os bloqueios periféricos, a ser seguida durante o aprendizado, que deve se iniciar pelos de menor complexidade. São divididos em três grupos (Quadro 1-1):

- *Básicos:* são tecnicamente fáceis de realizar, implicam em baixo risco de complicações e têm ampla aplicação clínica. Devem fazer parte do arsenal de todo anestesiologista.
- *Intermediários:* são mais complexos e com maior potencial de risco de complicações que os básicos. Necessitam de maior tempo de treinamento para capacitação, requerendo supervisão rigorosa.
- *Avançados:* são procedimentos altamente especializados, a maioria requerendo capacitação prévia nas técnicas anteriores, para sua execução. Estão incluídos neste grupo os bloqueios de nervos profundos, os que requerem equipamentos especiais e/ou se destinam à instalação de cateteres perineurais. Podem requerer 6-12 meses para seu adequado domínio.

A aplicação dos bloqueios periféricos em pacientes pediátricos não está contra-indicada nem apresenta limites etários. Ao contrário, trazem a estes pacientes benefícios similares aos do adulto. Entretanto, são normalmente realizados em concomitância com anestesia geral, ou sob efeito de bloqueios do neuroeixo em busca de analgesia pós-operatória, o que torna sua execução mais delicada. As características individuais devem ser observadas para o cálculo das doses de anestésicos locais, assim como para a escolha adequada do material e da técnica a serem

Quadro 1-1. Grau de Complexidade dos bloqueios

Básicos	*Intermediários*	*Avançados*
Axilar	Interescalênico	Contínuos: interescalênicos e infraclaviculares
Bloqueio no punho/cotovelo	Supraclavicular interescalênico	Contínuos: femoral, ciático vias posteriores e poplíteas
Bloqueio no tornozelo	Infraclavicular	Ciático + plexo lombar
Safeno/fibular	Ciático (posteriores)	Plexo lombar
Digital	Ciático (via poplítea)	Ciático (via anterior)
Anestesia venosa regional (Bier)	Femoral	Ciático (via parafemoral)
		Obturador

utilizados. Maior habilidade e treinamento são necessários, ainda, em função da delicadeza das estruturas nervosas e sua maior proximidade com outras que devemos preservar. Assim, a prática dos bloqueios periféricos em crianças, notadamente nas pré-escolares, deve ser restrita a anestesiologistas plenamente capacitados ou sob orientação destes.

REFERÊNCIAS BIBLIOGRÁFICAS

Enneking FK, Wedel DJ. The art and science of peripheral nerve blocks. *Anesth Analg* 2000;90:1-2.

Finucane NT. Gaston Labat Lecture 2003: Labat's Legend – Are we doing it justice? *Reg Anesth Pain Med* 2003;28:540-546.

Hadzic A, Vloka JD, Kuroda MM, Koorn R, Birnbach DJ. The practice of peripheral nerve blocks in the United States: A national survey. *Reg Anesth Pain Med* 1998;23(3):241-246.

Macaire P. Pain treatment at home using regional catheter techniques. *Acta Anaesth Belg* 2004 suppl;55:65-69.

Oliva Filho AL. A Arte da anestesia regional periférica. *Rev Bras Anestesiol* 2005;55(6) editorial.

PARTE I

ASPECTOS FUNDAMENTAIS PARA A PRÁTICA DOS BLOQUEIOS PERIFÉRICOS

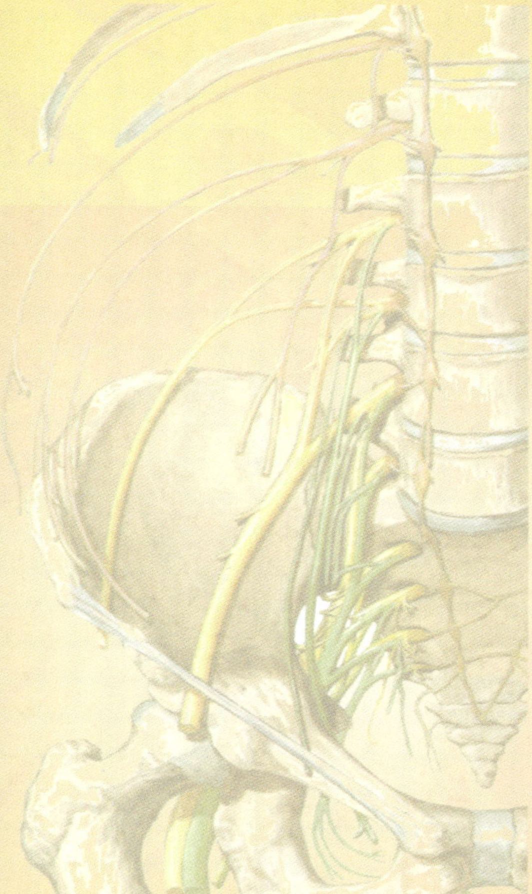

CAPÍTULO 1

A CONDUÇÃO DOS BLOQUEIOS PERIFÉRICOS

A utilização dos bloqueios de nervos periféricos e de plexos nervosos, exige do anestesiologista muito mais que a simples habilidade de execução destas técnicas, demandam a plena capacitação no que se refere aos diversos aspectos que envolvem. Dentre estes podemos citar o domínio da farmacologia das drogas utilizadas, sejam anestésicos locais ou drogas adjuvantes, e das repercussões fisiológicas que possam advir. Medidas de prevenção e tratamento precoce das complicações são indispensáveis e devem, portanto, ser rotineiramente incluídas. A utilização de meios de detecção dos nervos, como eletroestimuladores e ultra-som, jamais deve prescindir de conhecimentos de anatomia não só das estruturas nervosas, mas também, das adjacentes a estas, que incluem as do trajeto que imprimiremos às agulhas. É importante lembrar a proximidade dos grandes nervos e plexos com vasos sangüíneos calibrosos e outras estruturas nobres, que podem incluir as raquidianas.

CUIDADOS PRÉVIOS

SEGURANÇA

Os bloqueios devem ser realizados somente em ambiente onde haja condições de monitorização mínima (oximetria, cardioscopia e pressão arterial não-invasiva) e de tratamento a eventuais complicações que possam ocorrer, como: intoxicação aguda pelos anestésicos locais, reações de anafilaxia, injeção subaracnóidea acidental e repercussões fisiológicas produzidas pelo bloqueio. Deve estar disponível todo equipamento de reanimação cardiorrespiratória, incluindo desfibrilador cardíaco, material para intubação traqueal, e os demais para controle das vias aéreas e ventilação pulmonar. Dentre as drogas para pronto uso devem constar: adrenalina e outros agonistas α e β, antiarrítmicos, anticonvulsivantes, oxigênio e as demais utilizadas no suporte avançado de vida.

Um acesso venoso deve ser disponibilizado previamente, permanecendo por, pelo menos, 1 hora após os bloqueios que envolvem grandes massas de anestésico local. Nos bloqueios contínuos, este deve ser mantido durante todo o período de infusão nos pacientes internados.

MATERIAL

Deve ser verificada a disponibilidade das agulhas, cateteres e anestésicos locais que se pretenda utilizar, para que se evitem improvisos e conseqüente uso de material inadequado. O funcionamento do estimulador de nervos deve ser previamente aferido.

ESCOLHA DA TÉCNICA

É importante que haja comunicação prévia com o cirurgião para que se obtenham informações quanto ao local do acesso cirúrgico, ao posicionamento do paciente na mesa cirúrgica, ao nível de instalação do garrote arterial, tempo cirúrgico etc. A partir destes dados e do entendimento ocorrido, traça-se a estratégia anestésica. Medidas simples, como a colocação do torniquete arterial mais distalmente no membro, quando possível, podem simplificar o ato anestésico, permitindo a realização de bloqueios mais distais. Estes, normalmente, envolvem menor massa de anestésicos locais e menor morbidade. A área anestesiada mais restrita ao local operado torna-se mais confortável ao paciente no pós-operatório.

Pequenos procedimentos das extremidades, mesmo sob isquemia, podem ter como opção a anestesia geral venosa, com agentes de ação curta, ou sedação e analgesia seguidos de infiltração local ou de bloqueios regionais localizados. Evitam-se assim os bloqueios proximais de nervos ou plexos, que necessitam de maiores massas de anestésicos locais e, conseqüentemente, envolvem mais riscos.

ESCOLHA DO ANESTÉSICO LOCAL (AL)

Os anestésicos locais de longa duração são normalmente escolhidos em virtude da prolongada analgesia pós-operatória que proporcionam. Nos pacientes idosos, ou quando grandes massas de AL são utilizadas, como nos bloqueios de plexos ou na associação de bloqueios de grandes nervos do membro inferior, a escolha deve recair sobre a ropivacaína, devido a seu perfil menos cardiotóxico.

Quando o uso de menores massas é previsto, a bupivacaína e a levobupivacaína são boas opções em função de seu menor custo. É importante considerar que anestésicos do mesmo grupo (amino-amida), como os acima citados, ou mesmo de grupos diferentes têm efeitos tóxicos aditivos, quando associados.

A concentração utilizada de AL deve ser sempre a mínima necessária para o objetivo a que se destina. Nos bloqueios de troncos nervosos, como ciático, femoral, fibular e plexos, quando para fins cirúrgicos, devem-se utilizar soluções mais concentradas, a fim de se permitir menor latência e melhor penetração no nervo.

Em nervos finos ou ramificados, onde bloqueio se obtém através de barreiras subcutâneas de AL, como o safeno, sural, fibular superficial e intercostobraquial, a solução deve ser diluída. O mesmo deve ser feito nas infiltrações locais para a realização dos bloqueios. Esta medida diminui a massa de AL administrada sem perda de sua eficácia.

INFORMAÇÃO E CONSENTIMENTO

O paciente ou seu responsável deverão ser informados, em linguagem simples e clara, sobre a técnica anestésica e seus efeitos. Estes esclarecimentos devem incluir: local de punção, área de insensibilidade e da impotência funcional, duração do bloqueio, efeitos colaterais etc. Deverá sempre haver prévio consentimento para a realização da anestesia.

ASSEPSIA

São fundamentais a manutenção de condições adequadas de assepsia e anti-sepsia para a realização dos bloqueios periféricos. Nos bloqueios contínuos, o uso de filtro bacteriano acoplado ao cateter é recomendado. A solução anti-séptica deve ser colocada em recipiente próprio e devidamente identificada. Esta medida visa que soluções incolores sejam confundidas com o AL, e equivocadamente injetados nos nervos, causando-lhes danos irreversíveis.

CUIDADOS DURANTE OS PROCEDIMENTOS

PREVENÇÃO DE INJEÇÃO ACIDENTAL

Nos bloqueios em que a injeção do anestésico é feita em um único ponto, com a agulha em posição estática, ou através de cateter, devem-se realizar aspirações freqüentes. Estas devem ser realizadas a cada 3-5 ml injetados, para que se detecte prontamente a presença de sangue indicativa de posicionamento intravascular. Na eventualidade desta ocorrência a agulha deve ser reposicionada e os cuidados redobrados. Um pequeno giro da agulha em torno de seu próprio eixo possibilita desfazer mecanismos valvulares que podem impedir a entrada do sangue nesta, levando-nos a supor que se encontra em posição extravascular. A dose-teste com lidocaína e adrenalina é importante para detecção deste evento, assim como da injeção subaracnóide acidental, em procedimentos próximos ao neuroeixo. Na ocorrência de resistência ou dor durante a injeção, a mesma deve ser imediatamente interrompida para que se verifique a possibilidade de injeção intraneural, devendo a agulha ser reposicionada.

VELOCIDADE DE INJEÇÃO

A injeção rápida pode resultar em pior qualidade de bloqueio e maior índice de acidentes graves [Mather, 2005]. A velocidade de 0,5 ml/s parece ser adequada [Rucci, 1995].

BLOQUEIOS PERIFÉRICOS SOB CONDIÇÕES DE INSENSIBILIDADE

Deve-se considerar que, quando sob anestesia geral ou sedação intensa, sinais de dor e outras manifestações sensoriais não se revelam. Estes são importantes indicativos de injeção intraneural e intoxicação pelo anestésico local. O mesmo ocorre nas abordagens dos nervos dos membros inferiores, quando sob efeito de bloqueio espinhal, em relação a eventual referência de dor. Por isso, é importante que nas condições citadas os procedimentos somente sejam realizados por anestesiologistas plenamente capacitados e experientes, ou sob supervisão destes.

POSICIONAMENTO

O adequado posicionamento do paciente para ser submetido aos bloqueios é um importante aspecto para facilitar a execução destes. Cuidado semelhante deve ser observado em relação ao operador, que deverá estar posicionado de forma confortável e adequada à realização do procedimento.

HIDRATAÇÃO

O aporte de líquidos deve ser restrito durante os procedimentos cirúrgicos sob bloqueios de nervos periféricos, caso contrário, pode haver grande desconforto com conseqüente agitação do paciente, devido à distensão vesical. Deve-se considerar que na maioria das vezes as cirurgias são realizados sob isquemia e que a área de vasodilatação por bloqueio simpático é desprezível na quase totalidade dos bloqueios periféricos. Portanto, a reposição no peroperatório deve ser restrita a eventuais perdas ou déficits.

REGISTRO DE INFORMAÇÕES

É importante que conste na ficha de anestesia todos os detalhes referentes ao procedimento anestésico, como: o anestésico local, sua concentração e volume utilizados, drogas adjuvantes, material empregado, método de localização de nervos, reações adversas e demais ocorrências peranestésicas. Nestas últimas ressaltar se houve dor durante a injeção do anestésico ou qualquer outra anormalidade. Quando for utilizado estimulador de nervos, registrar as características dos estímulos empregados. Após o período estimado de regressão do bloqueio, deve-se realizar a verificação do retorno pleno das funções dos nervos envolvidos.

SEDAÇÃO E ANALGESIA

São aspectos de grande relevância na execução dos bloqueios periféricos. Realizados adequadamente permitem conforto ao paciente, livrando-o do estresse proveniente do ambiente cirúrgico e do desconforto das punções, por vezes múltiplas. Proporciona ainda boas condições de trabalho ao anestesiologista, garantindo a imobilidade necessária para execução dos procedimentos. A sedação deve ser, pelo menos, inicialmente leve. A possibilidade de contato verbal com o paciente auxilia na detecção de sinais precoces de intoxicação pelo AL e na referência de dor, devido ao toque no nervo ou injeções intraneurais.

MANUTENÇÃO DA SEDAÇÃO

O nível ideal de sedação a ser administrado requer do anestesiologista, percepção quanto ao estado psicológico do paciente, e até mesmo seu perfil de personalidade. Por vezes a manifestação de extrema solicitude, que nos induzirá a dispensar ou minimizar o uso de sedativos, pode estar mascarando um forte componente ansioso, que se revelará perturbador em seguida.

De forma similar, pacientes extremamente contidos e cordatos, ao serem submetidos à sedação leve, tornam-se verborreicos e agitados. A sensação de toque pode ser referida como dor, no paciente mal informado e ansioso. Crianças e adolescentes geralmente requerem sedação mais efetiva. Portanto, a escolha das drogas certas, em proporções certas, de forma individualizada, é o segredo da boa sedação. Benzodiazepínicos, opióides, neurolépticos e anestésicos venosos devem ser considerados.

AFERIÇÃO DO BLOQUEIO

Deve-se observar que não raro existe certo grau de incredulidade do paciente sobre a eficácia desta proposta anestésica, em que apenas o segmento a ser operado permanecerá anestesiado. Isto ocorre, ainda, pela pouca divulgação destas técnicas, principalmente no que se refere aos membros inferiores. Portanto, é necessário que se transmita confiança ao paciente e que lhe sejam esclarecidos os pormenores do procedimento, como o uso do estimulador de nervo, da latência anestésica, do tempo provável de duração do bloqueio, da necessidade de aferi-lo antes do início da cirurgia e como isto será feito. No momento desta aferição deve-se ter cuidado para que não se transmita insegurança ao paciente, através de perguntas repetitivas e de forma ansiosa sobre a instalação do bloqueio. Testes de sensibilidade de forma dissimulada podem ser percebidos pelo paciente mesmo sob algum grau de sedação. Estes fatores levam-no à desconfiança quanto à eficácia da técnica, o que dificultará sua avaliação e a condução anestésica. Portanto, cabe ao anestesiologista transmitir confiança e segurança, garantindo que não haverá ocorrência de dor.

Pacientes com alto nível de ansiedade devem receber sedação mais forte, excluindo assim sua participação consciente da aferição do bloqueio. Esta poderá ser realizada através de estimulação álgica (agulhas devem ser evitadas por lesarem a epiderme), observando-se a mímica facial ou o reflexo de retirada, preferencialmente de forma comparativa com o membro não-anestesiado.

No momento de início da cirurgia, questionamentos feitos pelo cirurgião em voz alta como: "–Posso começar?" ou "–Está doendo?", podem provocar grande ansiedade, pela expectativa de dor que geram, com conseqüente exacerbação da sensação tátil.

A equipe deve ser esclarecida destes pormenores para que as informações sejam obtidas via anestesiologista, de forma discreta.

ADMINISTRANDO O BLOQUEIO INSUFICIENTE

É uma situação de grande estresse para o anestesiologista, de ansiedade para o cirurgião e desconforto para o paciente, quando ao início do ato cirúrgico, sob bloqueio periférico, este refere dor. Tal evento resulta em atraso da cirurgia e, por vezes, na indução desnecessária de anestesia geral, o que implica em aumento de morbidade e de custos. A maneira mais efetiva de evitar tal problema é a realização dos bloqueios em ambiente próprio, fora da sala cirúrgica, com a devida antecedência (30 a 60 minutos), o que possibilita sua instalação e aferição adequadas. Desta forma, medidas como infiltrações complementares para a correção de falhas parciais de anestesia podem ser realizadas sem prejuízo do fluxo cirúrgico. Alguns casos em que a latência anestésica possa não estar completa, já que pode alcançar eventualmente até 50 minutos com os anestésicos de ação prolongada, é válida a solicitação ao cirurgião para que infiltre os planos superficiais, visando não se postergar demasiadamente o início da cirurgia. Sedação e analgesia mais intensas devem ser instituídas.

As evidências mantidas de dor, através de manifestação de estimulação simpática, ou agitação etc, devem ser indicativas de anestesia geral com adequado controle da via aérea.

CAPÍTULO 2

ANESTÉSICOS LOCAIS E DROGAS ADJUVANTES

A abordagem feita neste capítulo é de caráter eminentemente básico, enfocando apenas aspectos fundamentais sobre os anestésicos locais, visando seu uso clínico, sendo referidos somente os disponíveis em nosso meio.

Desde que Neimann isolou a cocaína, em 1860, pondo em evidência a ação anestésica local deste alcalóide, até as pioneiras pesquisas sobre as diferentes propriedades de isômeros opticamente ativos de anestésicos locais [Aberg, 1979], a anestesia locorregional vem progressivamente se mostrando mais segura e satisfatória.

Os AL atualmente disponíveis em nosso meio são todos amino-amidas, ou seja, são amidas de aminoácidos com aminas aromáticas assim constituídos:

Grupo aromático	Cadeia intermediária amida	Amina
Lipofílico	NH.CO	Hidrofílico

São bloqueadores dos canais de sódio, impedindo, desta forma, a condução do impulso nervoso.

A curta duração da lidocaína e a elevada toxicidade da bupivacaína levaram ao estudo de novos agentes [Graf, 2001].

A bupivacaína disponível em nosso meio (marcaína®/neocaína®) é uma mistura racêmica de dois estereoisômeros, o dextrorrotatório e o levorrotatório, que por definição assim se representam respectivamente:

$$R(+): S(-) = 1: 1$$

A ropivacaína é composta apenas de enantiômero S (–), assim como a levobupivacaína.

Em nosso meio foram estudadas misturas enantioméricas da bupivacaína, chegando-se a uma proporção dita ideal de S (–): R (+) = 75% H: 25% [Simonetti, 1999]. Esta apresenta, sob determinados aspectos como toxidade sistêmica e relaxamento muscular, características intermediárias entre a mistura racêmica [50% S (+) e 50% S (–)] e a levobupivacaína [100% S (–)], embora haja controvérsias na literatura quanto aos efeitos hemodinâmicos, produzidos pela intoxicação destas diversas formulações [Udelsmann, 2006]. Por questões práticas, e para que tenhamos mais clareza das peculiaridades destas substâncias, trataremos da bupivacaína-racêmica, da levobupivacaína [100% S (–)] e da ropivacaína.

TOXICIDADE

As doses de bupivacaína racêmica requeridas para provocar convulsões e aquelas requeridas para provocar colapso cardiovascular têm uma margem muito estreita [Bardsely, 1998; Huang, 1998]. No entanto, as moléculas levógiras dos anestésicos locais têm um potencial menor de desenvolver efeitos tóxicos sistêmicos do que as dextrógiras [Knudsen, 1997; Bardsley, 1998].

Os sinais de toxicidade sistêmica costumam sempre se fazer notar inicialmente no sistema nervoso central. Doses subconvulsivas são improváveis de causar depressão de contratilidade cardíaca ou circulatória clinicamente notadas, a não ser por depressão dos centros encefálicos ou por mau estado físico do paciente.

Os efeitos no sistema nervoso central (SNC) e no coração são produzidos pela mesma ação que os anestésicos locais têm nas membranas, ou seja, estabilização por bloqueio dos canais de sódio.

No SNC são sinais iniciais de toxicidade: agitação, sintomas acústicos variados (zumbidos, surdez, tinidos), sintomas gustativos (gosto metálico), disartria, dormência perioral e presença de tremores.

Estudos clínicos para sinais de toxicidade do SNC [Stewart, 2003; Bardsely, 1998] confirmam que as doses de levobupivacaína e ropivacaína, precisam ser de 10-25% maiores do que as de bupivacaína racêmica para iniciarem os sintomas.

No aparelho cardiovascular há uma ativação inicial, seguida de uma depressão, caracterizada por uma profunda disfunção contrátil e metabólica que pode levar a uma parada cardíaca.

Alguns relatos de parada cardíaca com os diferentes anestésicos locais, mostram um melhor prognóstico quando da ausência do enantiômero S (+) [Albright, 1979; Pirotta, 2002].

Os AL aminoésteres, como a procaína, do ponto de vista de toxicidade, apresentam maior margem de segurança. Entretanto, seu desdobramento em moléculas semelhantes ao ácido para-aminobenzóico (PABA), os fazem alergênicos e causadores de significativas incidências de reações anafiláticas [Patterson, 1982]. É importante observar, que a toxicidade sistêmica dos AL do grupo amino-amida é causada pela fração livre da droga ou seja, aquela não ligada às proteínas plasmáticas.

CARACTERÍSTICAS FÍSICO-QUÍMICAS E POTÊNCIA

A ropivacaína é muito menos lipossolúvel quando comparada bupivacaína racêmica e à levobupivacaína (Quadro 2-1). Todavia, os dados sobre a real equipotência e equivalência entre elas são contrastantes. Para o bloqueio do nervo femoral com bupivacaína racêmica e ropivacaína, ambas a 0,5%, Casati [Casati, 2001] não encontrou diferenças significativas nos diversos volumes usados.

Em concentrações menores, usadas para analgesia pós-operatória fora do neuroeixo, bupivacaína racêmica 0,15% e ropivacaína 0,2% mostram-se equipotentes, sendo que a função motora é significativamente mais preservada com a ropivacaína [Borgeat, 2001].

A maioria dos estudos concorda que para os bloqueios de nervos periféricos, ropivacaína e bupivacaína racêmica, em iguais doses e concentrações, se equivalem clinicamente [Vaghadia, 1999; Liisanantti, 2004].

Quadro 2-1. Propriedades químicas e físicas.

	Bupivacaína	*Levobupivacaína*	*Ropivacaína*
Peso molecular	288	288	274
Pka	8,1	8,1	8,1
Lipossolubilidade	30	30	2,8
Coeficiente de partição	28	28	9
Ligação protéica (%)	95	95	94

Fonte: Best Practice & Research Anaesthesiology, 2005. v. 19, n. 2, p. 249.

Há a necessidade de maior investigação em estudos clínicos para se estabelecer a real equipotência e equivalência das drogas em questão. Todavia, dada a baixa lipossolubilidade da ropivacaína e sua ineficácia em concentrações menores que 0,2%, pode-se dizer, em relação à potência, que: ropivacaína < levobupivacaína < bupivacaína racêmica.

MANIPULAÇÃO DAS SOLUÇÕES

A manipulação das soluções de anestésicos locais é feita buscando-se alcançar um menor tempo de latência, além de analgesia, bloqueio motor e duração adequados.

As manipulações físicas dizem respeito ao local e velocidade de injeção, temperatura, volume, posicionamento do paciente, sua mobilidade ou movimentação.

As manipulações químicas dizem respeito a:

1. **Mistura de anestésicos:** além de não ter demonstrado ser vantajosa no que diz respeito ao tempo de latência e à duração do bloqueio neural estabelecido [Covino, 1998; Martin, 1993], tem o inconveniente tornar imprecisos os efeitos da diluição mútua, no que diz respeito à toxicidade, diluição e pH finais [Galindo, 1980; Corke, 1984; Kim, 1979]. Considera-se que a injeção de apenas um anestésico local possa ser mais previsível, tornando-se também mais segura. Faltam estudos clínicos que apóiem a mistura de anestésicos locais ainda que utilizadas na prática diária.
2. **Alcalinização:** a alcalinização dos anestésicos locais proporcionam alguma diminuição do tempo de latência em soluções com adrenalina, por causar um pH ideal para a ação do vasoconstritor, acabando por oferecer maior massa de sal disponível para o bloqueio. Entretanto, não foi observada diferença significativa na latência ou duração dos bloqueios com seu uso [Candido, 1995].
3. **Adição de substâncias:** (drogas adjuvantes)
   A) ***Adrenalina:*** a adição de adrenalina ao anestésico local é, em geral, bem aceita. Por seu efeito α_1-agonista, causa vasoconstricção local, o que prolonga a exposição do nervo ao anestésico local, diminuindo também o pico plasmático. Uma qualidade melhor de analgesia é atribuída a seu agonismo α_2 periférico, estimulando a inibição da nocicepção. Para pacientes com o esperado comprometimento do *vasa nervorum* ou com elevado risco para desenvolver isquemia miocárdica, o não uso da adrenalina deve ser considerado. A uma concentração a 1:400.000, a adrenalina ainda é bem efetiva e o paciente recebe metade da dose em relação a 1:200.000 (5 μg/ml) [Kennedy, 1966; Partridge, 1991].

   B) ***Opióides:*** à exceção da injeção intra-articular e da infiltração local, não há evidências que apóiem o uso de diferentes opióides em diferentes bloqueios periféricos [Tverskoy, 1998; Reuben, 2000]. Assim, o papel dos opióides em bloqueios periféricos não tem demonstrado relevância que apóie seu uso [Musphy, 2000; Picard, 1997].

   C) ***Clonidina:*** há evidências de que prolongue o efeito da lidocaína [Murphy, 2000; Eisenach, 1996; Iskandar, 2001]. É preconizada numa dose de 70 a 150 mcg para os bloqueios do plexo braquial com este anestésico. Os efeitos colaterais, como, bradicardia e hipotensão, não foram observados com esta dose [Syngelyn, 1996; Eledjam, 1991], entretanto, adicionada ao AL de ação longa, seus efeitos são pouco relevantes.

D) ***Outras drogas:*** antiinflamatórios não-esteróides, bloqueadores do canal do cálcio, neostigmina, além de outras substâncias, não possuem fundamentos em estudos clínicos que justifiquem seu uso. A neostigmina intra-articular [Yang, 1998] e o verapamil para os bloqueios do plexo braquial [Reuben, 2000] parecem oferecer alguma base para sua utilização.

FARMACOCINÉTICA

A partir de sua injeção, o AL será absorvido e distribuído através da circulação dos tecidos do organismo, fixando-se às gorduras e proteínas plasmáticas (α_1-glicoproteínas e albumina), de acordo com sua afinidade. É posteriormente eliminado, através do metabolismo e excreção. Nos AL do grupo aminoéster seu metabolismo inicia-se ainda no sangue, pelas estearases, antes mesmo de sua distribuição, o que os torna mais seguros sob este aspecto.

Características farmacocinéticas, como volume de distribuição (V_D) e meia-vida de eliminação ($T_{1/2}$), têm papel importante na toxicidade sistêmica dos AL. A primeira estabelece a relação entre a quantidade total de droga no organismo e sua concentração plasmática. A segunda é de grande importância, pois através deste tempo podemos calcular quando é seguro repetir nova dose plena, ou calcularmos taxas de infusão contínua, sem o risco de acumularmos doses tóxicas (Quadro 2-2). Como regra geral, considera-se 5 vezes o tempo de meia-vida como o tempo suficiente para tornar a concentração plasmática próxima de zero [Rosenberg, 2004]. Como exemplo, a bupivacaína cujo $T_{1/2}$ é de 3 horas, se repetida após 6 horas da dose inicial, a concentração plasmática final será cerca de 10% maior que a atingida inicialmente [Bodenham, 1990].

Apenas pequena fração não metabolizada dos AL amino-amidas é excretada pelo rim, sendo seu metabolismo, principalmente, por biotransformação hepática.

USO CLÍNICO DOS AL

As doses ditas "máximas" de AL são uma mera estimativa, variando inclusive entre os países [Rosenberg, 2004] (Quadro 2-3). Estas podem apresentar grandes variações, principalmente em função do local em que são injetados. Os sítios de injeção dos bloqueios periféricos dos membros inferiores, e também os dos membros superiores, apresentam taxas de absorção menores que as do espaço peridural. Outros fatores devem ser considerados:

- *Idade:* crianças até 3 meses de idade têm ainda a metade de concentração plasmática de α_1-glicoproteína do adulto [McNamara, 2002], o que levará a uma maior fração livre de AL.
- Nos idosos as alterações morfológicas funcionais dos nervos parecem requerer menores doses de AL para efetivar o bloqueio nervoso [Paqueron, 2002]. As dis-

Quadro 2-2. Características farmacocinéticas

	Bupivacaína	*Levobupivacaína*	*Ropivacaína*
V_D	1,02	0,9	0,84
$T_{1/2}$	3,5	3,5	1,9

Adaptado do Delson, 1991; Ralkawa, 1999.
V_D = volume de distribuição; $T_{1/2}$ = tempo de meia-vida de eliminação.

Quadro 2-3.

	Tempo de latência (min)	*Duração do bloqueio (h)*	*Duração da analgesia (h)*	*Dose máxima recomendada*
Lidocaína	7-15	2-3	3-5	4,5-7 mg/kg
Bupivacaína racêmica	15-40	6-10	8-16	175-225 mg
Ropivacaína	15-40	5-9	8-14	175-250 mg

Modificado de Gerancher, J. C. Problems in Anesthesia, 2000.

funções orgânicas, hepática e renal, reduzem o *clearence* dos AL e são uma razão para diminuição das doses [Veering, 1987].

- *Gravidez:* durante a gestação o aumento de progesterona pode aumentar a sensibilidade dos nervos ao efeito dos AL [Butterworth, 1990]. O risco de cardiotoxicidade pela bupivacaína e ropivacaína também parece estar aumentado [Moller, 1992]. Nos estágios mais adiantados da gravidez, o aumento fisiológico do débito cardíaco torna a absorção do AL mais rápida, a partir do ponto de injeção para a circulação [Pihlajamaki, 1990].
- *Disfunções hepática, renal e cardíaca:* não parecem interferir de forma significativa quando é administrada dose única dos AL, entretanto, em administração contínua, as doses necessitam ser cuidadosamente recalculadas e reduzidas de 10 a 50% [Rosenberg, 2004].
- *Pacientes pós-cirúrgicos:* o trauma cirúrgico aumenta a produção hepática de α_1-glicoproteína, o que torna mais segura a infusão contínua de AL no pós-operatório, em virtude da grande ligação destes a estas proteínas no plasma, diminuindo a possibilidade de intoxicação sistêmica [Rosenberg, 2004].
- *Interação de drogas:* inibidores dos citocromo P450, como o propronolol e a cimetidina, diminuem o metabolismo hepático das amino-amidas, dependentes destas enzimas. O *clearence* da bupivacaína pode ser reduzido em 30 a 35% [Rosenberg, 2004].

CAPÍTULO 3

MEIOS DE LOCALIZAÇÃO DOS NERVOS

ESTIMULADOR DE NERVO PERIFÉRICO

INTRODUÇÃO

Luigi Galvani, em 1780, foi o pioneiro na demonstração de estimulação elétrica de nervo, utilizando rãs como espécime. Galvani, tocando as raízes espinhais da rã com um eletrodo metálico, observou que a estimulação elétrica causava contrações nos músculos. Todavia, os mecanismos eletrofisiológicos por trás dessas observações não viriam a ser entendidas até muito tempo depois.

Em 1912, Von Perthes desenvolveu o protótipo de estimulador de nervo periférico (ENP) para estimulação seletiva de nervo e músculo correspondente. Desde então a experimentação neste campo tem sido constante. Embora os princípios da estimulação elétrica de nervos sejam há muito conhecidos, sua aplicação prática para a localização destes com finalidade anestésica, só ocorreu em 1962 [Greenblatt, 1962]. Nas últimas duas décadas a grande maioria dos anestesiologistas tem incorporado os estimuladores na realização dos bloqueios periféricos, entretanto, parece não haver um padrão uniforme ou de consenso para sua utilização durante a execução das diversas técnicas.

Ainda, com a ressurgência do interesse na anestesia regional e demanda por meios mais apurados de localização do nervo visando a injeção do anestésico local, tem ocorrido uma resposta correspondente da indústria, resultando na disponibilização, de um número crescente de aparelhos com características técnicas diversas. Sendo assim, é natural que hajam muitas dúvidas sobre qual o estimulador de nervo mais adequado à prática clínica. Por isso, é necessário que se conheça alguns pormenores destes equipamentos, como seus princípios de funcionamento e características técnicas [Jochum, 2006].

ELETROFISIOLOGIA

Os princípios fundamentais da estimulação elétrica de nervos periféricos são as propriedades eletrofisiológicas dos nervos e músculos descritas pela Lei de Ohm e Lei de Coulomb.

PRINCÍPIOS BÁSICOS

Todas as células vivas exibem uma voltagem de aproximadamente 90 mV através da membrana, ou seja, uma diferença de potencial elétrico entre o interior e exterior da mesma. Esta voltagem é chamada de potencial de membrana ou potencial de repouso.

As células dos nervos e dos músculos tem a capacidade única de geração de impulsos elétricos curtos (de condução rápida), os denominados potenciais de ação, em resposta a apropriados estímulos, que levam a despolarização (redução do potencial) da membrana. As ações potenciais, às vezes chamadas de impulsos nervosos, são de amplitude (aproximadamente 120 mV), forma e duração uniformes (aproximadamente 1 ms em vertebrados).

Uma vez que o estímulo atinja uma certa intensidade (limiar de ativação), uma ação potencial é gerada e propagada através da membrana da célula do nervo – especificamente ao longo do seu axônio, ou seja, o segmento do nervo que conecta outras células nervosas e músculos. Aplicando-se estímulos com amplitude inferior ao valor de ativação nenhum impulso será propagado e dar-se-á um aumento no limiar de ativação, ou seja, na intensidade do estímulo necessário para que haja a propagação do impulso. Assim, dependendo da amplitude e duração do estímulo, uma série de potenciais de ação é gerada, cujas amplitudes de estímulo são principalmente representadas pela freqüência do impulso nervoso de forma que a informação seja codificada e transmitida através do sistema nervoso, da periferia (vindo das células receptoras) para o sistema nervoso central (SNC), onde a informação é processada, e retorne para a periferia (via neurônios motores), onde os músculos são ativados para mover o corpo. Assim, para propagar um impulso, uma intensidade de estímulo igual ou maior ao limiar de ativação deve ser aplicada ao nervo.

Em 1850 Von Helmohlz [Von Helmohlz, 1850] apresentou uma série clássica de experimentos que demonstraram a relação entre três parâmetros de essencial importância na estimulação de nervos periféricos. São estes a intensidade e a duração da corrente, bem como a polaridade do estímulo. Há então dois conceitos importantes para o entendimento do processo de estimulação do nervo: a reobase e a cronaxia. Todavia, antes de discutir tais conceitos é conveniente ressaltar certas características da propagação de impulsos nos diferentes tipos de fibras do nervo.

FIBRAS SENSORIAIS E MOTORAS

Um nervo é uma estrutura com forma semelhante a um cabo, e pode conter fibras que servem todas ao mesmo propósito; por exemplo, nervos motores (eferentes), cujos axônios terminam todos em fibras musculares e estimulam a contração. Por outro lado, nervos sensoriais (aferentes) recebem sinais vindos dos órgãos dos sentidos. Alguns nervos podem ser mistos e compostos tanto por fibras aferentes como eferentes. Tais fibras podem se diferir no diâmetro e tipo de isolamento e, portanto, têm velocidades de propagação de impulso diferentes.

Fibras de propagação lenta têm diâmetro pequeno e não possuem isolamento especializado. Já as fibras de propagação muito rápidas (até 120 m/s), por exemplo, os neurônios motores que suprem músculos em nossos membros, têm um diâmetro maior e um isolamento especial (bainha de mielina). Além das diferenças na velocidade de propagação do impulso, elas também se diferem na sua excitabilidade a estímulos elétricos externos porque nas fibras sem isolamento mais cargas têm de ser movidas para que seja alcançado o mesmo nível de despolarização da membrana. Isto significa maior tempo para um dado estímulo alcançar o limiar de ativação.

REOBASE E CRONAXIA

A reobase é definida como a mínima amplitude de estímulo necessária para provocar uma ação potencial usando estímulo de longa duração, ou ainda, como a mínima intensidade de corrente necessária para a estimulação do nervo com um impulso longo. A cronaxia é a duração do impulso necessário para estimular o nervo a uma corrente de intensidade duas vezes maior que a reobase. Da fórmula $I = I_r (1+C/t)$, onde I é a corrente necessária, I_r é a reobase, C é a cronaxia, e t a duração do estímulo, fica claro que a corrente necessária para estimular o nervo irá depender da largura do pulso ou duração do estímulo. Estímulos elétricos com duração da cronaxia são muito eficientes (a relativamente baixas amplitudes) para provocar potenciais de ação. Note que se a duração do estímulo é muito curta, o estímulo pode não provocar uma ação potencial independente da amplitude (p. ex., fibras de dor não são excitadas com duração de estímulos de 0,1 ms). A cronaxia pode ser usada como medida de referência para qualquer nervo em particular e é útil quando comparada a nervos ou fibras nervosas diferentes. Valores de cronaxia para fibras de nervos periféricos são apresentados abaixo (Quadro 3-1).

Observando a tabela notamos que as fibras maiores são mais prontamente estimuladas que as menores. Deduz-se, então, que é possível estimular as fibras motoras maiores (Fibras Alfa) sem estimular as fibras menores responsáveis pela dor (Fibras Delta e C). Nervos periféricos mistos geralmente podem ser localizados com pulsos curtos (0,1 ms) sem desencadear sensações de dor. Para nervos sensoriais puros, pulsos mais longos (0,3 ms ou 1,0 ms) são necessários.

POLARIDADE E INTENSIDADE DA CORRENTE

Um princípio importante da estimulação de nervo periférico é a *preferencial estimulação catódica* [Pither, 1985]. Quando o nervo é estimulado por um eletrodo, a corrente necessária para obter uma resposta à sua estimulação é significativamente menor quando o catodo (negativo) está adjacente ao nervo do que quando o anodo (positivo). Isso ocorre porque quando o eletrodo é negativo, o fluxo de corrente altera a membrana potencial resistente adjacente à ponta da agulha, produzindo uma área de despolarização que se estende através do nervo. Quando o eletrodo adjacente ao nervo é um anodo, a corrente provoca uma hiperpolarização nas adjacências da ponta da agulha enquanto a despolarização ocorre numa região anelar distante da mesma. Este último arranjo é menos eficiente na propagação do estímulo e tem implicações clínicas. A distância entre o eletrodo negativo (ligado a agulha) e o positivo (colocado na pele) é de importância secundária, quando são uilizados estimuladores que mantém correntes constantes [Jochum, 2006].

Para mover apropriada quantidade de carga na membrana do nervo de forma a despolarizá-la até o limiar de ativação, e assim provocar um potencial de ação, é necessário aplicar um estímulo com uma determinada duração (0,1 ms) a um nível de amplitude (intensidade de corrente) suficiente. Para obter tal bem-definido estímulo, é essencial uma fonte de corrente constante que seja capaz de compensar as variações de resistência dos tecidos, enquanto a agulha de estimulação se aproxima do nervo, passando pelas diversas camadas de tecido. Uma fonte de corrente comum somente fornece saídas de voltagem constantes, o que significa que a intensidade da corrente aumentaria/diminuiria quando a resistência do circuito diminuísse/aumentasse (Lei de Ohm).

Outro princípio fundamental é a variação da amplitude do estímulo (intensidade da corrente) com a variação da distância do nervo. Na medida em que a ponta estimulante se afasta do nervo, a relação entre a amplitude do estímulo e a distância do nervo é descrita pela Lei de Coulomb: $I = k (I_{min}/r^2)$, onde I é a corrente necessária, k uma constante, I_{min} a corrente mínima e r a distância. A relação inversamente proporcional ao quadrado da distância significa a necessidade de um estímulo muito alto no caso da ponta estimuladora estar a certa distância do nervo.

Quadro 3-1. Cronaxias de nervos periféricos

– Fibras Alfa	50-100 μs
– Fibras Delta	170 μs
– Fibras C	400 μs

Este princípio é empregado para estimar a distância entre a ponta da agulha e o nervo através da aplicação de estímulos de intensidade e duração de impulso conhecidos [Pither, 1985].

CARACTERÍSTICAS DESEJÁVEIS EM ESTIMULADORES DE NERVO

O conhecimento de como os estimuladores de nervo trabalham será de indubitável valor para auxiliar no processo de estimulação deste nervo e interpretação das respostas evocadas. Todavia, existe uma variedade de modelos diferentes em uso com características e limitações diversas. É necessário ao profissional, tanto na escolha quanto na operação do ENP, o conhecimento das características desejáveis, citados abaixo e das limitações dos aparelhos:

1. **Medidor de corrente/mostrador:** a viabilidade de medição e leitura da corrente que está sendo aplicada é de essencial importância uma vez que a intensidade de corrente com a qual o nervo está sendo estimulado fornece ao operador uma aproximação da distância entre a agulha e o nervo. Embora alguns estimuladores antigos não possuam medidor e mostrador, sendo a estimulação do nervo feita sem leitura da corrente ou voltagem, esta condição é bastante indesejável e insegura.

   Mostradores analógicos com escala e ponteiro de agulha são utilizados em alguns aparelhos mais antigos e rudimentares, mas estes não possibilitam uma leitura rápida e acurada. Modernos estimuladores apresentam medidores e mostrador digital de cristal líquido (LCD) padrão que facilita a leitura e o controle da corrente com precisão de dois dígitos (0,01 mA). A presença de estímulo a uma leitura de 0,5 mA ou inferior indica uma relação agulha-nervo muito próxima.

   Além da função primordial de leitura de corrente, os mostradores digitais geralmente apresentam outras informações importantes no monitoramento do processo de estimulação, como a freqüência exercida e o nível de carga da bateria.
2. **Saída de corrente constante:** os ENPs são munidos de um gerador de corrente/voltagem constante que a cada pulso libera uma corrente de valor desejado. Esta corrente irá percorrer os conectores, cabos, agulhas, aterramento de eletrodos e tecidos com impedâncias (resistências) que podem variar sensivelmente (1 kOhm ~ 20 kOhm), interferindo no valor da corrente de saída na ponta da agulha. Para que isso não ocorra, a arquitetura do estimulador deve dispor de dispositivos que façam à compensação automática das perdas, assegurando uma saída de corrente no valor especificado. Este é o caso dos ENPs com saída de corrente constante.
3. **Controle de intensidade de corrente:** o controle de intensidade de corrente pode ser através do seletor digital ou analógico. Alternativamente, a corrente pode ser controlada por um seletor de pedal, permitindo ao operador realizar o bloqueio sem necessidade de assistente para a manipulação da corrente [Urmey, 2002].
4. **Amplitude de impulso curta:** uma amplitude de impulso curta (aproximadamente 50 μs ~ 100 μs) corresponde a cronaxias de fibras α, provocando contrações musculares ao invés de causar dores na estimulação.μ
5. **Freqüência de estimulação ajustável:** os ENPs costumavam ser ajustados para uma freqüência fixa de 1 Hz de estimulação, o que significa 1 pulso por segundo. Contudo, freqüências de 2 Hz de estimulação, ou mesmo superiores,

foram incorporadas e possibilitam vantagens clínicas, uma vez que permitem a manipulação mais rápida da agulha.

6. **Indicador de falha ou interrupção de corrente:** esta característica é necessária para que o operador seja alertado quando o estímulo não está sendo aplicado devido a uma eventual interrupção de corrente por causa qualquer (falha de conexão, enfraquecimento do suprimento de energia, falha ou enfraquecimento da bateria etc.).
7. **Baixo limite de corrente de saída:** para localização do nervo para bloqueios é recomendado o uso de ENP com limite de corrente de saída baixo (≤ 5 mA), que é especificamente construído para este fim e que não se presta a monitoramento de bloqueio neuromuscular.

AGULHAS DE ESTIMULAÇÃO

Considere a intensidade de corrente na ponta do eletrodo (agulha) equivalente ao feixe de carga que se distribui no tecido. Neste caso, assumindo uma boa condutividade do tecido (perda ≈ zero), a carga total que é recebida pela membrana do nervo é proporcional à porção do feixe que intercepta a mesma. Então, como já fora mencionado anteriormente, a quantidade de corrente ou carga recebida pela membrana do nervo primariamente depende da distância entre a ponta do eletrodo (agulha) e o nervo. Isto significa que à medida que a agulha se aproxima do nervo aumenta a carga imposta ao mesmo e, conseqüentemente, aumenta também a intensidade da resposta motora.

Reduzindo-se a corrente do aparelho, reduz-se o feixe (quantidade) de carga que emana da ponta do eletrodo e, então, reduz-se a intensidade da carga motora, que deve parar totalmente quando a corrente cair abaixo do limiar de ativação (0,2 a 0,5 mA).

Note que a situação hipotética acima de aplicação da lei de Coulomb assume uma situação ideal de alinhamento da ponta da agulha com o eixo do nervo, o que pode não ocorrer na prática. Além disso, existem outros tipos de agulha que transmitem carga não apenas pela ponta, fazendo-se importante o conhecimento de tais diferenças entre agulhas e suas implicações. Assim, são dois os tipos básicos de agulhas de estimulação no mercado atualmente: agulhas com a secção transversal final da agulha desencapada (com isolamento elétrico na parede lateral do tubo) e agulhas com apenas a ponta da secção transversal da agulha desencapada (com isolamento elétrico na parede lateral e quase toda a secção do tubo).

Ambas concentram a corrente de estimulação numa área pequena (na secção de corte ou na ponta da secção) e, portanto, possuem melhor capacidade de localização do nervo. As agulhas com corte apenas na ponta da secção apresentam características para maior precisão na localização, ou seja, uma vez que se obtém a resposta motora, pode-se assumir que o nervo se encontra imediatamente abaixo da ponta da agulha. Em contrapartida, o estímulo pode facilmente desviar do nervo com mínimos movimentos da agulha, principalmente se a agulha passar levemente paralela ao nervo. Outro pequeno problema que apresenta é a dificuldade de penetração devido à perda da capacidade de corte acarretada pelo revestimento. Neste caso, há agulhas com corte a 15° (o convencional é 30°) que facilitam a penetração. As agulhas de secção de corte desencapadas são de mais fácil penetração e menos sensíveis a movimentos.

PARESTESIA *VERSUS* ESTIMULAÇÃO DE NERVO PERIFÉRICO

Duas técnicas de localização de nervo são mais utilizadas no cotidiano para realização dos bloqueios periféricos: a busca de parestesias e a estimulação nervosa através de estímulos elétricos. Na primeira uma agulha é usada para provocar resposta sensorial, indicando provável contato da agulha com o nervo. Na segunda uma corrente elétrica é introduzida por intermédio de uma agulha, induzindo resposta motora (contração muscular), indicando assim que o nervo se localiza próximo à agulha.

Em pesquisas recentes as duas técnicas mencionadas foram comparadas e avaliadas. As conclusões dos diferentes trabalhos foram, muitas vezes, conflitantes. Para mais amplo entendimento, faz-se necessário confrontar as condições distintas em que os experimentos foram realizados. Urmey [Urmey, 2002], após obtenção de parestesias com a agulha do estimulador de nervo periférico, porém, com o aparelho desligado, o mesmo foi ligado e a corrente elevada lentamente até que fosse observada uma resposta motora ao estímulo elétrico de no máximo 1 mA. Os autores relataram que nos 30 casos (100%) o bloqueio foi efetivo, mas apenas em 30% (9) destes foram observadas respostas motoras a estímulos elétricos. Em todos os 9 casos a corrente necessária para provocar resposta motora foi baixa (< 0,4 mA). Em outro trabalho, Choyce *et al.* [Choyce, 2001] apresentaram resultados semelhantes em uma amostra de 53 pacientes. Casati *et al.* [Casati, 2003] alertam primeiramente para a incerteza na verificação de parestesia, que muitas vezes pode ser confundida com dores locais provocadas pela punção que não do contato direto com o nervo. Estes últimos argumentam ainda, que as parestesias obtidas tenham sido provocadas pelo contato do tubo da agulha com o nervo, ou tecidos perineurais. Essa suposição é reforçada pelo fato de que no trabalho de Urmey, os casos em que foi observada resposta ao estímulo elétrico, na sua quase totalidade, estavam sendo utilizadas agulhas desencapadas, indicando que as mesmas deveriam estar ao lado do nervo, e não diretamente sobre ele. A elevada taxa de sucesso nos bloqueios de Urmey pode ser creditada à administração de uma dose elevada de anestésico local (50 ml/ 750 mg mepivacaína), e não a uma localização precisa do nervo através de parestesia, como sugerem os autores. Casati *et al.* [Casati, 2003] afirmam que a relação entre o volume de anestésico e a taxa de sucesso é bastante conhecida; excelentes taxas de sucesso em bloqueio de plexo braquial interescaleno foram relatadas em trabalhos recentes [Jochum, 1997; Chelly, 2001], aplicando doses de anestésico local variando entre 40 a 60% daquelas usadas por Urmey. Em contrapartida, Karaca *et al.* [Karaca, 2002], usando estimulação de nervo com baixa corrente (≤ 0,2 mA) como método primário de localização do plexo braquial interescalênico, obtiveram 95% de taxa de sucesso em bloqueios utilizando somente 35-40 ml de anestésico local, mesmo quando os pacientes não relataram parestesia na distribuição do plexo braquial antes ou durante a estimulação motora. Isso indica que baixas correntes são perfeitamente capazes de estimulação motora quando próximas ao nervo. Assim, pode-se inferir que no caso de agulhas encapadas, se a resposta motora ocorre somente com aplicação de uma corrente relativamente elevada, pode indicar uma ou mais das seguintes hipóteses:

- Uma compensação de perdas ineficientes por parte do aparelho estimulador, ou seja, a corrente na ponta da agulha é inferior à corrente lida no mostrador do aparelho.
- Uma impedância (resistência) muito elevada dos tecidos entre a agulha e o nervo.
- Uma distância relativamente elevada entre a ponta da agulha e o nervo.

Note que somente nesta última hipótese far-se-ia necessária a aplicação de dose mais elevada de anestésico local. Pode-se concluir então, que a resposta motora obtida com a combinação de baixa corrente e agulha isolada indica a mais alta probabilidade de sucesso no bloqueio. Em contrapartida, obter a resposta motora nestas condições será, em geral, mais difícil. O uso de correntes mais elevadas se justifica em casos onde se observa que o tecido do paciente pode oferecer uma impedância elevada, como nos idosos e desidratados. Nestes, as impedâncias podem ser até quatro vezes mais elevadas do que a média normal. Isto significa que tais pacientes poderiam necessitar de correntes até quatro vezes maiores, para obter respostas aos estímulos, se comparado a outros em condições normais de condutividade dos tecidos.

Embora a técnica adequada de estimulação elétrica de nervo periférico possa variar levemente conforme as condições do equipamento e do paciente, parece bastante evidente que uma sistematização para que se torne ideal sua confiabilidade em bloqueios esteja muito próxima. Fica claro, porém, que é necessário, por parte do anestesiologista, um amplo conhecimento sobre o equipamento e sobre as técnicas anestésicas de bloqueios periféricos. É inegável que a localização dos nervos através da elétrica fornece uma plataforma mais segura, eficiente e acurada, reduzindo potencialmente os riscos de danos neurais.

CUIDADOS NA UTILIZAÇÃO DO EN

- Ocorrendo dificuldade na localização do nervo, as referências anatômicas devem ser revistas e falhas do equipamento estimulador devem ser afastadas. A não obtenção indevida de respostas motoras por não liberação do estímulo elétrico, pode nos induzir a traumas repetidos no nervo, no intuito de obtê-las, especialmente no paciente anestesiado.
- A manutenção de respostas motoras com estímulo abaixo de 0,2 mA pode ser indicativa de posicionamento intraneural da agulha o mesmo ocorre ao se detectar dor forte ou resistência elevada durante a injeção da solução anestésica. Em qualquer dos casos, esta deve ser imediatamente suspensa e a agulha reposicionada.
- O EN deve ser ligado somente após a introdução de agulha na pele. Isto visa evitar o risco de combustão de soluções anti-sépticas alcoólicas utilizadas, causada por centelha que pode ser gerada no momento do contato da agulha com a pele.
- Contrações musculares em respostas aos estímulos só ocorrerão em nervos nos quais haja componente motor. Nervos exclusivamente sensitivos requerem uso de estimuladores com características próprias.
- Verificar se a luz intermitente indicativa do fechamento do circuito está ativa após a introdução da agulha.
- Certificar-se se a função motora do nervo a ser bloqueado está preservada. Esta pode estar ausente em doenças neuromusculares ou neurológicas como a poliomielite.
- Verificar se há mobilidade da extremidade a qual se espera movimentação. Podem não ser obtidos movimentos do pé ou do punho, por exemplo, em virtude de rigidez articular.
- Pacientes idosos, diabéticos, desidratados ou neuropatas podem necessitar estímulos de maior intensidade para obtenção de respostas motoras evocadas.
- Pacientes com fraturas de ossos longos devem preferencialmente, ter os membros imobilizados antes do uso de EN. As contraturas musculares geradas

podem mobilizar fragmentos ósseos produzindo dor e podendo causar lesões vasculares.

- As respostas motoras obtidas em nervos que estejam sob bloqueios anestésicos em seus segmentos mais proximais são normais. Assim, a abordagem de nervos do membro inferior como ciático ou femoral poderá ser feita em pacientes sob efeito de bloqueio do neuroeixo. O mesmo ocorre quando, sob efeito de bloqueio do plexo braquial, aborda-se os nervos ao nível do cotovelo, por exemplo. Entretanto, pacientes curarizados não apresentarão respostas motoras em função do bloqueio neuro-muscular.

ULTRA-SONOGRAFIA

INTRODUÇÃO

Nos últimos anos tem sido cada vez mais evidente a importância da ultra-sonografia como auxiliar na realização de bloqueios de nervos periféricos. Alguns serviços de Anestesiologia já a utilizam como rotina na condução deste tipo de procedimento. Alguns autores [Muravchick, 1976] arriscam prever que a máquina de ultra-som tornar-se-á parte integrante do aparelho de anestesia devido ao seu papel relevante não só em bloqueios regionais, mas também para obtenção de acesso vascular e para realização do ecocardiograma transesofágico.

O emprego do ultra-som para bloqueio de nervos periféricos foi primeiro descrito por La Grange *et al.* em 1978 [La Grange, 1978], que realizaram o bloqueio de plexo braquial supraclavicular com ajuda do Doppler para identificar previamente a artéria e a veia subclávia. Esse primeiro trabalho não teve grande repercussão clínica porque os aparelhos de ultra-som da época apresentavam limitações para identificação de estruturas anatômicas, sendo utilizados basicamente para localização de vasos sangüíneos. Nos últimos 10 anos, no entanto, houve grande aprimoramento dos aparelhos de imagem, já sendo possível identificar nervos de pequeno diâmetro como os digitais (2 mm), o que contribuiu para o emprego do ultra-som em escala crescente nos bloqueios periféricos.

VANTAGENS

O sucesso da anestesia regional depende da injeção do anestésico local na dose correta em proximidade com o nervo, sem ocasionar danos ao mesmo ou às estruturas adjacentes. Alcançar este objetivo utilizando-se apenas de referências anatômicas, sensações táteis, busca de parestesias e outros artifícios técnicos, propicia maior possibilidade de complicações. Com o advento dos estimuladores de nervos periféricos evitou-se a necessidade de provocar parestesias para localizar a agulha em proximidade com os nervos, porém não se eliminou completamente o risco de dano neuronal.

O ultra-som pode ser empregado não só para localizar vasos sangüíneos próximos à área de punção, mas também para assegurar um correto posicionamento da agulha e monitorizar a distribuição do anestésico local em tempo real. Seu uso pode ajudar a diminuir a incidência de dano neuronal e de injeção intravascular inadvertida, apesar destas hipóteses ainda necessitarem de comprovação com estudos clínicos controlados.

Grande parte dos trabalhos clínicos de ultra-som em anestesia regional foi feita com abordagens ao plexo braquial [Davie, 1993; Kapra, 1994; La Grange, 1978; Marhofer, 2004; Marhofer, 1997; Ootaki, 2000; Raj, 1973], seja para localizar vasos sangüíneos, seja para direcionar a agulha ou o cateter até o nervo e observar a dispersão do anestésico local. Abramowitz [Abramowitz, 1981] e Kestembaum [Kestembaum, 1990] fizeram uso do Doppler para localizar a artéria axilar em pacientes nos quais a mesma era impalpável devido a dificuldades anatômicas ou a queimaduras, respectivamente. Ambos recomendaram o uso do ultra-som nestas situações. Ootaki *et al.* [Ootaki, 2000] realizaram um trabalho com auxílio do ultra-som em bloqueios do plexo braquial infraclavicular em 60 pacientes. Sua taxa de sucesso foi de 95%, semelhante à descrita em estudos maiores por Raj *et al.* [Raj, 1973] e

Quadro 3-2. Potenciais vantagens do ultra-som comparado com técnicas convencionais para a realização de bloqueios de nervos periféricos

Vantagens potenciais
1. Visualização direta dos nervos
2. Visualização direta das estruturas anatômicas (vasos sangüíneos, tendões, ossos e músculos), o que facilita a identificação dos nervos
3. Visualização direta e indireta da dispersão do anestésico local durante a injeção e em caso de má distribuição do mesmo, facilidade no reposicionamento da agulha
4. Evita efeitos colaterais como injeção intraneural de anestésico local e injeção intravascular inadvertida
5. Evita contrações musculares dolorosas no caso de estimulação nervosa na presença de fraturas
6. Redução da dose de anestésico local
7. Diminuição do tempo de latência dos bloqueios
8. Maior tempo de duração dos bloqueios
9. Melhora da qualidade dos bloqueios

Extraída de Marhofer P, Greher M, Kapral S. Ultrasound guidance in regional anaesthesia. *British Journal of Anaesthesia* 2005;94(1):7-17.

Kilka *et al.* [Kilka, 1995], sendo que houve apenas 3 casos de parestesias. Além disso, houve claro benefício do ultra-som em evitar o pneumotórax devido à possibilidade de visualização, da pleura e do pulmão e da agulha, esta podendo ser posicionada com precisão de cada lado da artéria subclávia para injeção do anestésico local.

O uso do ultra-som para bloqueios dos membros inferiores também foi investigado. Em 1997, Marhofer *et al.* [Marhofer, 1997] compararam o ultra-som com o estimulador de nervos periféricos em dois grupos de 20 pacientes. No grupo em que se empregou o ultra-som houve diminuição do tempo de latência do bloqueio 3 em 1 (16 ± 14 contra 27 ± 16 min, com $p < 0{,}05$) e melhora da qualidade do bloqueio. Em 1998 os mesmos autores [Marhofer, 1998] avaliaram se o ultra-som alteraria a dose de anestésico local necessária para o bloqueio 3 em 1. Foram comparados 3 grupos de 20 pacientes cada: no primeiro deles foi injetado 20 ml de bupivacaína a 0,5% com emprego do ultra-som, no segundo e no terceiro grupos com emprego do estimulador de nervos periféricos se administrou, respectivamente, 20 e 30 ml de bupivacaína a 0,5%. Foi alcançado um bloqueio sensitivo satisfatório em 95% dos pacientes do grupo do ultra-som e em 80% dos pacientes dos outros dois grupos.

Estudos para bloqueios do nervo ciático [De Andrés, 2002; Morris, 1997] mostram taxas de sucesso da ordem de 87 a 97%, o que pode ser devido ao grande calibre deste nervo. Isto, porém, aumenta a chance de injeção intraneuronal. O uso do ultra-som não só pode aumentar a proporção de bloqueios bem-sucedidos, mas também minimizar o risco de injeção intraneuronal.

Bloqueios do compartimento do psoas são normalmente de difícil execução, já tendo sido descritas graves complicações relacionadas ao mesmo [Aioda, 1996; Muravchick, 1976; Parkinson, 1989]. As taxas relatadas de sucesso variam de 70 a 80%. O emprego do ultra-som é limitado neste caso porque o plexo lombar é relativamente profundo ao nível do compartimento do psoas. São necessários mais estudos para avaliar a aplicabilidade clínica da ultra-sonografia nestes casos.

Existem relatos na literatura do uso da ultra-sonografia em bloqueios do plexo celíaco, do gânglio estrelado, do nervo pudendo e outros [Gimenez, 1993; Kapral, 1995]. A profundidade do espaço peridural também já foi aferida com este método de imagem, já tendo sido empregada com sucesso em pacientes com parâmetros anatômicos difíceis como grávidas e obesos [Grau, 2002; Grau, 2001]. Assim, pode-se concluir que o ultra-som é um método extremamente promissor no campo da anestesia regional, fornecendo maior precisão e segurança na realização dos bloqueios periféricos (Quadro 3-2).

APARÊNCIA ULTRA-SONOGRÁFICA DOS NERVOS PERIFÉRICOS

A maior parte dos nervos periféricos pode ser visualizada com o ultra-som. Eles podem ter um formato redondo, oval ou triangular, podendo variar de forma ao longo de seu trajeto.

Os nervos não são estruturas estáticas. Assim, movimentos do membro inferior podem provocar rotação do nervo ciático na fossa poplítea. A pressão do transdutor do ultra-som, as agulhas de bloqueio e a própria injeção do anestésico local também podem deslocá-los [Gray, 2006].

Os nervos periféricos podem ter aparência hipoecóica (estrutura escura) ou hiperecóica (estrutura brilhante), dependendo do seu calibre, da freqüência e do ângulo do feixe de ultra-som. Num corte transversal, os nervos aparecem como múltiplas áreas hipoecóicas ovais ou redondas rodeadas por um halo relativamente hiperecóico [Fornage, 1988; Graif, 1991; Steiner, 1998].

OUTRAS CONSIDERAÇÕES

O uso rotineiro do ultra-som como auxiliar em bloqueios periféricos exigirá do anestesiologista o conhecimento anatômico detalhado das estruturas envolvidas. Além disso, será necessário o entendimento da tecnologia do método de imagem e treinamento prático para identificação adequada dos nervos. O sucesso na realização deste procedimento depende da experiência prática de quem realiza a imagem.

Apesar do custo relativamente alto dos aparelhos de ultra-sonografia, deve-se levar em consideração que é possível realizar um grande número de procedimentos com o mesmo aparelho. Soma-se a isto o fato de que o tempo para realizar e instalar o bloqueio é menor com a ajuda do ultra-som e de que a menor incidência de bloqueios falhos ou incompletos requer uso menos freqüente de anestésicos gerais e sedativos. Analisando todas essas variáveis, Sandhu *et al.* [Sandhu, 2004] concluíram que o método de imagem tem menor custo quando comparado ao estimulador de nervos periféricos como auxiliar dos bloqueios de plexo braquial.

USO DO ULTRA-SOM EM CRIANÇAS

A necessidade de se realizar bloqueios regionais em crianças sob anestesia geral ou sedação faz com que seja maior o risco de lesão neurológica.

O ultra-som é, neste caso, uma técnica vantajosa porque pode ser empregado como auxiliar na maior parte dos bloqueios nervosos. Apesar de ainda não haver estudos controlados demonstrando sua superioridade, o ultra-som aparece para diminuir a incidência de complicações graves [Jöhr, 1999] relacionadas aos bloqueios neste grupo etário.

CONCLUSÕES

A ultra-sonografia é um método complementar que vem a aumentar a segurança na realização dos bloqueios porque permite visualização direta e em tempo real da injeção do anestésico local em relação às estruturas anatômicas envolvidas. O seu uso também permite vantagens de tempo em relação à instalação e duração do bloqueio, além de tender a diminuir a incidência de bloqueios incompletos. A importância do ultra-som na prática anestésica vem crescendo ao longo dos anos à medida que se desenvolvem aparelhos portáteis e de melhor qualidade, o que vem exigindo dos anestesiologistas o aprofundamento do conhecimento técnico e prático do método.

PARESTESIAS

A localização de nervos e plexos através da obtenção de parestesias foi o método utilizado pelos anestesiologistas durante décadas. O aforismo atribuído a Moore "sem parestesia, sem anestesia", era orientação corrente. A partir da introdução dos estimuladores de nervos na prática clínica em 1962 [Greenblatt, 1962], sua utilização tem diminuído gradativamente. A falta de estimulador de nervos, entretanto, não impede a realização da grande parte dos bloqueios periféricos. É necessário, porém, que as parestesias sejam buscadas com manobras delicadas para que se evite dano ao nervo. Manobras intempestivas poderão causar-lhes danos mesmo com a utilização de agulhas isoladas, visando estimulação elétrica.

Em bloqueios de nervos profundos, ou adjacentes e estruturas nobres, o uso do EN é recomendado.

Estudos realizados em animais nos quais houve percussão de nervos com agulhas, com diferentes tipos de biséis, longos (cortantes) ou curtos (rombos), revelaram lesões neurais mais freqüentes com os primeiros, porém de menor gravidade quando comparadas as provocadas pelo bisel curto, que apresentaram menor incidência, porém se revelaram de maior gravidade [Selander, 1977].

OUTROS

A localização do adequado ponto de injeção também pode ser obtida por métodos que envolvem a sensibilidade tátil, de perfuração de estruturas fasciais como na abordagem interescalênica do plexo braquial ou na abordagem sob a fáscia ilíaca do nervo femoral. Artifícios como perda de resistência à injeção de ar ou soluções também podem ser utilizados em casos específicos, como indicativos de adequada localização da agulha. Estes, entretanto, requerem maior treino por parte dos anestesiologistas e tendem a ser menos precisos, por isso são pouco utilizados.

CAPÍTULO 4

USO DO GARROTE PNEUMÁTICO

INTRODUÇÃO

Veremos neste capítulo aspectos do garroteamento arterial, uma vez que é um procedimento freqüente em cirurgias ortopédicas dos membros, interferindo com o ato anestésico. As cirurgias, quando conduzidas sob bloqueios periféricos, requerem estratégias para contornar a dor isquêmica e a da compressão exercida pelo garrote. Efeitos colaterais e eventuais complicações neurológicas pós-operatórias podem advir, sendo com freqüência, atribuídas, equivocadamente, à técnica anestésica utilizada. Portanto, o anestesiologista deve conhecer as suas particularidades e estar atento e vigilante quando da sua utilização.

O garrote, também conhecido como torniquete, é um artefato utilizado para ocluir a circulação arterial e venosa de uma extremidade. Uma pressão é aplicada em torno da pele e dos tecidos que envolvem o membro, sendo transferida para a parede dos vasos, produzindo obstrução do fluxo sangüíneo temporariamente.

É indicado principalmente nas cirurgias realizadas nos membros com a finalidade de produzir um campo cirúrgico sem sangue. Visa simplificar a identificação das estruturas anatômicas facilitando a dissecação, tornando o procedimento menos traumático e diminuindo o sangramento operatório.

Também é utilizado em uma técnica de anestesia locorregional: a anestesia regional intravenosa.

Outras aplicações são a simpatectomia regional intravenosa utilizada no tratamento da distrofia simpático-reflexa, atualmente denominada de síndrome dolorosa complexa regional (SDCR) [Jadad, 1995], e em oncologia, na perfusão isolada do membro afetado para administração de quimioterapia agressiva [Kam, 2001].

HISTÓRICO

O uso do garroteamento remonta aos primórdios da medicina. Em II a.C. eram amarradas faixas de pano diretamente acima do local da amputação com a finalidade de controlar o sangramento.

Por muitos séculos essa técnica permaneceu com poucas variações, até que em 1718 Jean Louis Petit inventou um aparelho confeccionado em madeira, com um grande parafuso para torção, que tinha a vantagem de dispensar a presença de um assistente. O mesmo Petit criou a expressão torniquete que deriva da palavra francesa *tourner* [Reis Jr, 1996; Kam, 2001; Monroe, 1991].

Em 1864 Lister recebeu o crédito de ter sido o primeiro cirurgião a usar o garroteamento em cirurgias com outras indicações que não as amputações.

Em 1873 Johannn Friederich August Von Esmarch utilizou uma faixa delgada de borracha como torniquete em cirurgias nos membros, denominada de faixa elástica de Esmarch [Reis Jr, 1999; Kam, 2001].

Em 1904 Harvey Cushing, preocupado com a alta incidência de complicações associadas ao uso da faixa de Esmarch, introduziu o torniquete pneumático que era inspirado no aparelho de pressão de Riva-Rocci inflado por uma bomba de bicicleta [Reis Jr, 1999; Kam, 2001; Monroe, 1991].

Em 1982 McEwen e Auchinleck desenvolveram um modelo de torniquete com microprocessador integrado que se constituiu na primeira geração dos modernos garrotes pneumáticos (GP) [McEwen, 1982].

Tipos de garrote utilizados na prática cirúrgica:

- *Garrotes não-infláveis:* construídos de borracha exemplificados pela faixa de Esmarch.
- *Garrotes infláveis:* possuem manguito e são inflados por gás representados pelo garrote pneumático.

FAIXA DE ESMARCH

A faixa de Esmarch, por ser um dispositivo simples e de baixo custo, era utilizada como garrote para produzir isquemia cirúrgica. A pressão gerada variava com a tensão aplicada e com o número de vezes que a faixa envolvia o membro escolhido. Contudo, autores [McLaren, 1985] demonstraram que esse dispositivo era capaz de produzir pressões acima de 1.000 mmHg e que a má colocação da faixa pode ocasionar tração e torção nos tecidos, o que também levaria ao trauma tecidual no membro garroteado.

Em decorrência da alta incidência de lesões nervosas periféricas foi sendo gradativamente substituída como garrote nas cirurgias realizadas nos membros, restando a sua utilização como acessório na preparação da isquemia, o dessangramento que antecede a aplicação do GP.

A obtenção da isquemia pelo garrote pneumático é realizada em três etapas sucessivas: o dessangramento, o garroteamento e o desgarroteamento.

DESSANGRAMENTO

Antes da aplicação do torniquete é importante reduzir a quantidade de sangue retida abaixo do manguito. Essa expulsão forçada de sangue é chamada de dessangramento.

O dessangramento é feito por gravidade, com faixa elástica ou, mais freqüentemente, pela combinação dos dois métodos.

O uso da gravidade como método único é menos efetivo do que a aplicação da faixa elástica isolada, porém é a única alternativa quando existe contra-indicação ao uso da compressão no local, como por exemplo, presença de infecção e traumatismo grave.

O membro superior deve ser elevado em ângulo de 90° por 2 a 3 minutos. Um tempo curto não permite um esvaziamento adequado do sistema venoso, assim como uma manobra muito prolongada poderia levar à vasodilatação compensatória. No membro inferior a elevação também deve ser feita por 2 a 3 minutos, porém em ângulo de 45°, a fim de evitar a dobra do sistema venoso pela flexão forçada do quadril.

O dessangramento realizado com a faixa elástica é mais eficiente e sua aplicação deve ser precedida pela manobra de esvaziamento por gravidade.

A mais utilizada, a faixa de Esmarch, é confeccionada com finas lâminas de borracha, deve ter boa elasticidade e largura entre 4 e 12 cm.

Deve ser aplicada a partir das extremidades dos dedos até a proximidade da borda inferior do manguito com movimentos helicoidais, com pressão suficiente para bloqueio da circulação arterial e de forma que cada volta seja parcialmente sobreposta a anterior, evitando assim o pinçamento da pele entre duas voltas consecutivas.

Em seguida o manguito é insuflado e a faixa elástica é então removida.

GARROTEAMENTO

Após o dessangramento inicia-se a fase seguinte, a do garroteamento, onde se aplica um torniquete no membro a ser operado.

O torniquete arterial deve ser feito preferencialmente com um garrote pneumático.

O garrote pneumático moderno é composto por diversos componentes eletrônicos, como: mostradores digitais de tempo e pressão, alarmes visuais e sonoros que são acionados quando o tempo e o limite de pressão escolhidos são atingidos, válvulas de segurança para evitar hiperinsuflação ou esvaziamento acidental do manguito. A insuflação do manguito pode ser feita por ar comprimido ou nitrogênio fornecidos através de cilindros ou rede hospitalar. Existem modelos mais recentes que possuem um reservatório portátil de alta pressão, minicompressores elétricos embutidos, que dispensam cilindros e válvulas redutoras que proporcionam mais praticidade e menor custo.

Outros artefatos existentes são a faixa elástica e o tensiômetro clínico.

A faixa elástica tem algumas vantagens quanto à praticidade, custo e facilidade de esterilização, porém a impossibilidade de mensurar a pressão administrada que pode atingir valores acima de 1.000 mmHg associam o seu uso a uma incidência bem mais alta de complicações do que com o GP, sendo um forte argumento para recomendar a descontinuação de sua utilização.

Os tensiômetros clínicos também não são recomendados pela dificuldade em manter estável a pressão desejada, além da grande possibilidade de imprecisão da leitura fornecida pelos aneróides.

A grande maioria das complicações que ocorrem com o uso do GP está relacionada com seu mau funcionamento ou a erros de técnica na sua aplicação.

As mais freqüentes foram em decorrência do excesso de pressão e de tempo de garroteamento.

Atualmente está bem estabelecido que a pressão mais adequada de garroteamento deve ter como referência a pressão de oclusão do membro (POM).

O ajuste da pressão do torniquete, baseado no conceito da POM, é mais racional do que a utilização de protocolos baseados na aplicação de uma pressão fixa de garroteamento, possivelmente mais alta ou mais baixa do que a necessária, ou baseada na pressão arterial sistólica pré-operatória do paciente que não leva em conta as variações do equipamento e da anatomia do paciente.

A POM pode ser definida como a pressão mínima necessária para bloquear o fluxo de sangue arterial abaixo do garrote no membro escolhido. Pode ser obtida colocando o GP no membro a ser garroteado, aumentando lentamente a pressão do manguito, até que o pulso radial ou pedioso não seja mais detectado pela palpação, pela onda de pulso do oxímetro ou pelo Doppler (padrão ouro).

REGRAS ÚTEIS PARA APLICAÇÃO DO GP

1. Na avaliação pré-operatória é importante identificar contra-indicações à utilização do GP, como nos casos graves de doença vascular periférica, neuropatia periférica e infecção ou trauma. Também não se recomenda o uso em cardiopatia e insuficiência renal graves, assim como em doença reumática com deformidade óssea que possa causar compressão nervosa [Kam, 2001; Eldridge, 1989].
   Pacientes com imobilização prolongada apresentam risco de tromboembolismo, principalmente na fase de desgarroteamento [Feldman, 1993; Zahrani, 1989].
   Em pacientes com anemia falciforme, o uso do GP pode precipitar uma crise falciforme, porém existem relatos onde sua utilização não produziu complica-

ções, nestes casos devemos observar certos cuidados como: evitar o uso de faixa no dessangramento, reduzir o tempo de isquemia e evitar outros fatores precipitadores de afoiçamento como hipóxia, desidratação e instabilidade cardiovascular [Kam, 2001; Al Ghamdi, 2004].

2. O GP a ser utilizado deverá estar limpo e testado segundo as recomendações do fabricante. O teste envolve calibração, checagem de vazamentos, válvulas e dispositivos eletrônicos.
3. Individualizar a escolha do manguito de acordo com o tamanho do membro, escolhendo preferencialmente manguitos mais largos e cônicos que são mais apropriados e distribuem melhor a pressão do que os estreitos, permitindo bom desempenho com pressões de garroteamento menores causando, portanto, menos lesões aos tecidos. A largura deve ser de aproximadamente 40% da medida da circunferência do membro [Sapega, 1985].
4. Torniquetes com duas câmaras separadas e dispostas em paralelo são úteis para utilização em anestesia venosa regional.
5. Proteger a região subjacente ao manguito com malha tubular ou algodão laminado a fim de evitar lesões na pele causadas por dobras do manguito.
6. Colocar o manguito antes da realização do dessangramento, mantendo-o completamente vazio e sem dobras até o momento de iniciar o garroteamento, evitando o acúmulo de soluções de anti-sepsia, que podem causar irritações e queimaduras na pele até o momento de iniciar o garroteamento.
7. O terço superior do braço e da coxa e a panturrilha são locais relativamente seguros para instalação do manguito. Não é recomendado colocar o garrote sobre as articulações e proeminências ósseas.
8. O manguito não deve ser nem muito comprido e nem curto demais, deve ter um comprimento suficiente para contornar completamente o membro com a bolsa inflável envolvendo pelo menos a metade da circunferência do membro e com seu centro sendo colocado preferencialmente sobre a artéria a ser comprimida.
9. A pressão ideal de garroteamento deve ser a mínima capaz de produzir isquemia adequada para realização do ato cirúrgico.

   O cálculo da pressão de insuflação baseado no conceito da POM (pressão de oclusão do membro) para o membro superior é a POM mais 50 mmHg, para o membro inferior a POM mais 75 mmHg. Na anestesia regional intravenosa recomenda-se tanto para o membro superior quanto para o inferior a POM mais 100 mmHg [Tredwellet, 2001].

   Alguns protocolos utilizam a pressão arterial sistólica pré-operatória do paciente como referência: para o membro superior adicionar de 50 a 100 mmHg à pressão sistólica do paciente, para o membro inferior soma-se de 100 a 150 mmHg. Pacientes desnutridos, idosos e pediátricos necessitam de pressões de garroteamento menores.
10. A insuflação do manguito deve ser realizada imediatamente após o término do dessangramento, assim como a equipe cirúrgica já deverá estar pronta para realizar a anti-sepsia e dar início à cirurgia tão logo o manguito seja inflado.
11. A administração de antibióticos, se indicada, deverá ser feita pelo menos cinco minutos antes da insuflação do garrote.
12. O tempo de garroteamento é limitado pelo risco de a isquemia desencadear lesão neuromuscular ou pelo desconforto ocasionado pelo garrote inflado no paciente acordado. Não existe um intervalo de tempo seguro para a duração da isquemia, a maioria dos autores recomenda que, em um paciente hígido, não

seja excedido o período de 60 minutos para o membro superior e de 90 minutos para o membro inferior.

13. Manter o cirurgião informado do tempo de garroteamento nos intervalos previamente combinados. Registrar na ficha anestésica: localização do manguito, tipo e modelo, pressão de garroteamento e o tempo de isquemia.
A qualidade da isquemia fornecida pelo garroteamento poderá ser avaliada através da intensa palidez e colabamento da rede venosa, verificada na região abaixo do manguito. Outro sinal a ser verificado é a ausência de pulso radial ou pedioso.

ALTERAÇÕES HEMODINÂMICAS DO GARROTEAMENTO

As alterações hemodinâmicas geradas pelo uso do garrote são mínimas em um jovem hígido, porém podem causar descompensação em um paciente com baixa reserva cardíaca. O dessangramento e o garroteamento causam aumento do volume sangüíneo circulante e da resistência vascular sistêmica. O dessangramento simultâneo dos dois membros inferiores pode resultar em um desvio de aproximadamente 15% no volume sangüíneo para a circulação central. Ocorre o aumento da pressão venosa central e da pressão arterial sistólica, que gradualmente retornam para os valores pré-garrote.

Após 30 a 60 minutos da instalação da isquemia pode surgir um aumento na freqüência cardíaca e na pressão arterial que não cedem com a utilização de analgésicos ou aumento da profundidade do plano anestésico, só se resolvendo após o desgarroteamento. É a chamada "hipertensão do torniquete" que incide com mais freqüência no garroteamento dos membros inferiores e é relacionada com o tempo de isquemia e com o tipo de anestesia, sendo mais freqüente com anestesia geral [Reis Jr, 1999; Gielen, 1991].

ALTERAÇÕES TÉRMICAS

O uso do GP está associado a um aumento da temperatura sistêmica que é diretamente proporcional ao tempo de isquemia, sendo mais pronunciado em crianças com garroteamento bilateral. Isso se deve à menor distribuição de calor do compartimento central para o membro isquêmico, bem como à perda de superfície de troca de calor. O aumento na temperatura central de crianças com um ou dois membros garroteados pode chegar a 1,7°C [Bloch, 1992]. Esse aumento na temperatura associado às alterações metabólicas e respiratórias do desgarroteamento descritas a seguir, pode gerar um quadro clínico sugestivo de hipertermia maligna, sendo necessário o diagnóstico diferencial. A temperatura começa a diminuir 10-12 minutos após o desgarroteamento.

DESGARROTEAMENTO

O membro deve ser desgarroteado de forma rápida e total porque o esvaziamento lento do manguito leva à congestão venosa e sangramento no local operado.

A reperfusão do membro isquêmico gera repercussões sistêmicas significativas. A reabertura do leito vascular e hiperemia reativa causam uma diminuição do retorno venoso e da resistência vascular sistêmica. Clinicamente observa-se uma queda na pressão arterial sistêmica e na pressão venosa central que persiste por até 15 minutos após a liberação do garrote [Townsend, 1996].

A reperfusão do tecido isquêmico levará para a circulação sistêmica os metabólitos acumulados em grande quantidade durante o período de garroteamento. Haverá aumento transitório nas concentrações de CO_2, K^+, lactato e H^+.

CO_2 E RESPIRAÇÃO

A $PaCO_2$ aumenta abruptamente, atingindo seu pico dentro de 1 minuto após a liberação do garrote, retornando aos níveis basais em 10 a 13 minutos [Patel, 1987; Bourke, 1989]. Este aumento é proporcional ao tempo de garroteamento, ao peso do paciente e à massa de tecido isquemiado, sendo mais proeminente nos garroteamentos dos membros inferiores do que nos dos membros superiores [Dickson, 1990].

Em pacientes em ventilação espontânea o aumento da $PaCO_2$ é menos intenso, pois há o aumento compensatório concomitante da ventilação-minuto. Nos pacientes em ventilação controlada pode ser necessário aumentar a ventilação-minuto para manter os níveis de CO_2 dentro dos valores normais.

CIRCULAÇÃO CEREBRAL

Seguindo o aumento da $PaCO_2$ ocorre a elevação do fluxo sangüíneo cerebral, que pode atingir valores até 50% maiores que os basais, com pico 2-4 minutos após a liberação do garrote e com duração de 8-10 minutos [Lam, 1990]. O aumento do volume sangüíneo intracraniano causa o aumento da pressão intracraniana. Associado à queda na pressão arterial que acompanha a liberação do garrote pode haver um importante comprometimento da perfusão cerebral, especialmente em pacientes com traumatismo craniano e hipertensão intracraniana [Eldridge, 1989; Conaty, 1989]. O aumento da ventilação-minuto, impedindo a hipercapnia, pode atenuar os efeitos do desgarroteamento na circulação cerebral [Kadoi, 1999].

ELETRÓLITOS E METABOLISMO

A liberação do garrote após 1-2 horas de isquemia causa um aumento significativo na concentração de K^+ e de lactato no sangue arterial [Modig, 1978]. Nos primeiros 30 minutos ocorre um aumento médio de 0,28 mEq.l-1 na concentração de potássio, com pico de 0,32 mEq.l-1 aos 3 minutos. Depois de 3 minutos após da reperfusão a concentração de lactato arterial eleva-se, atingindo em média um pico de 2,13 mmol.l-1 e permanece acima dos valores normais por cerca de 30 minutos.

O aumento do CO_2 e do lactato na circulação central geram uma redução transitória do pH do sangue arterial, que apresenta um pico mínimo em cerca de 4 minutos retornando aos valores basais em cerca de 30 minutos após a reperfusão [Patel, 1987]. O grau de alteração nas concentrações de K^+, lactato e H^+ parece ser proporcional ao tempo de isquemia e não à pressão do garrote [Modig, 1978].

O consumo global de oxigênio e a produção global de CO_2 aumentam em 55 e 80%, respectivamente, 2 minutos após a liberação do garrote, retornando aos seus valores basais em 8 minutos [Hoka, 1992]. Essas alterações são proporcionais ao tempo de isquemia. A taxa de produção de CO_2 aumenta 3 vezes em relação à taxa basal, o que representa a eliminação do CO_2 acumulado no tecido isquêmico. Todas essas modificações metabólicas e eletrolíticas se resolvem dentro de 30 minutos após a reperfusão.

ISQUEMIA-REPERFUSÃO

A reperfusão pode gerar um efeito paradoxal: um aumento no dano celular chamado de lesão de reperfusão. Os radicais livres de oxigênio produzidos intensamente pelas mitocôndrias das células isquêmicas, após a reperfusão, parecem ter papel primordial na lesão celular de reperfusão uma vez que são altamente tóxicos para as membranas celulares. Quanto mais intensa for a lesão de reperfusão maior será o dano tecidual causado pelo uso do garrote pneumático. Têm-se testado intervenções para reduzir a sua intensidade, ainda sem nenhum resultado positivo significativo, principalmente por ser difícil quantificar o grau de lesão tecidual associado à reperfusão. Os isoprostanos, compostos similares às prostaglandinas, têm se mostrado bons marcadores de lesão de reperfusão. Com a sua quantificação será possível testar adequadamente novas intervenções [Sakamoto, 2002].

REINSTALAÇÃO DO GARROTEAMENTO

Quando o tempo de garroteamento é insuficiente uma alternativa é restaurar temporariamente a reperfusão na região isquemiada, mantendo o membro desgarroteado por alguns minutos e reinstalando o garroteamento a seguir.

O período de desgarroteamento irá depender do tempo de isquemia utilizado. Para um tempo de garroteamento entre 60 e 90 minutos recomenda-se uma reperfusão de 5 a 10 minutos; para um período entre 90 e 120 minutos este deve ser de 15 minutos.

Em relação ao metabolismo intracelular, o prolongamento do tempo de reperfusão além de 10 minutos aparentemente não implica em benefícios [Reis Jr, 1999; Sapega, 1985].

COMPLICAÇÕES RELACIONADAS COM A UTILIZAÇÃO DO GP

TROMBOEMBOLISMO VENOSO

Os procedimentos ortopédicos, em especial os realizados nos membros inferiores, estão associados a uma alta incidência de trombose venosa profunda e tromboembolismo pulmonar no período perioperatório. O uso do garrote parece não aumentar a incidência de trombose venosa profunda no pós-operatório [Kroese, 1975; Angus, 1983]. Há vários relatos de tromboembolismo pulmonar fatal associados ao uso do garrote, ocorrendo durante o dessangramento [Pollard, 1983; Lu, 2004] ou após o desgarroteamento [McGrath, 1991; Cohen, 1994]. Com o uso da ecocardiografia transesofágica tem-se identificado êmbolos venosos intracardíacos após a liberação do garrote em até 73% dos pacientes submetidos à artroplastia de joelho [Berman, 1998]. Diante desses fatos é aconselhável não utilizar o garrote em pacientes com trombose venosa profunda diagnosticada ou naqueles com alto risco para este evento. Para tentar diminuir a incidência de fenômenos tromboembólicos associados ao garrote foi recomendado o uso de heparina não fracionada em baixas doses, 1.000 UI IV antes da instalação do garrote, para artroplastia de joelho [Nassif, 2000].

LESÃO MUSCULAR

Durante o garroteamento todo o tecido muscular localizado sob o garrote e distalmente a ele sofre profundas alterações metabólicas, celulares e microvasculares decorrentes da isquemia. A área sob o garrote, além de permanecer isquêmica, sofre lesão mecânica compressiva. Mesmo após o desgarroteamento as lesões celulares e microvasculares podem persistir, seja pela lesão de reperfusão seja pela congestão microvascular. O aumento na permeabilidade vascular causada pela lesão compressiva microvascular e pela lesão endotelial gerada pelos radicais superóxidos [Newman, 1984] causa grande edema muscular intersticial e celular que pode levar até 1 mês para se resolver [Bruner, 1951]. Em alguns casos o edema intersticial associado a hematomas pode causar síndrome compartimental distalmente ao local de garroteamento [Greene, 1983; Hirvensalo, 1992].

A lesão muscular associada ao garroteamento leva a uma síndrome clínica muito comum, mas pouco diagnosticada, a síndrome pós-torniquete. Estão presentes edema, palidez cutânea, fraqueza muscular sem paralisia e insensibilidade subjetiva (adormecimento) sem anestesia objetiva. Sua intensidade parece estar relacionada com a pressão do garrote e normalmente tem resolução espontaneamente em cerca de 3 semanas.

Há casos relatados de rabdomiólise associada ao uso do garrote, assim devemos estar atentos a esta possibilidade, especialmente nas isquemias prolongadas [Palmer, 1994; Shenton, 1990].

LESÕES CUTÂNEAS

Podem ocorrer lesões cutâneas por necrose ou por fricção do garrote, principalmente se este estiver mal colocado [Choudhary, 1998]. O vazamento da solução anti-séptica para a área da pele sob o garrote também pode causar queimaduras químicas [Dickinson, 1988].

LESÃO NERVOSA

Os nervos são as estruturas mais propensas a lesões decorrentes da compressão e da isquemia causadas pelo garroteamento dos membros, sendo sua incidência estimada em 1:8.000 [Jankowsky, 2003].

Os relatos sugerem ser os membros superiores mais propensos a lesões nervosas que os membros inferiores. No membro superior o nervo radial é o mais acometido, seguido em ordem decrescente pelo ulnar e mediano [Middleton, 1974]. No membro inferior, o nervo isquiático é o que mais sofre lesões [Bolton, 1978]. A maioria dos relatos relaciona a lesão nervosa com a utilização de altas pressões no garroteamento, tendo sido utilizados a faixa de Esmarch, que pode gerar até 1.000 mmHg, ou garrotes pneumáticos com manômetros descalibrados que geravam pressões muito maiores que as determinadas. Pressões acima de 400 mmHg, utilizadas em procedimentos dos membros inferiores, parecem relacionadas com maior risco de lesões neurológicas transitórias [Fanelli, 1999].

Dados de estudos em animais mostram que são necessárias pelo menos 8 horas de garroteamento para que haja lesão nervosa irreversível e aumento da permeabilidade do endoneuro nas fibras nervosas distais ao garrote [Lundborg, 1975]. No entanto, o mesmo não ocorre nas fibras localizadas sob o garrote, sofrendo efeito direto de sua compressão. Esta, em apenas 2 a 4 horas, causará grave lesão à microvascularização intraneural com formação de edema, que levam a um intenso e persistente déficit de perfusão resultando na degeneração axonal [Rydevik, 1981; Rydevik, 1980]. A pressão exercida pelo garrote também causa lesão nos nodos de Ranvier [Hodgson, 1994]. A maior lesão ocorre nas áreas neurais situadas sob as extremidades dos garrotes, onde a tensão sobre as fibras nervosas é mais intensa. O resultado é a desmielinização segmentar que pode apresentar graus variáveis de degeneração axonal, distalmente ao ponto de lesão.

É de especial interesse do anestesiologista o diagnóstico diferencial do déficit neurológico após cirurgias com garrote, principalmente quando é realizada anestesia regional com injeção perineural ou no neuroeixo. É imperativo esclarecer o real causador da lesão, se o garroteamento ou o procedimento anestésico.

Observa-se, clinicamente, na lesão neural gerada pelo garroteamento, um déficit motor e/ou sensitivo distal à região onde o garrote foi aplicado, com preservação da função neural proximal ao local do garrote. Pode haver um ou vários nervos acometidos. Também pode ocorrer síndrome dolorosa complexa regional durante o processo de regeneração [Bolton, 1978]. O diagnóstico diferencial com uma lesão relacionada à anestesia se dá, clinicamente, pelo nível onde se inicia o déficit neural. Por isso é fundamental a descrição de um minucioso exame neurológico, para fins médico-legais.

A eletroneuromiografia, além de ser capaz de determinar o local da lesão nervosa, também pode estabelecer um prognóstico para a recuperação da função neuronal. Deve-se esperar pelo menos de 2 a 4 semanas para que a avaliação prognóstica seja mais fidedigna, pois só depois desse tempo a degeneração axonal estará terminada.

Na maioria das vezes, as lesões nervosas associadas ao garrote são de evolução favorável, tendo recuperação completa em torno de 6 a 12 meses.

A prevenção é a melhor intervenção para diminuir a incidência de lesões nervosas associadas ao garroteamento. Deve-se limitar a pressão do garrote, o tempo de garroteamento e evitar sua aplicação nas áreas de maior exposição nervosa (ponto médio da diáfise do úmero, nervo radial, e terço proximal da perna, nervo fibular superficial).

HEMATOMAS PÓS-DESGARROTEAMENTO

A formação de hematomas pós-desgarroteamento se relaciona principalmente com a hemostasia intra-operatória deficiente e, algumas vezes, não se resolvem com a prática de se aplicar curativos compressivos antes da liberação do garrote.

Responsabilidade

Na descalibração do aneróide pode ocorrer admissão de pressões acima da desejada, também é importante verificar a integridade do manguito, se não existem vazamentos por rachaduras, furos e conexões mal ajustadas, o que proporciona pressão abaixo da desejada. Esta poderá produzir aumento da perda sangüínea cirúrgica, ou acarretar toxicidade do anestésico local quando se pratica anestesia venosa regional, por absorção sistêmica maciça do mesmo.

A segurança na aplicação do GP passa obrigatoriamente pela existência de um protocolo de manutenção e calibração periódica, bem como de treinamento do pessoal envolvido com a sua utilização.

É importante ressaltar que tanto o cirurgião quanto o anestesista são responsáveis pelas complicações ocasionadas com a utilização do GP.

O desconforto do GP

O desconforto com uso do GP ocorre geralmente quando a sua utilização se prolonga por mais de 40 minutos. Após este período pode haver manifestação de dor basicamente de origem isquêmica e pela compressão mantida nos tecidos pelo manguito, que é acentuada quando a faixa de Esmarch é usada para garroteamento. Algumas medidas minimizam esse problema, como o GP com duplo manguito ou a infiltração com anestésico local imediatamente acima da borda superior do manguito. Essas medidas podem prolongar por um curto período a aceitação do garrote, porém na maioria das vezes somente o desgarroteamento irá produzir resultado. A ausência de anestesia na área cutânea não parece diminuir a tolerância ao garrote. Períodos curtos de isquemia (até 30 minutos) são bem tolerados apenas com analgesia e sedação.

Na anestesia venosa regional o uso da clonidina, 1 µg por kg associada ao anestésico local prolonga a tolerância ao garrote além de auxiliar na analgesia pós-operatória [Choyce, 2002].

Utilização do GP em pediatria e desnutridos

Utilizar duas camadas de malha tubular ou algodão laminado sob o manguito para proteger a pele.

A pressão de garroteamento para pacientes pediátricos, normotensos e com tamanho normal de membros deve ser a POM acrescida de 50 mmHg. Se ainda assim for observada presença de fluxo sangüíneo arterial pode-se aumentar mais 25 mmHg na pressão de garroteamento até que o fluxo de sangue seja interrompido.

O tempo de garroteamento deve ser inferior ao tempo utilizado em adultos [Tredwell, 2001; Lieberman, 1997].

Diversos tamanhos e tipos de manguitos estão disponíveis. A escolha deve ser individualizada, segundo as características anatômicas, indicação e local de aplicação.

TAMANHOS DE MANGUITOS

- 30 cm × 7 cm.
- 45 cm × 9 cm.
- 60 cm × 10 cm.
- 85 cm × 10,5 cm.

REFERÊNCIAS BIBLIOGRÁFICAS

Aberg G. Toxicological and local anesthetic effects of optically active isomers of two local anesthetic compounds. *Acta Pharmacal Toxical Scand* 1972;31:273-286.

Abramowitz HB, Cohen CH. Use of Doppler for difficult axillary block. *Anesthesiology* 1981;55:603.

Aioda S, Takahashi H, Shimoji K. Renal subcapsular hematoma after lumbar plexus block. *Anesthesiology* 1996;84:452-5.

Al Ghamdi AA. Bilateral Total Knee Replacement with Tourniquets in an Homozygous Sickle Cell Patient. *Anesth Analg* 2004;98:543-544.

Albright GA. Cardiac arrest following regional anesthesia with etidocaine and bupivacaine. *Anesthesiology* 1979;51:285-287.

Ananthanarayan C, Castro C, McKee N, Sakotic G. Compartment syndrome following intravenous regional anesthesia. *Can J Anesth* 2000;47:1094-1098.

Angus PD, Nakielny R, Goodrum DT. The pneumatic tourniquet and deep venous thrombosis. *Journal of Bone and Joint Surgery* 1983;65:336-339.

Bardsley H, Gristwood R, Baker H et al. A comparison of the cardiovascular effects of levobupivacaine and rac-bupivacaine following intravenous administration to healthy volunteers. *Br J Clin Pharmacal* 1998;46:245-249.

Berman AT, Parmet JL, Harding SP, et al. Emboli observed with use of transesophageal echocardiography immediately after tourniquet release during total knee arthroplasty with cement. *Journal of Bone Joint Surgery America* 1998;80:389-396.

Bloch EC, Ginsberg B, Binner RA, Sessler DI. Limb tourniquets and central temperature in anesthetized children. *Anesth Analg* 1992;74:486-489.

Bodenham A, Park GR. Plasma concentrations of bupivacaine after intercostal nerve lbock in patients after orthopic liver transplantation. *Br J Anaesth* 1990;64:436-441.

Bolton CF, McFarlane RM. Human pneumatic tourniquet paralysis. *Neurology* 1978;28:787-793.

Borgeat A, Kalberer F, Jacob H et al. Patient-controlled interscalene analgesia with ropivacaine 0,2% *versus* bupivacaine 0,15% after major open shoulder surgery: the effects on hand and motor function. *Anesth Analg* 2001;92:218-223.

Bourke DL, Silberberg MS, Ortega R, Willock MM. Respiratory responses associated with release of intraoperative tourniquets. *Anesth Analg* 1989;69:541-544.

Bruner JM. Safety factors in the use of the pneumatic tourniquet for hemostasis in surgery of the hand. *Journal of Bone and Joint Surgery* 1951;33:221-224.

Butterworth JF, Walker FO, Lysak SZ. Pregnancy increases median nerve susceptibility to lidocaine. *Anesthesiology* 1990;72:962-965.

Candido KD, Winnie AP, Covino BG, Raza SM, Vasireddy AR, Masters RW. Addition of bicarbonate to plain bupivacaine does not significantly after the onset or duration of plexus anesthesia. *Reg Anesth* 1995;20:133-8.

Casati A, Chelly JE, Lang SA, Fanelli G. Paresthesia but no motor response: What's going on? *Anesthesiology* 2003;98(2):586.

Casati A, Fanelli G, Albertin A et al. Interscalene brachial plexus anesthesia with either 0,5% ropivacaine or 0,5% bupivacaine. *Minerva Anestesiol* 2000;66:39-44.

Casati A, Fanelli G, Magistris L et al. Minimum local anesthetic volume blocking the femoral nerve in 50% of cases. A double-blinded comparison between 0,5% ropivacaine and 0,5% bupivacaine. *Anesth Analg* 2001;92:205-208.

Chang DH, Ladd LA, Copeland LA et al. Direct cardiac effects of intracoronary bupivacaine, levobupivacaine, and ropivacaine in sheep. *Br J Pharmacal* 2001;132:649-658.

Chelly JE, Greger J, Al Samsam T, Gebhard R, Masson M, Matuszczak M, Sciard D. Reduction of operating and recovery room times and overnight hospitals stays with interscalene block as sole anesthetic technique for rotator cuff surgery. *Minerva Anestesiol* 2001;67:613-9.

Choudhary S, Koshy C, Ahmed J, Evans J. Friction burns to thigh caused by tourniquet. *British Journal of Plastic Surgery* 1998;51:142-143.

Choyce A, Chan VWS, Middleton WJ, Knight PR, Peng P, and McCartney CJL. What is the relationship between paresthesia and nerve stimulation for auxiliary brachial plexus block? *Reg Anesth Pain Med* 2001;26(2):100-104.

ChoyceA, Peng P. A systematic review of adjuncts for intravenous regional anesthesia for surgical procedures. *Can J Anesth* 2002;49:32-45.

Cohen JD, Keslin JS, Nili M, Yosipovitch Z, Gassner S. Massive pulmonary embolism and tourniquet deflation. *Anesth Analg* 1994;79:583-585.

Conaty KR, Klemm MS. Severe increase of intracranial pressure after deflation of a pneumatic tourniquet. *Anesthesiology* 1989;71:294-295.

Corke BC, Carlson CG, Dettbarn WD. The influence of 2-chloroprocaine on the subsequent analgesic potency of bupivacaine. *Anesthesiology* 1984;60:25-7.

Davies MJ, McGlade DP. One hundred ciatic nerve blocks: a comparison of localization techniques. *Anesth Intensive Care* 1993;21:76-8.

De Andrés J, Sala-Blanch X. Ultrasound in the practice of brachial plexus anesthesia. *Reg Anesth Pain Med* 2002;27:77-89.

Denson DD; Mazoit JX. Physiology, pharmacology, and toxicity of local anesthetics: Adult and pediatric considerations: In: PJ ed. *Clinical practice of regional anesthesia*. New York, NY: Churchill Livingstone, 1991. p. 73-106.

Dickinson JC, Bailey BN. Chemical burns beneath tourniquets. *British Medical Journal* 1988;297:1513.

Dickson M, White H, Kinney W, Kambam JR. Extremity tourniquet deflation increases end-tidal PCO_2. *Anesth Analg* 1990;70:457-458.

Eisenach JC, De Kock M, Klimscha W. Alpha 2-ad-renergic agonists for regional anesthesia. A clinical review of clonidine (1984-1995). *Anesthesiology* 1996;85:655-674.

Eldridge PR, Williams S. Effect of limb tourniquet on cerebral perfusion pressure in a head-injured patient. *Anaesthesia* 1989;44:973-974.

Eledjam JJ, Deschodt J, Viel EJ, Lubrano JF, Charavel P, d'Athis F, d'Cailar J. Brachial plexus block with bupivacaína: Effects of added alpha adrenergic agonists: comparison between clonidine and epinephrine. *Can J Anaesth* 1991;38:870-875.

Fanelli G, Casati A, Garancini P, Torri G. Nerve stimulator and multiple injection technique for upper and lower limb blockade: Failure rate, patient acceptance, and neurologic complications. Study Group on Regional Anesthesia. *Anesth Analg* 1999;88:847-52.

Feldman DL, Wigod M, Barwick W. Torniquet related hypotension in venous stasis ulcer excision. *Ann Plast Surg* 1993;6:556-559.

Fornage BD. Peripheral nerves of the extremity: imaging with ultrasound. *Radiology* 1988;167:179-82.

Galindo A, Witcher T. Mixtures of local anesthetics: bupivacaine-chloroprocaine. *Anesth Analg* 1980;59:683-5.

Galindo A. Electrical localization of peripheral nerves: instrumentation and clinical experience. *Reg Anesth* 1983;8:49-50.

Gielen JM, Stienstra R. Tourniquet hypertension and its prevention: a review. *Reg Anaesth* 1991;16:191-194.

Gimenez A, Martinez-Noguera A, Donoso L, Catala E, Serra R. Percutaneous neurolysis of the celiac plexus via the anterior approach with sonographic guidance. *Am J Roentgenol* 1993;161:1061-3.

Graf BM. The cardiotoxocity of local anesthetics: the place of ropivacaine. *Curr Top Med Chem* 2001;1:207-14.

Graham B, Breault MJ, McEwen JA, McGraw RW. Perineural pressures under pneumatic tourniquet in the upper and lower extremity. *J Hand Surg* 1992;17B:262-266.

Graif M, Seton A, Nerubai J, Horoszowski H, Itzchak Y. Sciatic nerve: sonographic evaluation and anatomic-pathologic considerations. *Radiology* 1991;181:405-8.

Grau T, Leipold RW, Conradi R, Martin E, Motsch J. Efficacy of ultrasound imaging in obstetric epidural anesthesia. *J Clin Anesth* 2002;14:169-75.

Grau T, Leipold RW, Horter J, Conradi R, Martin E, Motsch J. The lumbar epidural space in pregancy: visualization by ultrasonography. *Br J Anaesth* 2001;86:798-804.

Gray AT. Ultrasound-guided Regional Anesthesia: Current State of the Art. *Anesthesiology* 2006;104(2):368-73.

Greene TL, Louis DS. Compartment syndrome of the arm – a complication of the pneumatic tourniquet. *Journal of Bone and Joint Surgery* 1983;65:270-273.

Groban L, Deal DD, Vernon JC et al. Does local anesthetic stereoselectivity or structure predice myocardial depression in anesthetized canines? *Reg Anesth Pain Med* 2002;27:460-468.

Grogan L. Central nervous system and cardiac effects from long-acting amide local anesthetic toxicity in the intact animal model. *Reg Anesth Pain Med* 2003;28:3-11.

Hadzic A, Vloka JD. Peripheral nerve stimulator for unassisted nerve blockade. *Anesthesiology* 1996;84(6):1528-29.

Hirvensalo E, Tuominen H, Lapinsuo M, Helio H. Compartment syndrome of the lower limb caused by a tourniquet; a report of two cases. *Journal of Orthopaedic Trauma* 1992;6:469-472.

Hodgson AJ. A proposed etiology for tourniquet-induced neuropathies. *Journal of Biomechanical Engineering* 1994;116:224-227.

Hoka S, Yoshitake J, Arakawa S, Ohta K, Yamoaka A, Goto T. VO_2 and VCO_2 following tourniquet deflation. *Anaesthesia* 1992;47:65-68.

Huang UE, Pryor ME, Mather LE, Veering BT. Cardiovascular and central nervous system effects of intravenous levobupivacaine and bupivacaine in sheep. *Anesth Analg* 1998;86:797-804.

Iskandar H, Guillaume E, Dixmerias F, Binje B, Rakotondriamihary S, Thiebaut R, Maurette P. The enhancement of sensory blockade by conidine selectively added to mepivacaine after midhumeral block. *Anesth Analg* 2001;93:771-775.

Jadad AR, Caroll D, Glynn CJ, McQuay HJ. Intravenous regional sympathetic blockade for pain relief in reflex sympathetic dystrophy. *J of Pain and Sympton Management* 1995;10:13-20.

Jankowski CJ, Keegan MT, Bolton CF, Harrison BA. Neuropathy following axillary brachial plexus blocks: Is it the tourniquet? *Anesthesiology* 2003;99:1230-1232.

Jochum D, Roedel R, Gleyze P, Ballient JM. Interescalenic block and surgery of the shoulder: A prospective study of a continuous series of 167 patients. *Ann Fr Anesth Reanim* 1997;16:114-9.

Jochum D, Iohom G, Diarra DP, Loughnone F, Dupré LJ, Bonaziz H. An objective assessment of stimulators used for peripheral nerve blockade. *Anesthesia* 2006;61:557-564.

Jöhr M, Sossai R. Colonic puncture during ilioinguinal nerve block in a child. *Anesth Analg* 1999;88:1051-2.

Kadoi Y, Ide M, Saito S, Shiga T, Ishizaki K, Goto F. Hyperventilation after tourniquet deflation prevents an increase in cerebral flow velocity. Can J *Anaesth* 1999;46:259-964.

Kam PCA, Kavanaugh R, Yoong FFY. The arterial tourniquet: pathophysiological consequences and anaesthetic implications. *Anaesthesia* 2001;56:534-548.

Kapral S, Krafft P, Eibenberger K, Fitzgerald R, Gosch M, Weinstabl C. Ultrasound-guided supraclavicular approach for regional anesthesia of the brachial plexus. *Anesth Analg* 1994;78:507-13.

Kapral S, Krafft P, Gosch M, Fleischmann D, Weinstabl C. Ultrasound imaging for stellate ganglion block: direct visualization of puncture site and local anesthetic spread. a pilot study. *Reg Anesth* 1995;20:323-8.

Kennedy WF, Bonica JJ, Ward RJ, Tolas AG, Martin WE, Grinstein A. Cardiorespiratory effects of epinephrine when used in regional anesthesia. *Acta Anaesth Scand* 1966;23:320-333.

Kestembaum AD, Steuer M, Marano M. Doppler guided axillary block in a burn patient. *Anesthesiology* 1990;73:586-7.

Kilka HG, Geiger P, Merhkens HH. Infraclavicular vertical brachial plexus blockade. A new method of anesthesia of the upper extremity. An anatomical and clinical study. *Anaesthetist* 1995;44:339-44.

Kim JM, Goto H, Arakawa K. Duration of bupivacaine intradermal anesthesia when the bupivacaine is mixed with chloroprocaine. *Anesth Analg* 1979;58:364-6.

Knudsen K, Suurkula NB, Blomberg S et al. Central nervous system and cardiovascular effects of IV infusions of ropivacaine, bupivacaine, and placebo in volunteers. *Br J Anaesth* 1997;78:507-514.

Kopacz DJ, Allen HW. Accidental intravenous levobupivacaine. *Anesth Analg* 1999;89:1027-1029.

Kroese AJ, Stiris G. The risk of deep vein thrombosis after operations on a bloodless lower limb. *Injury* 1975;7:271-273.

La Grange P, Foster P, Pretorius L. Application of the Doppler ultrasound blood flow detector in supraclavicular brachial plexus block. *Br J Anaesth* 1978;50:965-7.

Lam AM, Slee T, Hirst R, Cooper JO, Pavli EG, Sundling N. Cerebral blood flow velocity following tourniquet release in humans. *Can J Anaesth* 1990;37:S29.

Lieberman JR, Staheli LT, Dales MC. Tourniquet pressures on pediatric patients: a clinical study. *Orthopedics* 1997;20:1143-1147.

Liisanantti O, Luukkonen J, Rosenberg PH. High-dose bupivacaine, levobupivacaine and ropivacaine in axillary brachial plexus block. *Acta Anaesth Scand* 2004;48:601-606.

Lu CW, Chen YS, Wang MJ Massive pulmonar embolism after application of an smarch bandage. *Anesth Alang* 2004;98:1187-9.

Lundborg G. Structure and function of the intraneural microvessels as related to trauma, edema formation and nerve function. *Journal of Bone and Joint Surgery* 1975;57:938-948.

Macaire P. Pain treatment at home using regional catheter techniques. *Acta Anaesth Belg* (Suppl) 2004;55:65-69.

Marhofer P, Greher M, Sitzwohl C, Kapral S. Ultrasonographic guidance for infraclavicular plexus anaesthesia in children. *Anaesthesia* 2004;59:642-6.

Marhofer P, Schrögendorfer K, Koinig H, Kapral S, Weinstabl C, Mayer N. Ultrasonographic guidance improves sensory block and onset time of three-in-one blocks. *Anesth Analg* 1997;85:854-7.

Marhofer P, Schrögendorfer K, Wallner T, Koinig H, Mayer N, Kapral S. Ultrasonographic guidance reduces the amount of local anesthetic for 3-in-1 blocks. *Reg Anesth Pain Med* 1998;23:584-8.

Marhofer,P, Greher M, Kapral S. Ultrasound guidance in regional anaesthesia. *British Journal of Anaesthesia* 2005;94(1):7-17.

Mather LE, Copeland SE, Ladd LA. Acite Toxicity of Local Anesthetics: Underlying pharmacokinetic and pharmacodynamic concepts. *Reg Anesth Pain Med* 2005;30:553-566.

Mc Laren AC, Rorabeck CH. The pressure distribution under tourniquets. *J Bone Joint Surg* 1985;1;67A:433.

McEwen JA, Auchinleck GF. Advances in surgical tourniquets. *AORN J* 1982;36:889-896.

McGrath BJ, Hsia J, Epstein B. Massive pulmonary embolism following tourniquet deflation. *Anesthesiology* 1991;74:618-620.

McNamara PJ, Alcorn J. Protein binding predictions in infants. *AAPS PharmSci* 2002;4:article 4.

Middleton RWD, Varian JPW. Tourniquet paralysis. *Australian and New Zealand Journal of Surgery* 1974;44:124-128.

Modig J, Kolstad K, Wigrew A. Systemic reactions to tourniquet ischaemia. *Acta Anaesthesiologica Scandinavia* 1978;22:609-614.

Moller RA, Covino BG. Effect of progesterone on the cardiac electrophysiologic alterations produced by ropivacaine and bupivacaine. *Anesthesiology* 1992;77:735-741.

Monroe MC, The Arterial Tourniquet. In: Gravestein. *Manual of Complications during Anesthesia.* Philadelphia: Lippincott Company, 1991. Chapter 16. p. 663-693.

Morris GF, Lang SA, Dust WN, Van der Wal M. The parasacral sciatic nerve block. *Reg Anesth* 1997;22:223-8.

Muravchick S, Owens WD. An unusual complication of lumbosacral plexus block: a case report. *Anesth Analg* 1976;55:350-2.

Murphy DB, McCartney CJL, Chan VWS. Novel analgesic adjuncts for brachial plexus block: A systematic review. *Anesth Analg* 2000;1122-1128.

Nassif JM, Ritter MA, Meding JB, Keating EM, Faris PM. The effect of intraoperative fixed dose heparin during total joint arthroplasty on the incidence of fatal pulmonary emboli. *Journal of Arthroplasty* 2000;15:16-21.

Newman RJ. Metabolic effects of tourniquet ischaemia studied by nuclear magnetic resonance spectroscopy. *Journal of Bone and Joint Surgery* 1984;66:434-440.

Ootaki C, Hayashi H, Amano M. Ultrasound-guided infraclavicular brachial plexus block: An alternative technique to anatomical landmark-guided approaches. *Reg Anesth Pain Med* 2000;25:600-4.

Palkama VJ, Neuvonen PJ, Olkkola KT. Effects of itraconazole on the pharmacokineties of bupivacaine enantiomers in volunteers. *Br J Anaesth* 1999;83:659-661.

Palmer GM, Cairns BE, Berkes SL et al. The effects of lidocaine and adrenergic agonists on rat sciatic nerve and skeletal muscle blood flow in vivo. *Anesth Analg* 2002;95:1080-1086.

Palmer SH, Graham G. Tourniquet-induced rhabdomyolisis after total knee replacement. *Annals of the Royal College of Surgeons of England* 1994;76:416-417.

Pandia MP, Bithel PK, Bali A, Soudagor A, Aggarwal AK. Tourniquet release and end tidal CO_2 changes – How long we need to be vigilant? *Indian J Anaest* 2003;47:134-136.

Paqueron X, Boccara G, Bendahou M, Coriat P, Riou B. Brachial plexus nerve block exhibits prolonged duration in the elderly. *Anesthesiology* 2002;97:1245-1249.

Parkinson SK, Mueller JB, Little WL, Bailey SL. Extent of blockade with various approaches to the lumbar plexus. *Anesth Analg* 1989;68:243-8.

Partridge BL. The effects of local anesthetics and epinephrine on rat sciatic nerve blood flow. *Anesthesiology* 1991;75:243-251.

Patel AJ, Choi CS, Giuffrida JG. Changes in end tidal CO_2 and arterial blood gas levels after release of tourniquet. *Southern Medical Journal* 1987;80:213-216.

Patterson RP, Anderson J. Allergic reactions to drugs and biologic agents. *JAMA* 1982;248:2637-2645.

Perthes VG. Uker leitungsanasthesie unter zuhilfenahme elektrischer reizung. *Munchener Medizinische Wochenschrift*, 1912;47:2545-48.

Peterson MK. Ultrasound-guided nerve blocks. *Br J Anaesth* 2002;88:621-4.

Pihlajamäki K, Kanto J, Lindberg R, Karanko M, Kiilholma P. Extradural administration of bupivacaine: pharmacokinetics and metabolism in pregnant and non-pregnant women. *Br J Anaesth* 1990;64:556-562.

Pirotta D, Sprigge J. Convulsions following axillary brachial plexus blockade with levobupivacaine. *Anaesthesia* 2002;57:1187-1189.

Pither CE, Raj PP, Ford DJ. The use of peripheral nerve stimulators for regional anesthesia: A review of experimental characteristics. *Reg Anesth* 1985;10:49-58.

Pollard BJ, Lovelock HA, Jones RM. Fatal pulmonary embolism secondary to limb exsanguination. *Anesthesiology* 1983;58:373-374.

Raj PP, Montgomery SJ, Nettles D, Jenkins MT. Infraclavicular brachial plexus block: a new approach. *Anesth Analg* 1973;52:897-904.

Recommended Practices for Use of the Pneumatic Tourniquet. *AORN Journal* 2002;2:379-386.

Reis Jr A. *Anestesia Regional Intravenosa*. São Paulo: Editora Atheneu, 1996.

Reis Jr A. *Dessangramento e Garroteamento de Membros com Finalidade Cirurgica*. São Paulo: Editora Atheneu, 1999.

Rosenberg H, Veering Bernadette, Urmey WF. Maximum recommended doses of local anesthetics: A multifactorial concept. *Reg Anesth Pain Med* 2004;29:564-575.

Rosenberg PH, Veering BT, Urmey W. Maximum recommended doses of local anesthetics: a multifactorial concept. *Reg Anesth Pain Med* 2004;29:564-575.

Rydevik B, Lundborg G, Bagge U. Effects of graded compression on intraneural blood flow. An in vivo study on rabbit tibial nerve. *Journal of Hand Surgery* 1981;6:3-12.

Rydevik B, Nordborg C. Changes in nerve function and nerve fibre structure induced by acute, graded compression. *Journal of Neurology, Neurosurgery and Psychiatry* 1980;43:1070-1082,.

Sakamoto H, Corcoran TB, Laffey JG, Shorten GD. Isoprostanes – markers of ischemia reperfusion injury. *Eur Anaesth* 2002;19(8):556-569.

Sandhu NS, Sidhu DS, Capan, LM. The Cost Comparison of Infraclavicular Brachial Plexus Block by Nerve Stimulator and Ultrasound Guidance. *Anesth Analg* 2004;98:267-8.

Sapega AA, Heppenstall RB, Chance B, Park YS, Sokolow D. Optimizing tourniquet application and release times in extremity surgery. *J Bone Joint Surg* 1985;67:303-314.

Shenton DW, Spitzer SA, Mulrennan BM. Tourniquet induced rhabdomyolysis. *Journal of Bone and Joint Surgery* 1990;72:1405-6.

Simonetti MPB. Manipulação da relação enantiomérica da bupivacaína. *Rev Bras* Anestesiol 1999;49(6):416-418.

Singelyn FJ, Gouverneur JM, Robert A. A minimum dose of clonidine added to mepivacaine prolongs the duration of anesthesia and analgeria after axilary brachial plexus block. *Anesth Analg* 1996;83:1046-1050.

Sinnott CJ, Cogswell III LP, Johnson A. On the mechanism by which epinephrine potentiates lidocaine's peripheral nerve block. *Anesthesiology* 2003;98:181-188.

Steiner E, Našel C. Sonography of peripheral nerves: basic principles. *Acta Anaesth Scand* 1998;42(Suppl 112):46-8.

Stewart J, Kellett N, Castro D. The central nervous system and cardiovascular effects of levobupivacaine and ropivacaine in healthy volunteers. *Anesth Analg* 2003;97:412-416.

Townsend HS, Goodman SB, Schurman DJ, Hackel A, Brock-Utne JG. Tourniquet release: systemic and metabolic effects. *Act Anaesth Scand* 1996;40:1234-1237.

Tredwell SJ, Wilmink M, Inkpen K, McEwen JA. Pediatric Tourniquets: Analysis of Cuff and Limb Interface, Current Practice, and Guidelines for Use. *J Ped Orthop* 2001;21:671-676.

Udelsmann A, Munhoz DC, Silva WA, Morres AC, Marcondes G. Comparação entre os efeitos hemodinâmicos de intoxicação aguda com bupivacaína rocêmica e a mistura com excesso enantiomérico de 50% (575-R25). Estudo experimental em cães. *Rev Bras Anestesiol* 2006;56:4:391-401.

Urmey WF, Stanton J. Inability to consistently elicit a motor response following sensory paresthesia during interscalene block administration. *Anesthesiology* 2002;96:552-4.

Vaghadia H, Chan V, Ganapathy S et al. A multicentre trial of ropivacaine 7,5 mg × ml (–1) *vs* bupivacaine 5 mg × ml (–l) for supraclavicular brachial plexus anesthesia. *Can J Anaesth* 1999;46:946-951.

Veering BT, Burm AGL, van Kleef JW, Hennis PJ, Spierdijk J. Epidural anesthesia with bupivacaine: effects of age on neural blockade and pharmacokinetics. *Anesth Analg* 1987;66:589-594.

Von Helmholtz H. Messungem uber den zetlichen verlaug der Zuchung animalischer Muskern und die Fortphan zungsgeschwindigkeit der Reizung in den Nerven. *Archive Anatomie und Phisiologie* 1850;277.

Zahrani HA, Cuschieri RJ. Vascular complications after total Knee replacement. *J Cardiov Surg* 1989;30:951-952.

PARTE II

BLOQUEIO DOS NERVOS PERIFÉRICOS DOS MEMBROS SUPERIORES

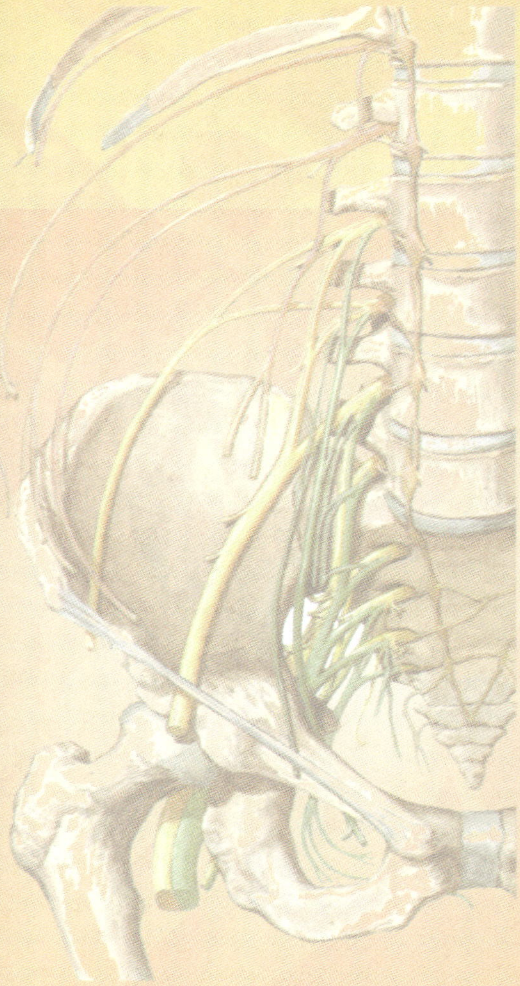

INTRODUÇÃO

Os bloqueios do plexo braquial fazem parte da prática clínica há quase um século. Propostas de novos acessos têm-se sucedido objetivando maior segurança e abordagens mais anatômicas. Observa-se, entretanto, que existe pouco entusiasmo dos anestesiologistas com os bloqueios isolados dos nervos do membro superior, o que se traduz em sua pouca utilização. Essas técnicas, têm grande aplicabilidade em procedimentos menores e na correção de falhas parciais dos bloqueios do plexo braquial. Apresentam, ainda, grande segurança com desprezível incidência de complicações.

CAPÍTULO 5

SUPRIMENTO NERVOSO DO MEMBRO SUPERIOR

PLEXO BRAQUIAL – ANATOMIA

O plexo braquial é formado pela fusão dos ramos primários anteriores (ramos ventrais) dos quatro últimos nervos cervicais (C5, 6, 7, 8 e T1) com contribuição eventual dos ramos do quarto nervo cervical (C4) ou do segundo torácico (T2) (Fig. 5-1). Quando a contribuição de C4 está presente e a de T2 ausente, dá-se o nome de plexo pré-fixado. Quando a de T2 é presente e a de C4 ausente, de pós-fixado (Fig. 5-2). Estas variações foram observadas em mais da metade dos indivíduos [McCann, 1991]. Ao saírem dos forames vertebrais, as raízes nervosas se convergem e redistribuem, formando troncos, divisões, fascículos e ramos terminais (Figs. 5-3 e 5-4).

Três troncos são formados em disposição vertical, posteriormente aos músculos escalenos médio e anterior. São eles o tronco superior, composto pelas raízes de C5, 6, o tronco médio, pela raíz de C7, e o tronco inferior, pelas raízes de C8 e T1 (Fig. 5-3). Estes, à medida que cruzam a primeira costela, sob a clavícula, originam cada um, duas divisões, uma anterior e uma posterior, totalizando seis divisões. Estas, em seguida, se reagrupam para formar três fascículos (cordões), que de acordo com a relação que obedecem com a artéria axilar são denominados: lateral, posterior e medial. A partir daí, formam os ramos terminais, constituindo-se nos diver-

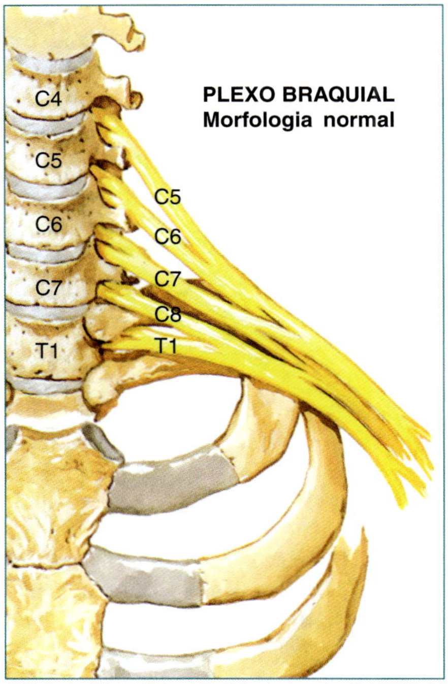

Fig. 5-1. Formação do plexo braquial (morfologia normal). (Extraída de Netter FH. *Atlas de anatomia humana*. Porto Alegre: Artes Médicas, 1996.)

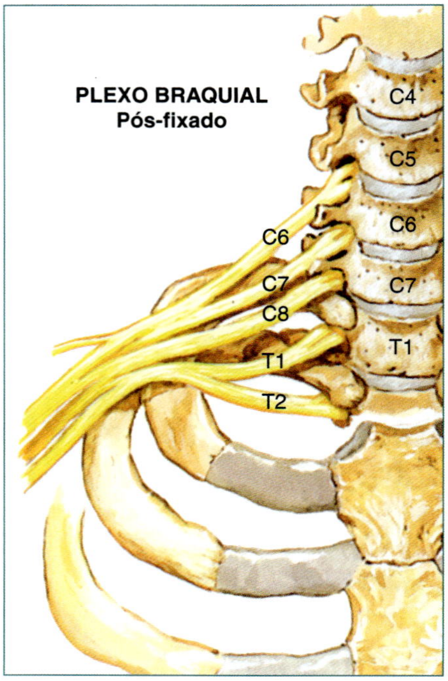

Fig. 5-2. Formação do plexo braquial (pós-fixado). (Modificada de Netter FH. *Atlas de anatomia humana.* Porto Alegre: Artes Médicas, 1996.)

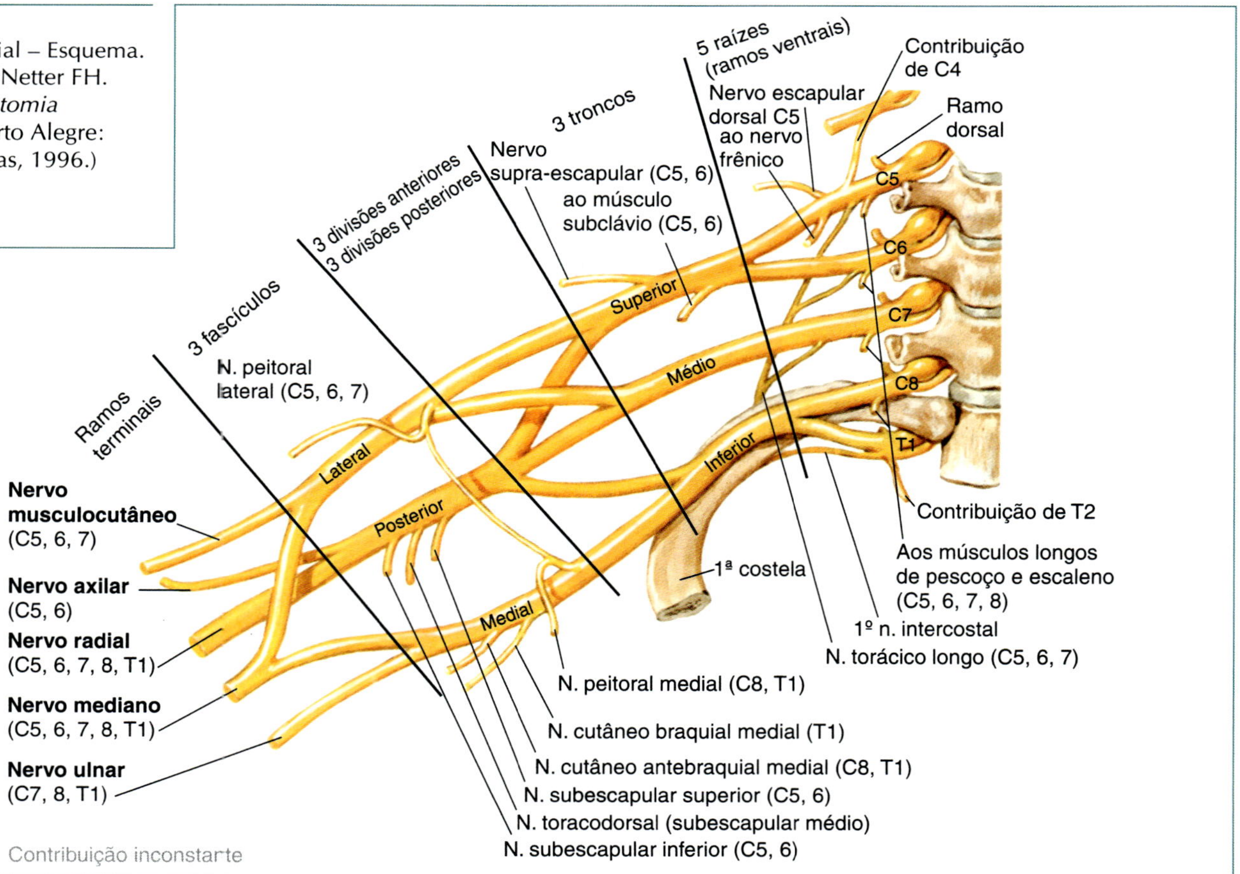

Fig. 5-3. Plexo braquial – Esquema. (Extraída de Netter FH. *Atlas de anatomia humana.* Porto Alegre: Artes Médicas, 1996.)

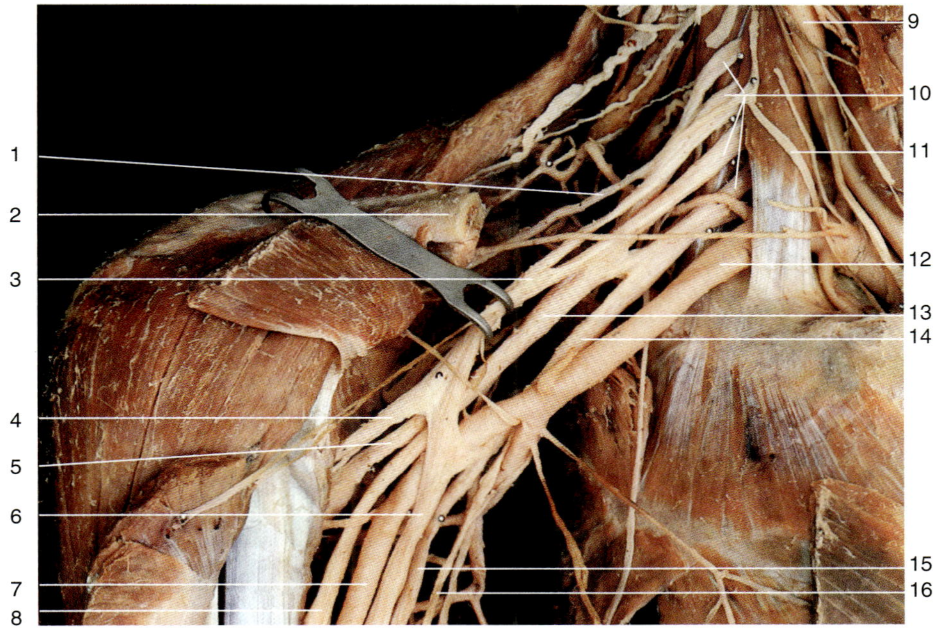

Fig. 5-4. Plexo braquial – Dissecção. (Extraída de Rohen JW, Yokochi C. *Anatomia humana*. São Paulo: Manole, 1989.)

1. Nervo supra-escapular
2. Clavícula (seccionada)
3. Fascículo lateral
4. Nervo musculocutâneo
5. Nervo axilar
6. Nervo mediano
7. Artéria braquial
8. Nervo radial
9. Artéria carótida comum
10. Raízes do plexo braquial
11. Nervo frênico
12. Artéria subclávia
13. Fascículo posterior
14. Fascículo medial
15. Nervo ulnar
16. Nervo cutâneo medial do antebraço

sos nervos do membro superior (Figs. 5-3, 5-5 e 5-6). Originam-se do fascículo lateral, os nervos musculocutâneo e mediano (raiz lateral); do fascículo posterior o axilar, radial e os subescapulares; do fascículo medial o ulnar, o mediano (raiz medial), os cutâneos mediais braquial e antebraquial. Alguns nervos, entretanto, são emitidos na região dos troncos, como o supra-escapular (tronco superior) e dos fascículos, como os nervos cutâneo braquial lateral e o cutâneo antebraquial lateral (Fig. 5-3). Dois ramos abandonam o plexo braquial precocemente, antes da região axilar: o nervo musculocutâneo e o nervo cutâneo braquial medial (Fig. 5-3). O primeiro penetra na massa do músculo coracobraquial, por onde caminha em sua passagem pela região axilar, e o segundo encontra-se superficialmente, no tecido subcutâneo, a este nível (Fig. 5-5). O nervo intercostobraquial, que contribui para a inervação cutânea da face medial do braço em extensão variável, é ramo de T2, não fazendo parte do plexo braquial.

RELAÇÕES ANATÔMICAS DO PLEXO BRAQUIAL

Músculos escalenos

Na região cervical, o plexo braquial se localiza na fenda, entre os músculos escalenos anterior e médio, emergindo da mesma, acima da clavícula. O músculo escaleno anterior tem sua origem nos tubérculos anteriores dos processos transversos de C3, 4, 5, 6 e se insere na 1ª costela. Medialmente à sua inserção encontra-se a veia

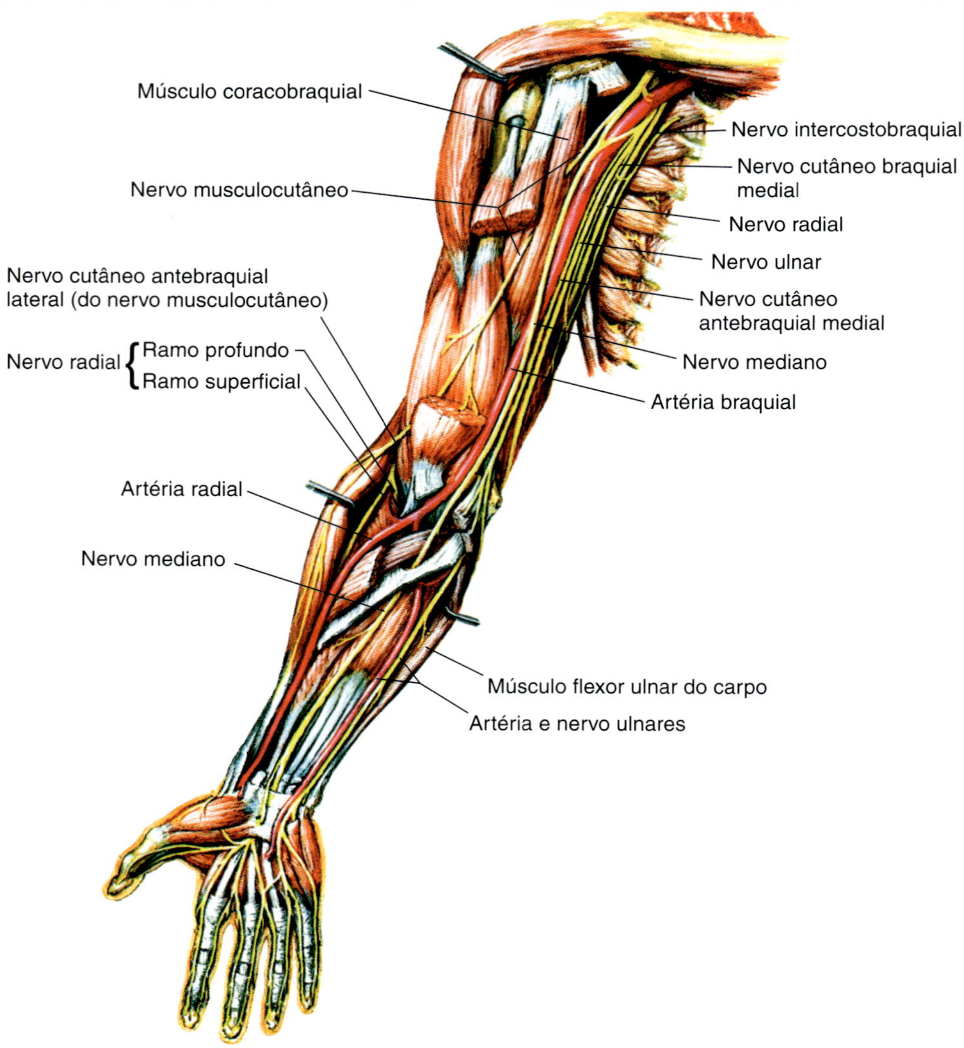

Fig. 5-5. Plexo braquial – Nervos terminais. (Extraída de Netter FH. *Atlas de anatomia humana*. Porto Alegre: Artes Médicas, 1996.)

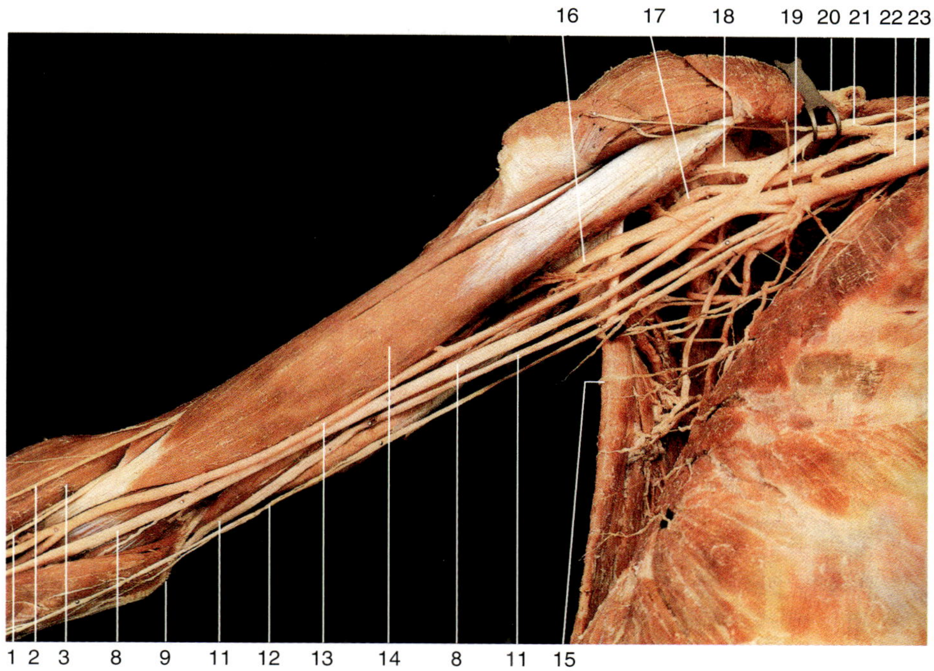

1. Nervo radial (nervo superficial)
2. Nervo cutâneo lateral do antebraço
3. Músculo braquiorradial
8. Nervo mediano
9. Epicôndilo medial do úmero
11. Nervo ulnar
12. Nervo cutâneo medial do antebraço
13. Artéria braquial
14. Músculo bíceps
15. Nervo intercostobraquial
16. Nervo radial
17. Nervo axilar
18. Nervo musculocutâneo
19. Fascículo posterior
20. Clavícula (seccionada)
21. Fascículo lateral
22. Fascículo medial
23. Artéria axilar

Fig. 5-6. Plexo braquial – Dissecção. (Extraída de Rohen JW, Yokochi C. *Anatomia humana*. São Paulo: Manole, 1989.)

subclávia e, lateralmente, a artéria subclávia, contígua ao plexo braquial (Figs. 5-7 a 5-9). O músculo escaleno médio origina-se nos tubérculos posteriores dos processos transversos das 6 últimas vértebras cervicais (C2 a 7) e também se insere na 1ª costela. Desde a sua origem até o terço médio do braço, o plexo braquial é envolvido por uma bainha que, na região cervical, é formada pela fáscia posterior do músculo escaleno anterior e pela fáscia anterior do escaleno médio, derivados da fáscia pré-vertebral (Fig. 5-8). A relação classicamente descrita dos músculos escalenos com o plexo braquial, de forma bilateral, foi encontrada em apenas 32% de 51 cadáveres dissecados [Harry, 1997].

Artéria vertebral

Ramo da artéria subclávia caminha através dos processos transversos das vértebras cervicais (C6 a T1), pelos forames transversos, encontrando-se anteriormente em íntima relação com os nervos cervicais formadores dos plexos cervical e braquial (Fig. 5-8).

Artéria subclávia

Aproxima-se do plexo braquial, posicionando-se medialmente a este, na passagem de ambos, sobre a 1ª costela, entre os músculos escalenos. A partir daí seguem juntos até a região axilar, então como artéria axilar (Figs. 5-8 e 5-9).

Cadeia simpática cervical

Situa-se anteriormente ao plexo braquial, em posição ântero-lateral em relação aos corpos vertebrais cervicais (Fig. 5-8).

Nervo frênico

É formado pelas raízes de C3, 4, 5. Apresenta íntima relação com o plexo braquial em sua porção mais cefálica (Figs. 5-7 e 5-8).

Fig. 5-7. Plexo braquial – Relações anatômicas. (Extraída de Netter FH. *Atlas de anatomia humana*. Porto Alegre: Artes Médicas, 1996.)

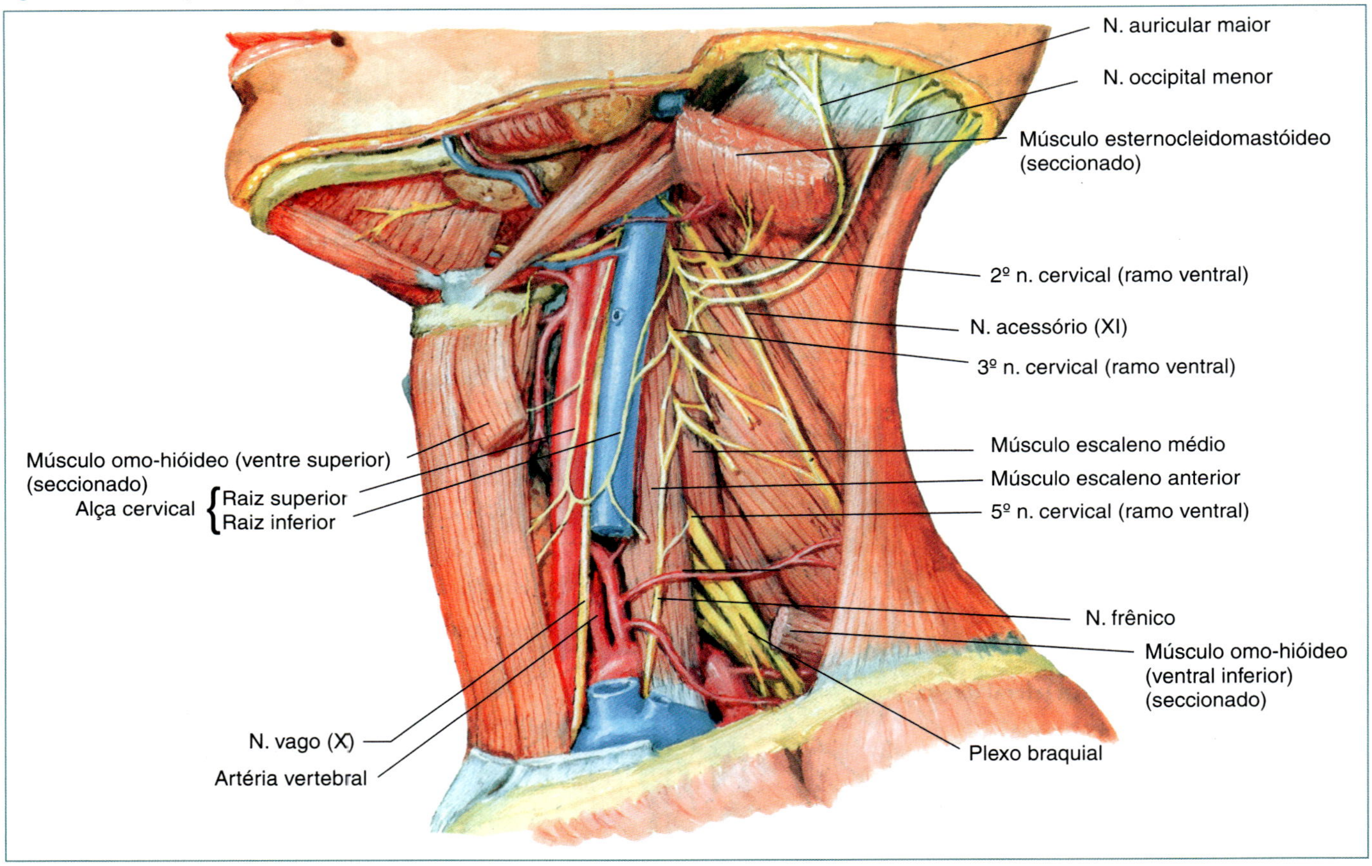

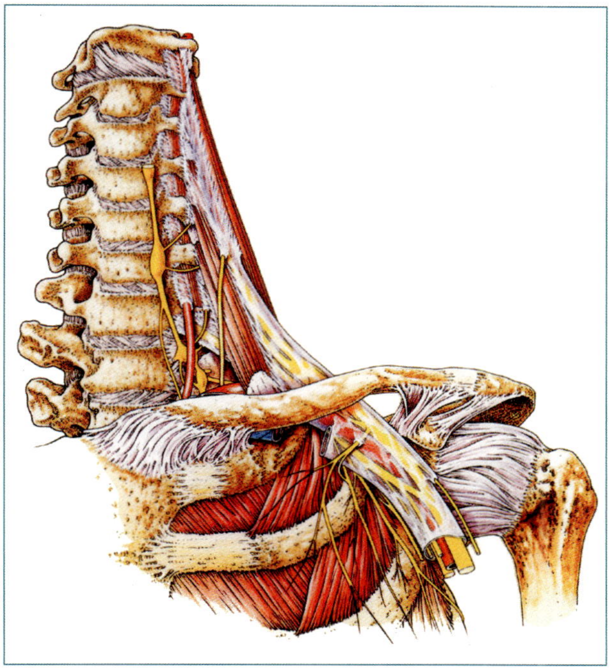

Fig. 5-8. Plexo braquial – Relações anatômicas. (Extraída de Winnie AP. *Anestesia de plexos.* Barcelona: Saluat, 1987.)

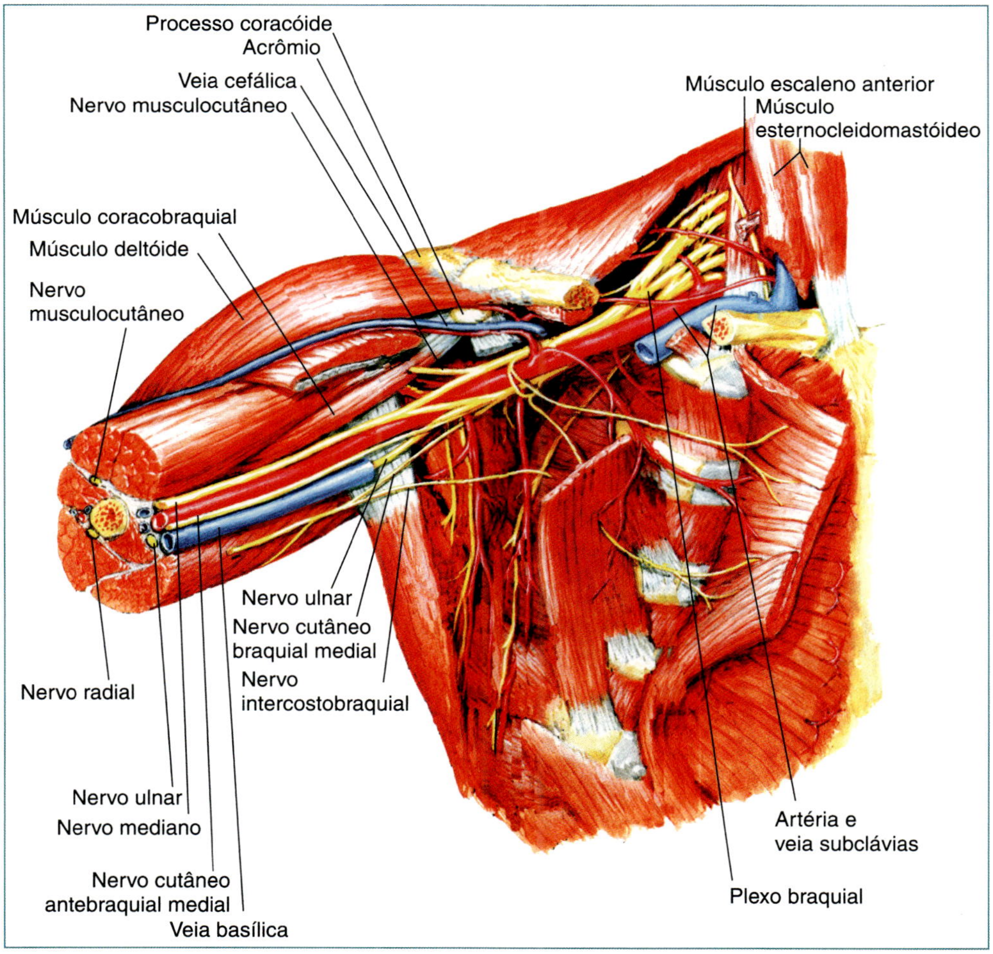

Fig. 5-9. Plexo braquial – Relações anatômicas. (Extraída de Netter FH. *Atlas de anatomia humana.* 8ª ed. Porto Alegre: Artes Médicas, 1996.)

INERVAÇÃO SIMPÁTICA DO MEMBRO SUPERIOR

É composta, nesta região, dos gânglios simpáticos cervicais superior, médio e cervicotorácico ou estrelado. Emite, em todo o segmento cervical (C1 a C8), apenas ramos comunicantes cinzentos (pós-ganglionares) que irão se incorporar às raízes formadoras do plexo braquial para suprir a inervação simpática do membro superior. Exceção feita à região proximal do braço e cintura escapular, que recebem fibras pós-ganglionares diretamente do gânglio estrelado.

DISTRIBUIÇÃO NERVOSA DO MEMBRO SUPERIOR

Os grandes nervos que suprem o membro superior: radial, mediano, ulnar, musculocutâneo e axilar, possuem função mista (sensitiva e motora). O suprimento sensitivocutâneo (Figs. 5-10 e 5-11) está sujeito a algumas variações individuais e superposições de inervação, podendo uma mesma área cutânea ser suprida por mais de um nervo, como ocorre principalmente nas regiões limítrofes, entre áreas de influência de diferentes nervos. Anastomoses como as que ocorrem entre os nervos ulnar e mediano, no braço e antebraço, contribuem para a imprecisão das regiões inervadas. Os dermátomos, que são as áreas cutâneas supridas por cada nervo espinhal, seguem também no membro superior uma distribuição segmentar, em faixas (Fig. 5-12). O mesmo não ocorre com os miótomos e osteótomos (Figs. 5-13 e 5-14).

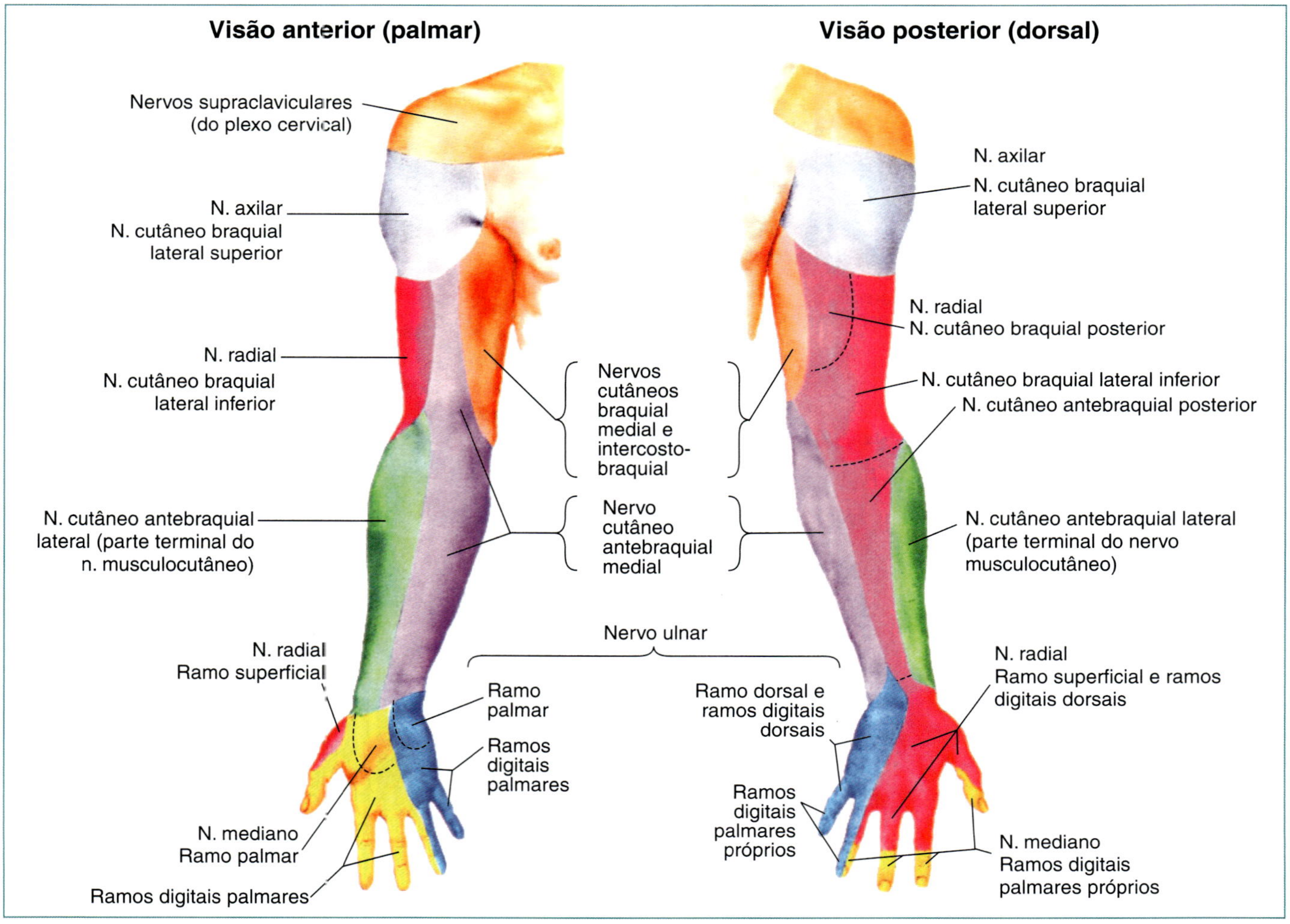

Fig. 5-10. Plexo braquial – Distribuição da inervação cutânea. (Extraída de Netter FH. *Atlas de anatomia humana.* 8ª ec. Porto Alegre: Artes Médicas, 1996.)

Fig. 5-11. Nervos terminais superficiais do membro superior. (Extraída de Netter FH. *Atlas de anatomia humana.* 8ª ed. Porto Alegre: Artes Médicas, 1996.)

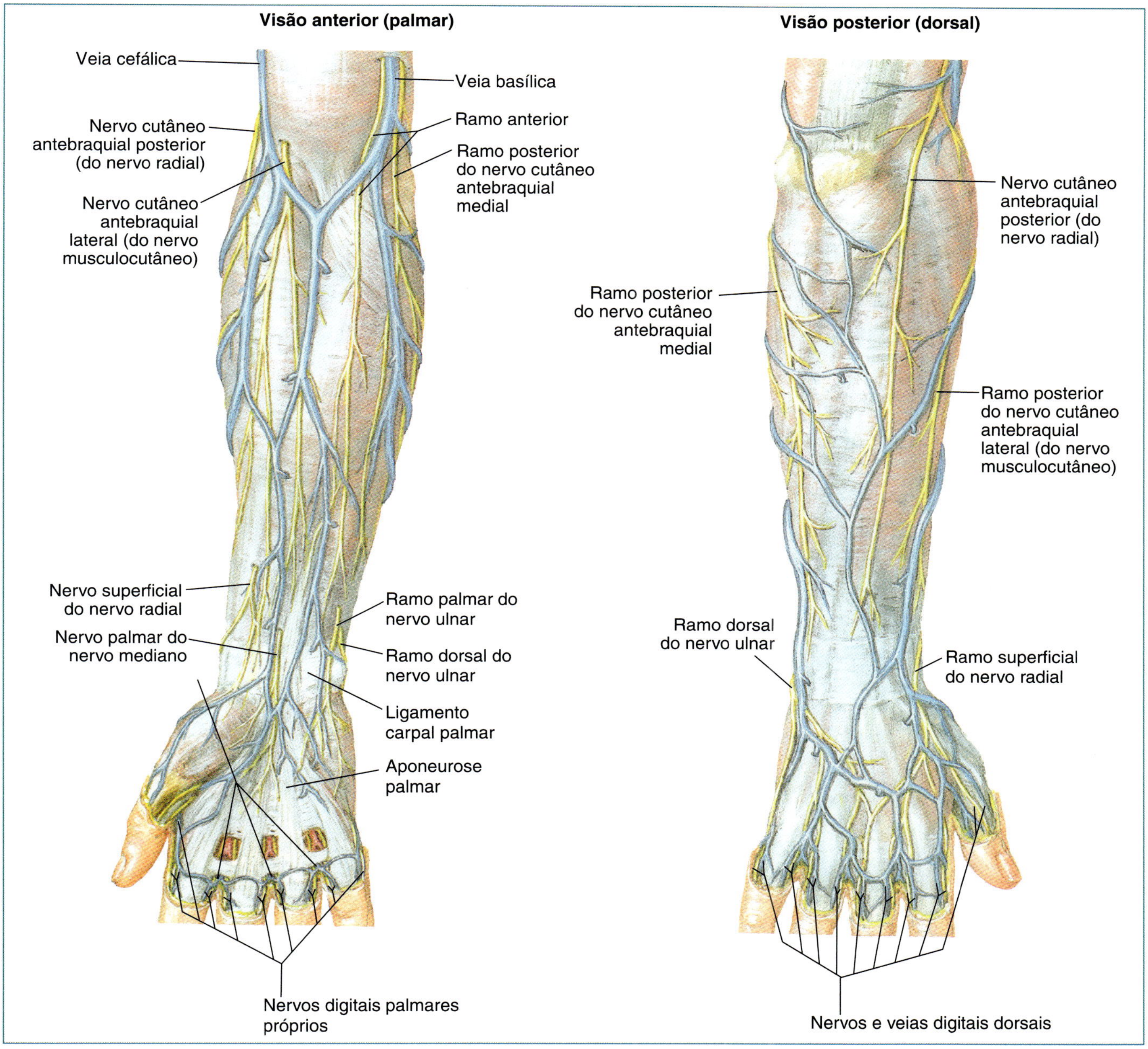

Fig. 5-12. Membro superior – Metâmeros. (Extraída de Netter FH. *Atlas de anatomia humana*. 8ª ed. Porto Alegre: Artes Médicas, 1996.)

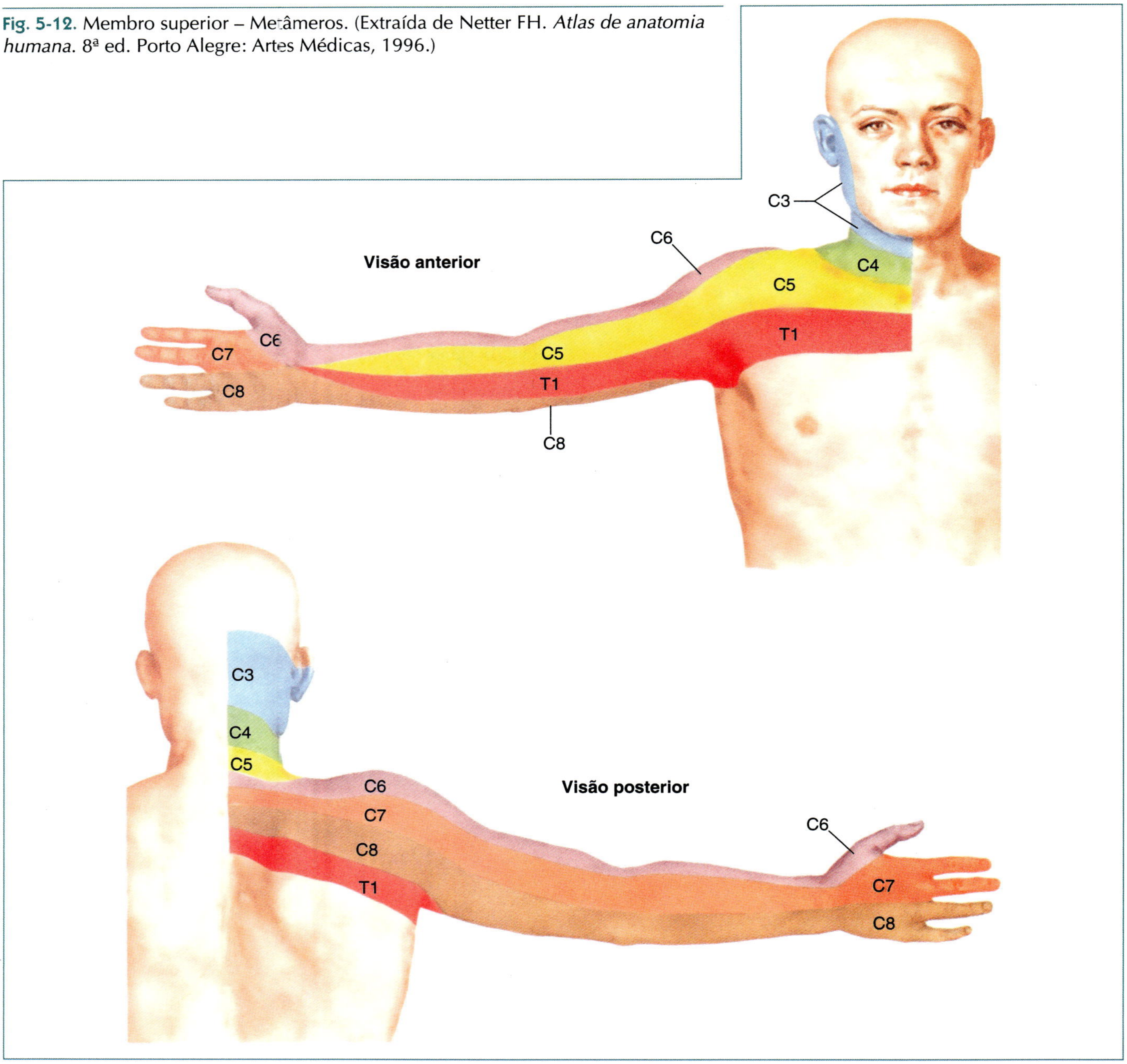

Fig. 5-13. Membro superior – Miótomos. (Extraída de Jankovic D. *Regional nerve blocks and infiltration therapy*. 3ª ed. Massachussets: Blackwell Publishing Ltda, 2004.)

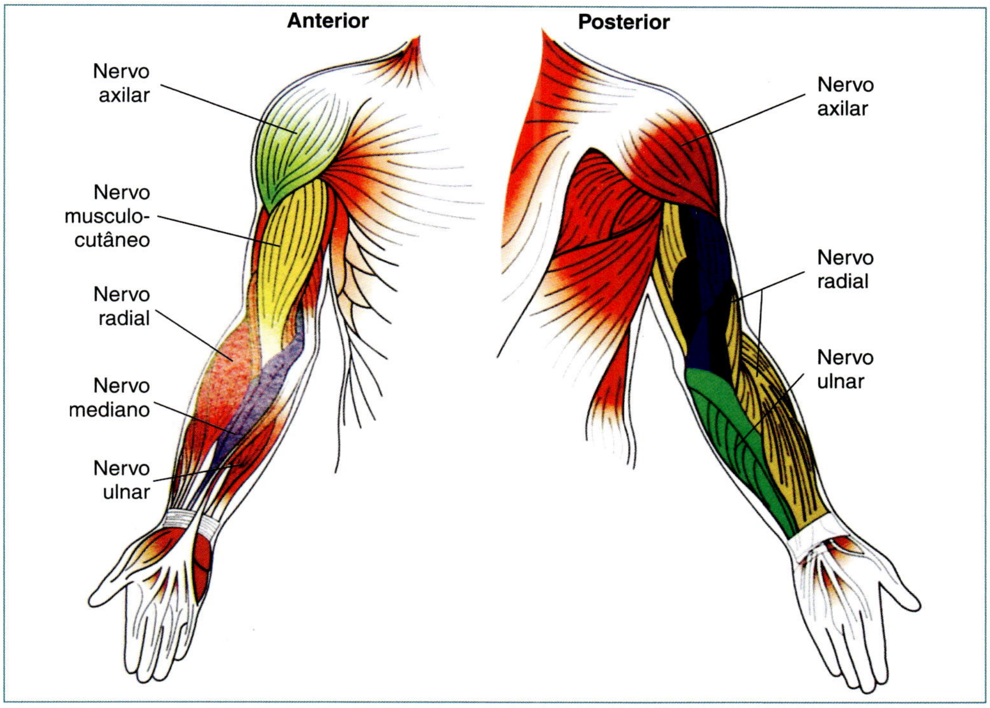

Fig. 5-14. Membro superior – Osteótomo. (Extraída de Brown DL. *Atlas of regional anesthesia*. 2ª ed. Philadelphia: WB Saunders, 1999.)

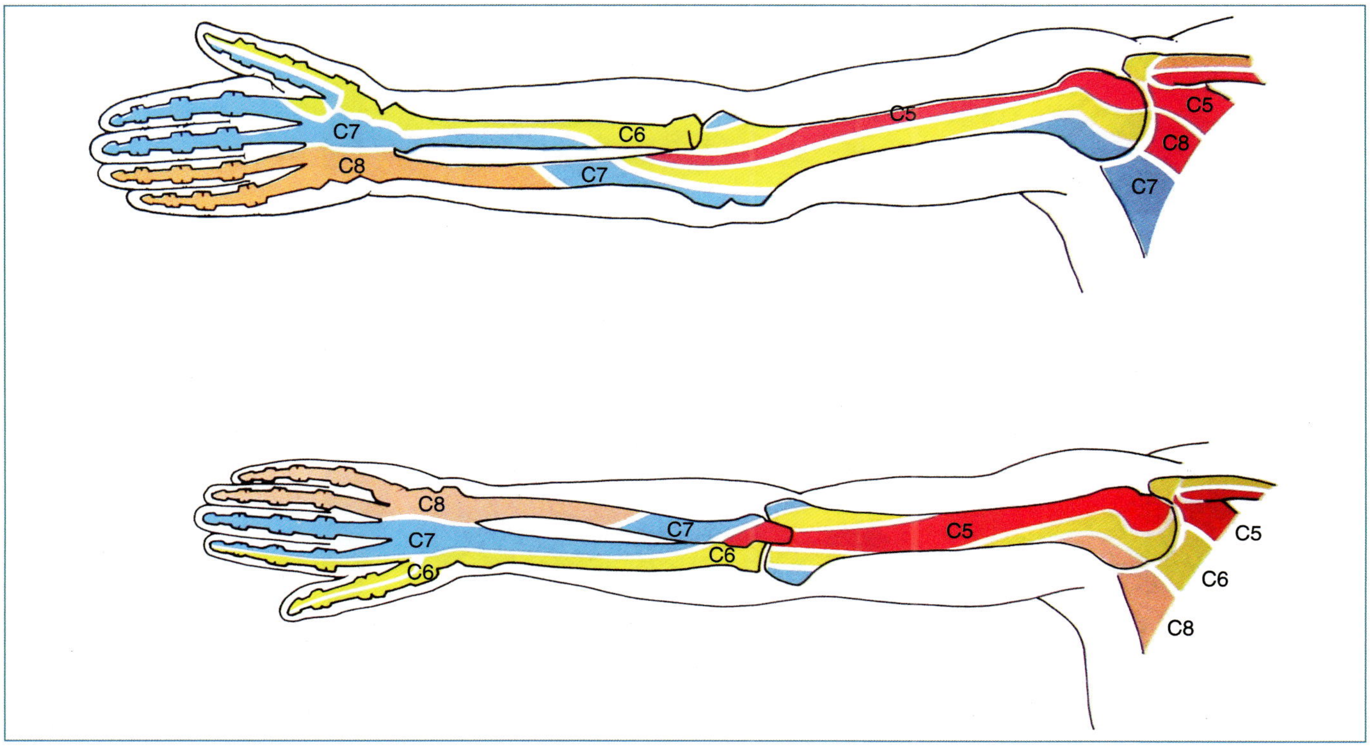

REFERÊNCIAS ÓSSEAS PARA OS BLOQUEIOS DO MEMBRO SUPERIOR

Os acidentes ósseos são importante referência na orientação dos bloqueios periféricos. Por serem fixos, sua relação com os nervos é mais constante. São com freqüência facilmente palpáveis, ou mesmo localizáveis através do toque da agulha (Figs. 5-15 e 5-16).

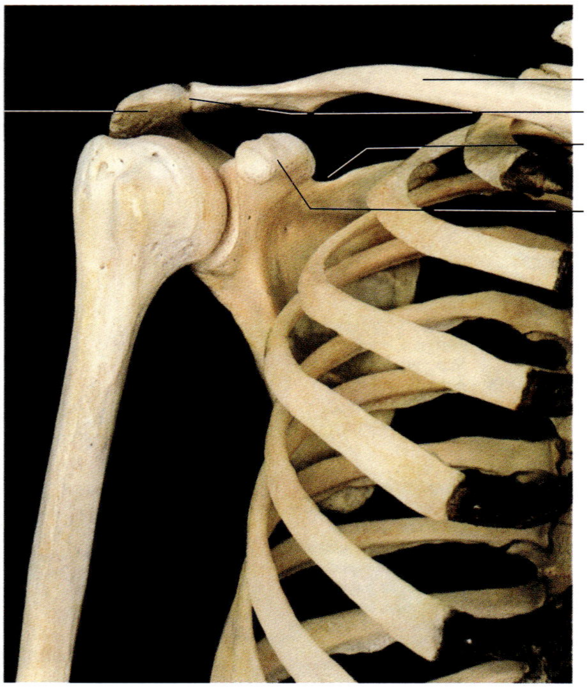

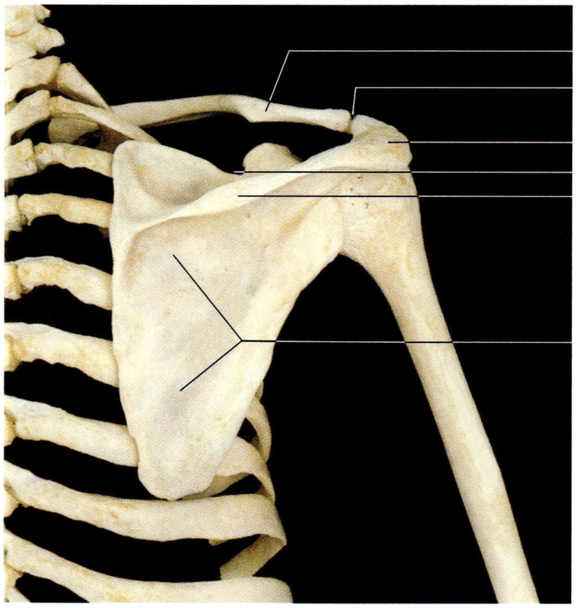

Fig. 5-15. (A) Referências ósseas. (B) Referências ósseas. (Extraída de Rohen JW, Yokochi C. *Anatomia humana*. 2ª ed. São Paulo: Manole, 1989.)

Fig. 5-16. Referências ósseas. (Extraída de Netter FH. *Atlas de anatomia humana*. 8ª ed. Porto Alegre: Artes Médicas, 1996.)

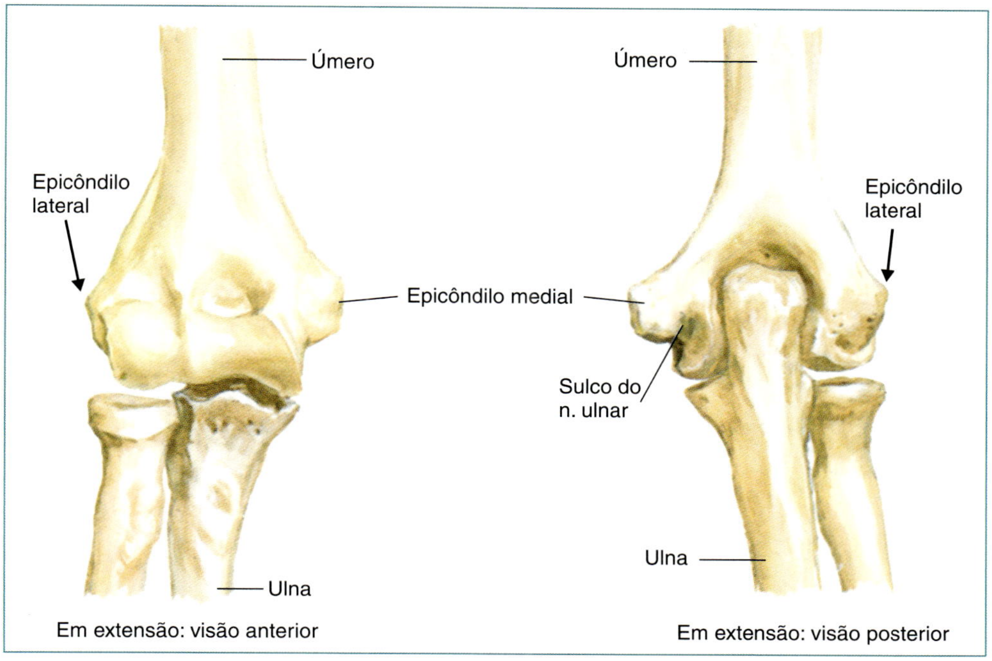

CAPÍTULO 6

BLOQUEIOS DO PLEXO BRAQUIAL

Uma importante característica anatômica da inervação do membro superior é a de seu suprimento nervoso ocorrer basicamente através de um feixe de nervos que se concentram a partir da região cervical, assim prosseguindo até a região axilar. Isto torna fascinante a possibilidade de obter-se anestesia desta extremidade, por meio de injeção única de solução anestésica, em algum ponto deste trajeto. Dezenas de propostas com esta finalidade têm se sucedido desde 1911, quando Kulenkanpff e Halstead pela primeira vez acessaram o plexo braquial por via percutânea. O primeiro pela região supraclavicular e o segundo pela axilar [Winnie, 1986]. Esta multiplicidade de técnicas e acessos descritos torna evidente que a desejada obtenção de anestesia completa do membro superior através da punção única envolve alguma complexidade. Apesar da introdução de métodos modernos de localização de nervos como o ultra-som e o estimulador de nervos, que vem substituindo a procura de parestesias e demais recursos utilizados por décadas, o índice de sucesso nestes bloqueios são em torno de 53 a 97% [Koscielniak-Nielsen, 2000; Neal, 2002; Dalens, 1987]. A obtenção de anestesia do membro superior passa pelo conhecimento adequado de anatomia e pelo domínio de uma variedade de técnicas de bloqueio do plexo braquial e de nervos isolados, em seus diversos níveis de acesso. Cada nível de abordagem do plexo apresenta características distintas de abrangência anestésica e podem ser mais adequados para determinados segmentos do membro. Algumas técnicas propiciam maior facilidade para instalação de cateteres, que podem ser utilizados, visando-se analgesia prolongada.

INDICAÇÕES

Os bloqueios do plexo braquial estão indicados para anestesia em procedimentos cirúrgicos abertos, fechados ou endoscópicos do membro superior, incluindo a região do ombro e clavícula. Quando realizados para procedimentos de urgência, possibilitam melhor controle do paciente de estômago cheio. São utilizados, também, para analgesia peroperatória, associados à anestesia geral. Sua eficácia analgésica e baixa incidência de efeitos colaterais relevantes são importantes características. Quando realizados com anestésicos locais de longa duração, mesmo em dose única, o tempo de analgesia atinge de 10 a 18 horas [Evans, 2005], podendo se estender aos primeiros dias de pós-operatório quando empregados cateteres acoplados e dispositivos para liberação contínua e ou intermitente de solução anestésica. Encontram, ainda, grande aplicação no tratamento de dor aguda e crônica, de origens diversas, que atingem o membro superior, incluindo o ombro. Possibilitam, também, manipulações fisioterápicas indolores. O aumento de fluxo sangüíneo para o membro de aproximadamente 300%, bem acima do produzido pelo bloqueio isolado do gânglio estrelado (132%) [Zenz, 1986], pode produzir efeito benéfico no tratamento de diversas afecções.

CONTRA-INDICAÇÕES

- *Disfunção pulmonar:* as técnicas supraclaviculares produzem bloqueio do nervo frênico, em freqüência variável, chegando a 100% das vezes na técnica interescalênica clássica. Portanto, pacientes com função pulmonar limítrofe podem necessitar de suporte ventilatório prolongado, após a paralisia hemidiafragmática.
- *Deformidades anatômicas:* do pescoço ou tórax, podem dificultar a avaliação da proximidade da agulha de bloqueio com estruturas nobres. Devem-se procurar opções técnicas de menor risco, quando possível, em que as referências anatômicas sejam mais evidentes.
- *Pequenos procedimentos cirúrgicos:* principalmente na mão, são contra-indicações relativas aos bloqueios do plexo braquial. Mesmo quando sob isquemia, podem ser realizados utilizando-se bloqueios de nervos isolados em torno do cotovelo ou punho, ou sob infiltração local. A sedação com analgesia ou associação com anestesia venosa de curta duração eliminam o desconforto para o paciente. Para isso é fundamental o diálogo e interação com o cirurgião. É importante ressaltar que os bloqueios do plexo braquial envolvem riscos e consomem massas elevadas de anestésicos locais, que são responsáveis por manifestações subclínicas freqüentes [Borgeat, 2004]. Por isso, seu uso deve ser judicioso.

COMPLICAÇÕES

Estudos realizados em 23.784 pacientes submetidos a bloqueios de plexo braquial por diversos acessos (interescalênico, ultraclavicular, axilar, médio-umeral), revelaram apenas 3 casos de crises convulsivas e 4 casos de neuropatia periférica [Auroy, 2002]. Entretanto, complicações são relatadas, sendo a principal a toxicidade sistêmica dos anestésicos locais, em geral provocada por injeção intravascular inadvertida. As implicações referentes a cada técnica serão abordadas na descrição das mesmas.

USO DO ESTIMULADOR DE NERVOS

A localização do plexo braquial, através de sua estimulação elétrica, tem-se tornado a prática mais usual. Entretanto, deve-se observar que a cada nível de abordagem, desde as raízes até os nervos terminais, através dos diversos acessos, serão obtidas diferentes respostas motoras à estimulação. É preciso que se conheçam os padrões ideais destas respostas para que se obtenha um bom índice de sucesso nos bloqueios. Isto será visto nas descrições das técnicas.

ASSOCIAÇÃO COM ANESTESIA GERAL

É mais utilizada em procedimentos pediátricos e nos de maior porte, que envolvem o ombro. Nestes, o posicionamento sentado e a manipulação cirúrgica próxima à face do paciente podem produzir desconforto. A realização de bloqueios do plexo braquial, no paciente sob anestesia geral, deve ser cuidadosa e somente por ou sob supervisão de profissional treinado. Isto é particularmente importante quando se buscam acessos na região cervical, pela proximidade com o neuroeixo. Nestas circunstâncias, manifestações de intoxicação sistêmica, injeção intraneural ou intra-raquidiana podem passar desapercebidas.

FARMACOCINÉTICA

Após deposição da solução de anestésico local junto ao plexo braquial, a migração natural desta, da periferia para o centro dos nervos, faz com que as fibras periféricas, destinadas às áreas mais proximais, sejam primeiramente bloqueadas. As fibras mais centrais, destinadas à extremidade, são bloqueadas posteriormente. A reversão do bloqueio ocorre das fibras centrais para as periféricas, ou seja, da extremidade para o segmento proximal. Isto devido à absorção preferencial do anestésico local pela circulação venosa central do nervo [Strichartz, 1998; Winnie, 1977].

AFERIÇÃO DO BLOQUEIO

As seguintes manobras podem ser utilizadas para verificação do envolvimento dos diversos nervos, no aspecto sensitivo e motor após o bloqueio do plexo braquial. Os testes de sensibilidade devem ser realizados nas áreas centrais de suprimento de cada nervo:

- *Nervo radial:* incapacidade de extensão do antebraço (tríceps) e extensão da mão. Insensibilidade na região dorsolateral da mão.
- *Nervo mediano:* incapacidade de flexão da mão. Insensibilidade na região palmar (central) e polpa digital do 3º dedo.
- *Nervo ulnar:* dificuldade de flexão do 4º e 5º dedos. Insensibilidade na borda ulnar da mão.
- *Nervo musculocutâneo:* incapacidade de flexão do braço (bíceps). Insensibilidade na região lateral do antebraço.

O uso de agulhas para os testes de sensibilidade pode provocar pontos de solução de continuidade na epiderme, o que não é desejável. A utilização de métodos térmicos (soluções geladas) ou mesmo pinçamento (beliscão), aplicados na pele protegida por uma gaze, podem ser mais adequados.

CAPÍTULO 7

ABORDAGENS PROXIMAIS DO PLEXO BRAQUIAL

Abordaremos neste capítulo os principais acessos ao plexo braquial realizados em seu segmento, que vai desde sua origem até a porção imediatamente supraclavicular.

ABORDAGEM INTERESCALÊNICA

Esta abordagem foi proposta por Winnie em 1970 [Winnie, 1970]. A partir de então, modificações têm sido introduzidas com objetivo de melhorar a abrangência anestésica da técnica e facilitar a utilização de cateteres para analgesia prolongada.

Serão aqui consideradas as técnicas de abordagem mais proximais do plexo braquial, realizadas na porção mais cranial da fenda interescalênica, entre os músculos escaleno anterior e médio, na altura da cartilagem cricóide e da 6ª vértebra cervical. A solução anestésica é aí depositada ao nível distal das raízes e proximal dos troncos do plexo, com mais freqüência do tronco superior. Isto faz com que o padrão anestésico comumente instalado siga a distribuição dermatomérica das raízes mais superiores do plexo braquial [Vester-Andersen, 1981]. Observa-se que a migração cefálica da solução anestésica se dá com facilidade, atingindo o plexo cervical, porém, o mesmo não se observa quanto a migração para as raízes inferiores (C8 e T1), representadas pelo nervo ulnar. O índice de insucesso anestésico neste segmento, segundo Lanz [Lanz, 1983], chega a 30% no aspecto sensitivo e 50% no motor, utilizando-se volumes de 40-50 ml de solução anestésica na execução dos bloqueios.

Temos utilizado no Instituto Nacional de Tráumato-Ortopedia (INTO), por mais de duas décadas, modificações da técnica de Winnie, em que o espaço interescalênico é abordado em níveis variáveis de sua extensão, onde seja mais bem identificado [Gerancher, 2000], e de acordo com o sítio operatório, que inclui cirurgias maiores da mão. A angulação mais caudal da agulha [Wong, 1998] e a compressão digital acima do ponto de injeção, visando melhor dispersão caudal da solução anestésica [Winnie, 1986], também são eventualmente utilizadas (Fig. 7-1).

Nos pacientes com boa definição anatômica utilizamos, na maioria das vezes apenas a sensação tátil (clique) de perfuração da fáscia que recobre o plexo como sinal de localização deste.

INDICAÇÕES

- Procedimentos cirúrgicos do ombro, sejam abertos, fechados ou artroscópicos do terço superior do braço e da clavícula.
- Manipulações do ombro, visando tratamento de processos dolorosos.
- Tratamento dos processos dolorosos do ombro, agudos e crônicos.

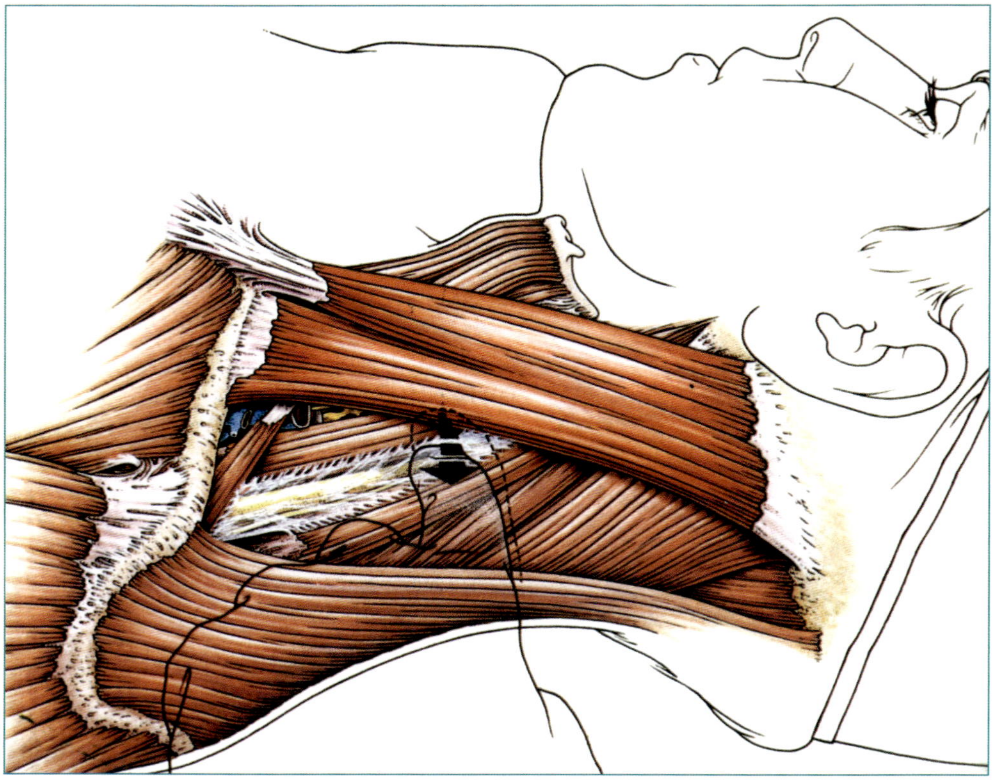

Fig. 7-1. Bloqueio interescalênico – Localização. (Extraída de Winnie AP. *Anestesia de plexos.* Barcelona: Salvat, 1987.)

- Analgesia pós-operatória dos segmentos acima, através de instalação de cateter com dispositivo para liberação de solução anestésica.
- Auxiliar no diagnóstico de síndromes dolorosas do ombro.
- Analgesia peroperatória, quando associada à anestesia geral.

EFEITOS COLATERAIS E COMPLICAÇÕES

- Bloqueio simpático cervical com síndrome de Horner ocorre em 20 a 80% das vezes nos bloqueios proximais do plexo (acima da clavícula), por dispersão da solução anestésica para a cadeia simpática [Selter, 1977; Hickey, 1989].
- Bloqueio do nervo laríngeo recorrente ocorre com freqüência variável [Seltzer, 1977].
- Bloqueio do nervo vago: pode acarretar taquicardia e hipertensão.
- Bloqueio do nervo frênico ocorre em 100% das vezes, levando à redução de 25 a 32% nas medidas espirométricas da função pulmonar [Urmey, 1991; Urmey, 1992; Urmey, 1993; Casati,1999].
- Hipotensão e bradicardia: 13 a 24% dos pacientes, sob bloqueio interescalênico, como técnica anestésica única, submetidos à cirurgia de ombro em posição semi-sentada, apresentam hipotensão e bradicardia graves [D'Alessio, 1995; Kahn, 1999]. Não há dados que mostrem se a incidência no paciente sob anestesia geral ou esta associada a bloqueio interescalênico é semelhante. Este fenômeno tem como uma das possíveis etiologias o efeito β_1-agonista da adrenalina adicionada ao anestésico local. Resulta do baixo retorno venoso em função da postura, e alto tônus simpático, levando a contrações cardíacas vigorosas, enquanto o ventrículo esquerdo encontra-se parcialmente vazio. Este evento, por via parassimpática, provocará vasodilatação arterial e bradicardia (através do chamado reflexo de Bezold-Jarisch), [Liguori, 1998]. Tal evento ocorre, em geral, 40 a 80 minutos após o bloqueio [D'Alessio, 1995].

- Injeção subaracnóide ou peridural [Brown, 1998; Lombard, 1983] da solução anestésica pode ocorrer em virtude de prática inadequada ou por punção do manguito dural, que pode acompanhar a raiz nervosa por distâncias variáveis (até 7 cm) após sua saída pelo buraco de conjugação [Winnie, 1986].
- Injeção intramedular pode ocorrer por má prática, em bloqueios realizados com pacientes sob anestesia geral. Em virtude da proximidade do plexo braquial ao neuroeixo na região cervical, este acesso somente deve ser uilizado por ou sob supervisão direta de profissional treinado, principalmente em pacientes anestesiados.
- Intoxicação aguda pelo anestésico local pode ocorrer por sobredose absoluta ou injeção intravascular inadvertida. A injeção na artéria vertebral de mínimas quantidades de anestésico local, cerca de 0,5 ml, pode precipitar crise convulsiva.
- Lesão nervosa de natureza mecânica, química ou isquêmica [Chambers, 1992; Selander, 1999; Gentili, 1980].
- Em qualquer das técnicas ou abordagens utilizadas devem ser rigorosamente observados cuidados de rotina com relação a segurança, bem estar e informação do paciente (Cap. 1).

TÉCNICA INTERESCALÊNICA DE WINNIE

Proposta por Winnie em 1975 [Winnie, 1975], baseou-se na observação de que o plexo braquial, a partir de seu segmento mais proximal, situa-se dentro de um "compartimento" formado pelas aponeuroses dos músculos escaleno anterior e médio, derivadas da fáscia pré-vertebral. Este, serviria de conduto possibilitando que a solução anestésica depositada em seu interior através do espaço existente entre os 2 músculos escalenos citados, alcançasse todas as raízes formadoras do plexo, desde que injetado volume suficiente. Entretanto, como mencionado anteriormente, observa-se uma precária dispersão caudal do anestésico local, traduzindo-se em elevado índice de falhas, envolvendo as raízes mais baixas do plexo (C8 e T1), representados pelo nervo ulnar.

TÉCNICA

Paciente posicionado em decúbito dorsal, a cabeça voltada cerca de 30° contralateralmente. Identifica-se a porção clavicular do músculo esternocleidomastóideo. Sua localização pode ser facilitada, solicitando-se que o paciente eleve ligeiramente a cabeça. Identifica-se em posição imediatamente lateral a este o músculo escaleno anterior e, a seguir, o escaleno médio. Entre estes 2 últimos, palpa-se a fenda ou espaço interescalênico (EIE) (Fig. 7-2). A localização dos músculos escalenos é facilitada, solicitando-se que o paciente inspire de forma forçada através das narinas parcialmente obstruídas, o que irá contraí-los, por serem acessórios da respiração.

No segmento mais cefálico do EIE, na região da cartilagem cricóide, uma agulha 22 de 3-4 cm de comprimento é introduzida perpendicularmente ao plano cutâneo do pescoço, entre os 2 dedos (2º e 3º) do operador, que são mantidos no EIE para melhor orientação (Fig. 7-3). A introdução da agulha mais próxima ao músculo escaleno médio é preconizada para que se atinja mais facilmente o plexo braquial. Este poderá ser localizado por obtenção de parestesias, por sensação tátil de perfuração da fáscia que recobre o plexo ou, preferencialmente, através do estimulador de nervos. Deverão ser obtidas respostas motoras aos estímulos através do grupo muscular do braço ou da parte anterior do ombro que são satisfatórios para cirurgias proximais.

OBSERVAÇÕES

- A veia jugular freqüentemente cruza o EIE no ponto de punção. Neste caso, este deve ser deslocado alguns milímetros, visando evitá-la.
- A identificação do EIE e a orientação da agulha apenas com o 2º dedo podem ser facilitadoras, principalmente em pacientes com pescoço curto.

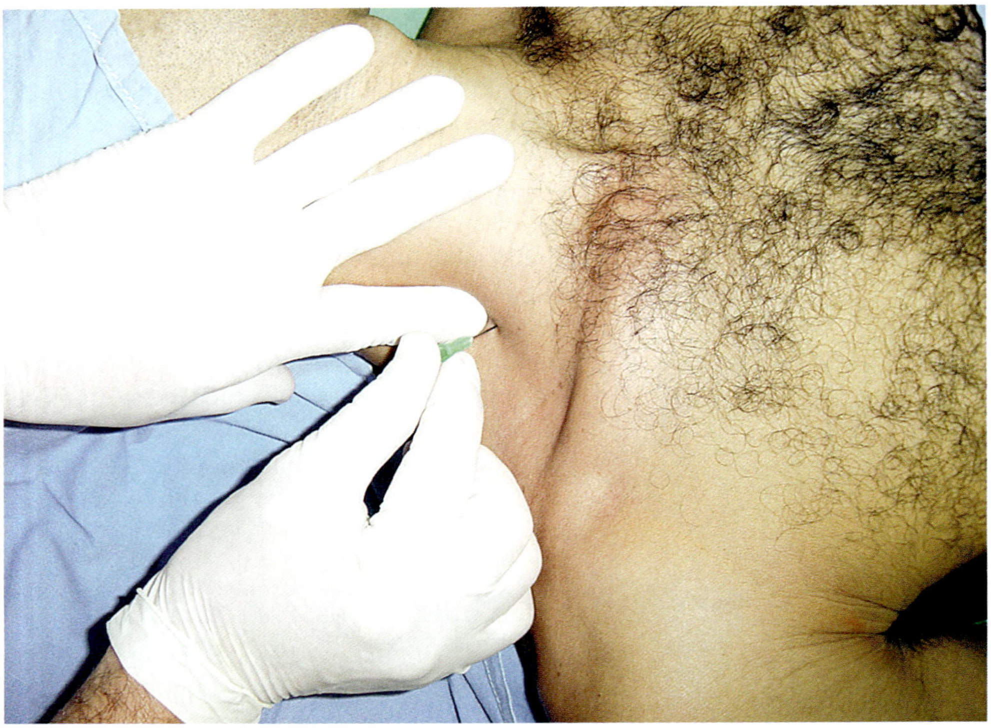

Fig. 7-2. Bloqueio interescalênico – Sem uso de EN (estimulador de nervos).

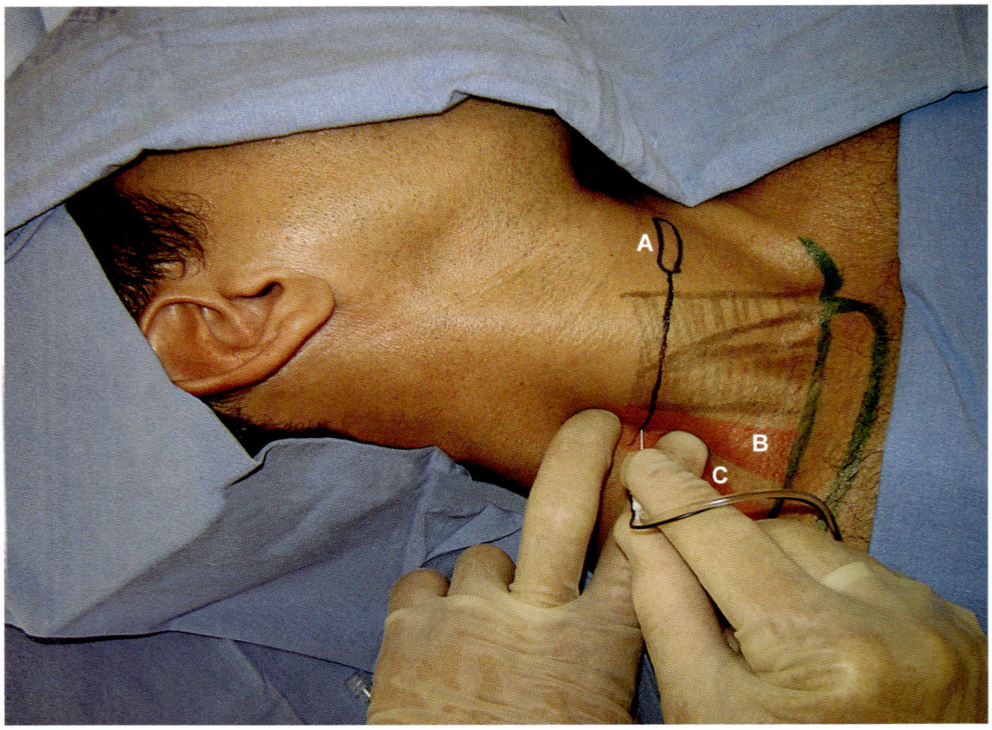

Fig. 7-3. Bloqueio interescalênico – Técnica de Winnie:
A) cartilagem cricóide;
B) músculo escaleno anterior;
C) músculo escaleno médio.

DOSE

Cerca de 30 a 40 ml de solução anestésica, em concentração que dependerá dos objetivos propostos, devendo a massa total ser compatível com as condições físicas e clínicas do paciente.

ABORDAGEM LATERAL MODIFICADA (INTERESCALÊNICA)

Proposto por Borgeat [Borgeat, 2003], este acesso, tangencial ao plexo braquial, objetiva facilitar a instalação de cateter, visando manutenção de analgesia pós-operatória prolongada após os procedimentos no ombro e terço proximal do braço. Em série de 700 pacientes submetidos a estes procedimentos, houve facilidade na inserção do cateter neste acesso em 86% dos casos e sucesso na analgesia pós-operatória em 97% [Borgeat, 2003]. Este mesmo índice de sucesso foi alcançado quando utilizado como técnica anestésica utilizando-se dose única sem uso do cateter [Borgeat, 2003].

TÉCNICA

Após o posicionamento do paciente e localização do espaço interescalênico (EIE), de forma semelhante à técnica de Winnie, traça-se uma linha em toda a extensão deste. Esta nos orientará sobre sua forma, profundidade e direção, permitindo-nos elaborar uma visão tridimensional. O ponto de punção será sobre esta linha, 0,5 cm abaixo do nível da cartilagem cricóide. Introduz-se uma agulha isolada de cerca de 5 cm de comprimento, que permita passagem de cateter, quando for o caso. Esta deve ser direcionada com uma angulação caudal de 45° a 60°, dependendo da configuração individual do EIE (Figs. 7-4 e 7-5). Deverão ser obtidas respostas motoras aos estímulos através do grupo muscular do braço ou da parte anterior do ombro que são satisfatórias para cirurgias proximais. O cateter deverá ser introduzido cerca de 3-5 cm, além da ponta da agulha.

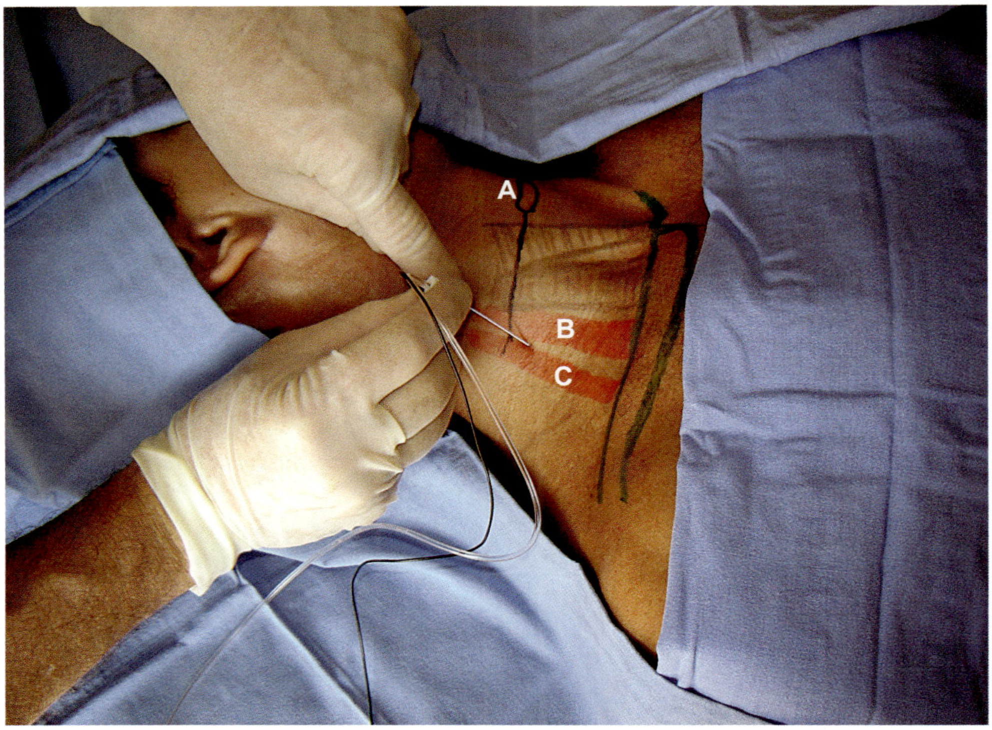

Fig. 7-4. Bloqueio interescalênico – Técnica de Borgeat.
A) cartilagem cricóide;
B) m. escaleno anterior;
C) m. escaleno médio.

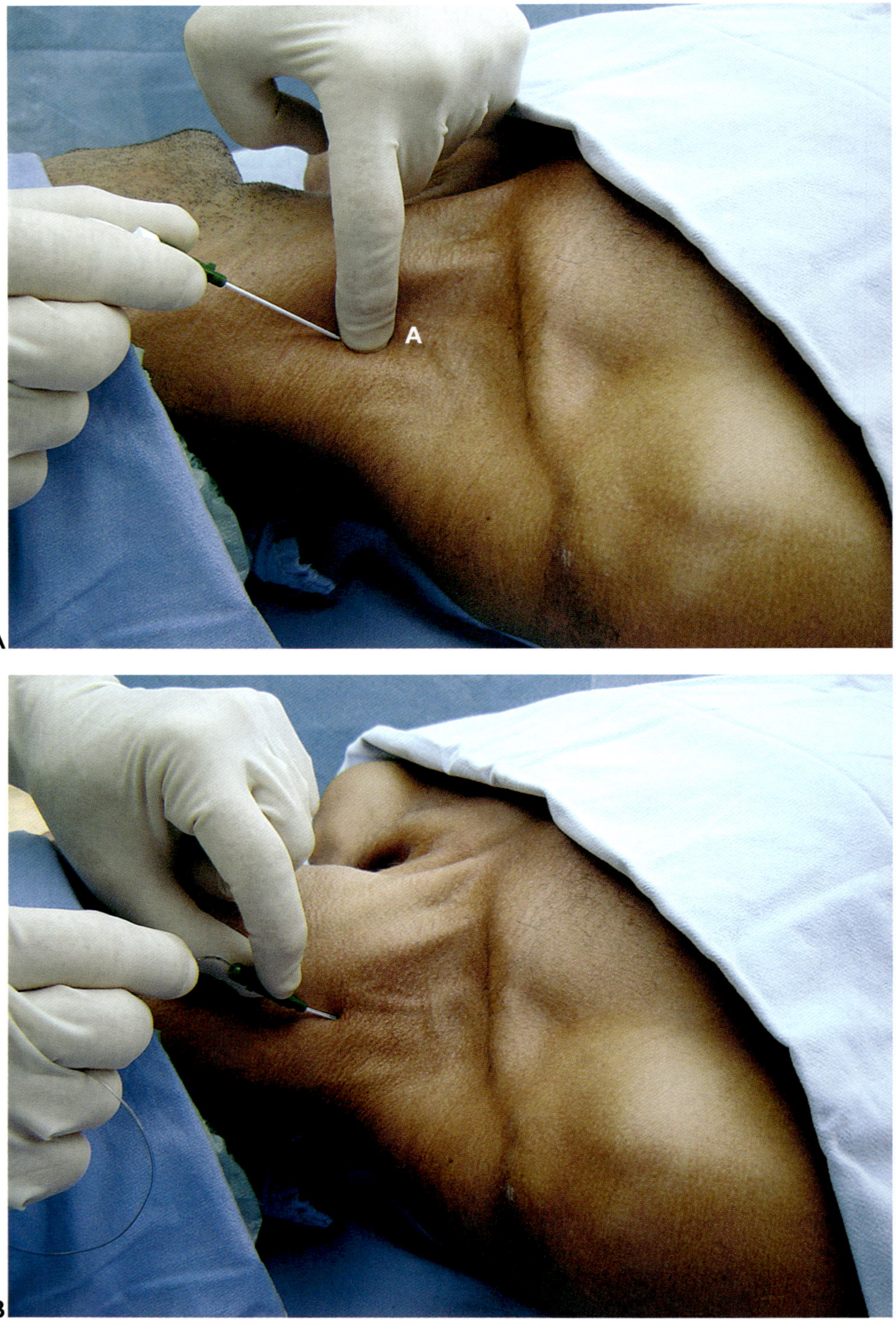

A

B

Fig. 7-5. (**A**) Bloqueio contínuo do plexo braquial – Técnica de Borgeat: *A)* espaço interescalênico. (**B**) Bloqueio contínuo do plexo braquial – Técnica de Borgeat – Introdução do cateter.

DOSE

Cerca de 30 a 40 ml de solução anestésica, em concentração que dependerá dos objetivos propostos, devendo a massa total ser compatível com as condições físicas e clínicas do paciente. Para administração contínua, veja Capítulo 25, Quadro 25-1.

ABORDAGEM SUPRACLAVICULAR

Foi primeiramente proposta por Kulenkampff, em 1911. Nesta abordagem, a solução anestésica é depositada ao nível dos troncos ou na transição entre estes e as divisões do plexo braquial, regiões em que este se encontra mais compacto [Neal, 2002]. Esta característica anatômica parece ser responsável pela boa qualidade anestésica, alto índice de sucesso e curta latência, observados quando o bloqueio é aí realizado [Brown, 1993]. Um fator limitante à utilização desta via era o alto índice de pneumotórax (alcançando 0,5 a 6,1%) [Brown, 1998; Harley, 1969; Moore, 1954], em virtude da estreita aproximação da agulha com a cúpula pleural [Kulenkampff, 1928; Winnie, 1989]. Modificações têm sido propostas com objetivo de minimizar esta ocorrência, criando alternativas mais seguras sem perda de eficácia da técnica [Brown, 1993; VadeBoncouer, 1997; Pham-Dang, 1997].

EFEITOS COLATERAIS E COMPLICAÇÕES

- Pneumotórax.
- Demais complicações e efeitos colaterais da técnica interescalênica (Abordagem Interescalênica).

TÉCNICA DE BROWN

Proposta por Brown em 1993 [Brown, 1993], tem como objetivo minimizar a ocorrência de pneumotórax. Entretanto, ainda está relacionada com uma incidência de 0,5 a 5% deste evento [Brown, 1998].

TÉCNICA

Paciente posicionado em decúbito dorsal, a cabeça voltada levemente para o lado contralateral ao procedimento. Marca-se com uma linha a borda lateral da cabeça clavicular do músculo esternocleidomastóideo, em sua inserção clavicular. Sobre esta linha, imediatamente acima da clavícula, fica o ponto de inserção da agulha (Fig. 7-6). Esta deverá ser introduzida em direção rigorosamente ântero-posterior, perpendicular ao plano horizontal. O direcionamento medial ou caudal da mesma poderá ocasionar pneumotórax. Utiliza-se agulha isolada de 4-5 cm de comprimento. Não se obtendo respostas motoras após a primeira introdução, reintroduzir a agulha em etapas, em direção cefálica, tentando obtê-las através de um leque, até formar um arco de 20°. O plano sagital deve ser mantido.

DOSE

Cerca de 30 a 40 ml de solução anestésica, em concentração que dependerá dos objetivos propostos, devendo a massa total ser compatível com as condições físicas e clínicas do paciente.

TÉCNICA DE VADEBONCOUER

Proposta em 1997 [VadeBoncouer, 1997], introduz pequena modificação à técnica de Brown, em que propõe direcionamento cefálico de 30° da agulha, visando maior distanciamento do ápice pulmonar, conseqüentemente menor risco de pneumotórax. O plano sagital deve ser mantido (Fig. 7-7).

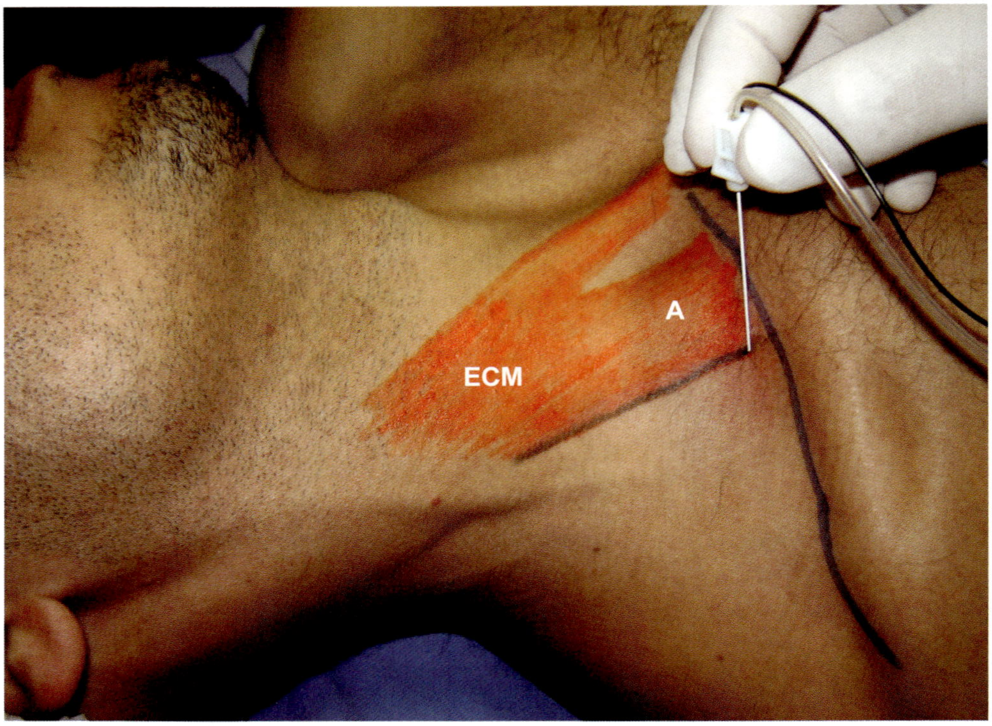

Fig. 7-6. Bloqueio do plexo braquial – Técnica Supraclavicular (Brown): *A)* músculo ECM: inserção clavicular.

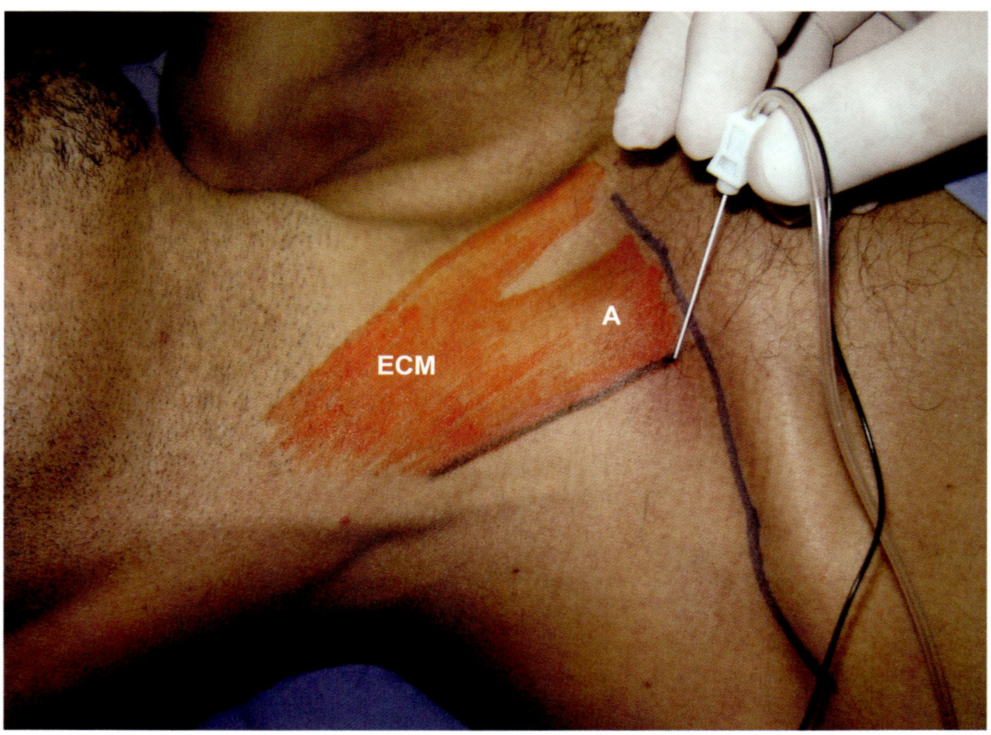

Fig. 7-7. Técnica de Brown modificada: *A)* músculo ECM: inserção clavicular.

VIA INTERESTERNOCLEIDOMASTÓIDEA

Descrita em 1997 [Pham-Dang, 1997], tem como proposta uma abordagem mais tangencial do plexo braquial, o que facilita a inserção de cateter para analgesia contínua. Em uma série de 150 pacientes estudados pelo autor, submetidos às cirurgias do antebraço e mão, em que se utilizou injeção do anestésico através do cateter, não houve incidência de pneumotórax. Entretanto, ocorreu deficiência no bloqueio do nervo ulnar, nos aspectos sensitivo ou motor, em 15% dos casos [Pham-Dang, 1997].

TÉCNICA

Paciente posicionado em decúbito dorsal, com o braço homolateral acomodado de forma que lhe for mais conveniente. O operador pode situar-se contralateralmente ao lado do procedimento. Marcam-se as 2 cabeças do músculo esternocleidomastóideo (ECM), em suas porções distais, até seus pontos de inserção clavicular e esternal. O ponto de punção é na borda medial da cabeça clavicular, 3 cm acima da borda superior da incisura jugular (fúrcula esternal). Uma agulha isolada é introduzida em direção lateral, caudal e posterior, como que buscando o ponto médio da clavícula (Fig. 7-8). O objetivo é sua progressão através da cabeça clavicular do ECM, da porção posterior do músculo escaleno anterior, aproximando-se do plexo braquial imediatamente acima da 1ª costela. Utiliza-se agulha isolada de 9 cm, que permita passagem de cateter. Buscam-se respostas motoras da mão ou dedos.

DOSE

Cerca de 30 a 40 ml de solução anestésica, em concentração que dependerá dos objetivos propostos, devendo a massa total ser compatível com as condições físicas e clínicas do paciente.

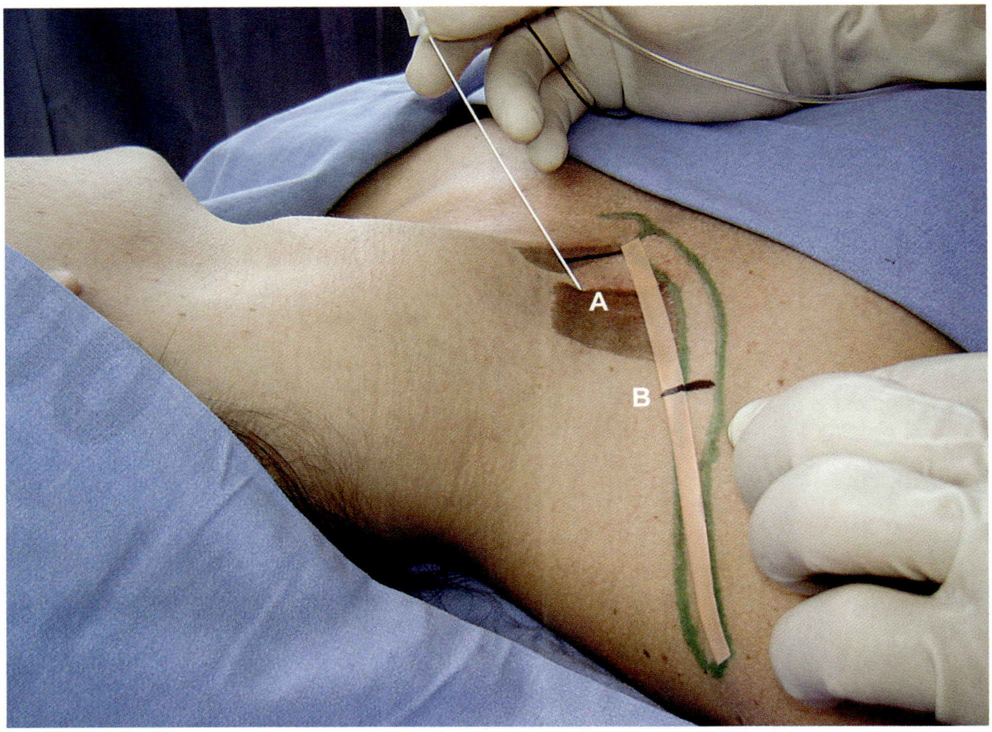

Fig. 7-8. Bloqueio do plexo braquial – Técnica Supraclavicular (via interesternocleidomastóidea: *A)* músculo ECM: inserção clavicular; *B)* ponto médio da clavícula.

ACESSO POSTERIOR

Descrito por Kappis em 1912, foi modificado e reintroduzido por Pippa *et al.* em 1990 [Pippa, 1990], como uma alternativa ao bloqueio interescalênico por acesso lateral, ao nível de C6. Segundo Pippa, ao contrário desta via em que estruturas como as artérias carótida e vertebral, as veias jugular e subclávia, e o neuroeixo estão próximos ao trajeto da agulha, na via posterior esta é introduzida, através de planos musculares, sem estruturas nobres em seu trajeto (Fig. 7-9). Modificação foi proposta por Boezaart *et al.* [Boezaart, 2003], em que o ponto de punção é situado mais lateralmente, no vértice do triângulo formado pelos músculos trapézio e elevador da escápula. Entretanto, a preconizada angulação medial e caudal da agulha tornam potencialmente maiores os riscos de aproximação indesejada do neuroeixo e de pneumotórax [Jack, 2003]. O posicionamento sentado do paciente, conforme a técnica, impede uma sedação mais efetiva. Alguns autores [Beato, 2005; Cruvinel, 2005] utilizaram o decúbito lateral, alinhando-se a coluna cervical com apoio da cabeça sobre um travesseiro, com resultados satisfatórios. O uso do estimulador de nervos tem substituído a localização do ponto de injeção por perda de resistência à injeção de ar, proposta por Pippa [Pippa, 1990]. A possibilidade de colocação de cateter, que permanece longe do campo operatório, nas cirurgias de ombro, parece ser uma vantagem. Nestes casos, quando colocados pela via lateral, seu bom posicionamento somente é obtido através de tunelização. Sandelfo *et al.* [Sandelfo, 2005] analisaram a eficácia da técnica, em trabalho envolvendo 187 pacientes submetidos a cirurgias do ombro, sendo utilizadas as referências anatômicas e marcações propostas por Pippa *et al.* [Pippa, 1990]. A localização do plexo braquial, através do estimulador de nervos, ocorreu na 1ª tentativa em 85% dos pacientes. O índice de sucesso medido pela não-necessidade de opióides no peroperatório, sob anestesia geral, ou pela ausência de queixas álgicas, quando o bloqueio foi técnica única, foi de 98%. A analgesia pós-operatória foi considerada adequada, sem necessidade de opióides nas primeiras 12

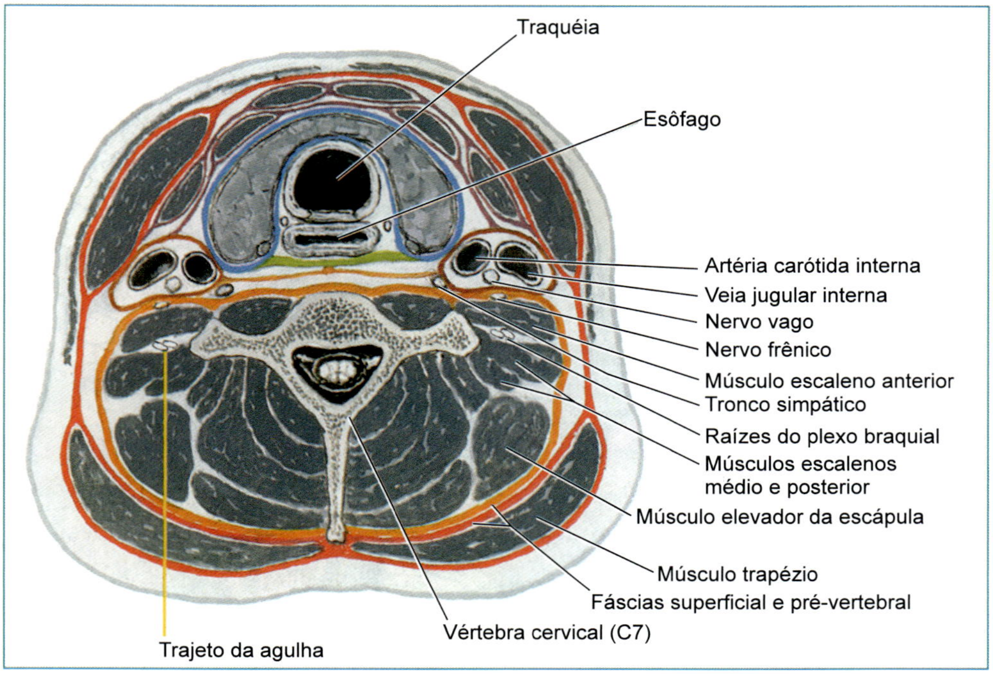

Fig. 7-9. Corte transversal do pescoço – Nível de C7. (Extraída de Netter FH. *Atlas de anatomia humana*. 8ª ed. Porto Alegre: Artes Médicas, 1996.)

horas em 97%. Os testes de sensibilidade cutânea após 30 minutos de injeção revelaram anestesia em 100% das vezes nas áreas dos nervos axilar e radial, 97% na do musculocutâneo, 96% na do mediano e 68% na do ulnar. Os efeitos colaterais registrados foram disfonia em 14 pacientes (7%), síndrome de Horner em 12 pacientes (6%), cervicalgia em 6 pacientes (3%). Um paciente desenvolveu dispnéia, sendo detectado paresia hemidiafragmática.

Em outro trabalho do mesmo autor [Sandelfo, 2005], 120 pacientes foram submetidos a procedimentos do ombro, sob a mesma técnica anterior, tendo sido colocados cateteres para analgesia pós-operatória, por 48 horas. Esta foi considerada satisfatória por 97% dos pacientes. Os efeitos colaterais ocorreram em proporções semelhantes ao grupo anteriormente citado.

EFEITOS COLATERAIS E COMPLICAÇÕES

Semelhantes aos da técnica interescalênica, inclusive com relação ao bloqueio do nervo frênico, provocando redução de 40% na capacidade vital forçada [Dagli, 1998].

TÉCNICA

Paciente colocado em posição sentada, com a cabeça inclinada para frente. Marca-se uma linha, unindo-se o ponto médio dos processos espinhosos da 6ª e 7ª vértebras cervicais. Este último, mais proeminente, permanece fixo ao inclinar-se anteriormente o pescoço, ao contrário do primeiro [Sandelfo, 2005]. A partir do ponto médio desta linha, traça-se uma perpendicular de 3 a 3,5 cm em direção ao lado do procedimento. Na extremidade desta está o ponto de punção. Uma agulha isolada de 90-100 mm de comprimento é introduzida perpendicularmente a pele, mantendo o plano sagital, ou seja, o paralelismo a linha média (Fig. 7-10). O direcionamento medial leva à aproximação indesejada do neuroeixo. Após a sua introdução através dos músculos trapézio, elevador da escápula, escalenos posterior e médio, as raízes do plexo braquial são encontradas a uma profundidade de 5,5 a 7,5 cm a

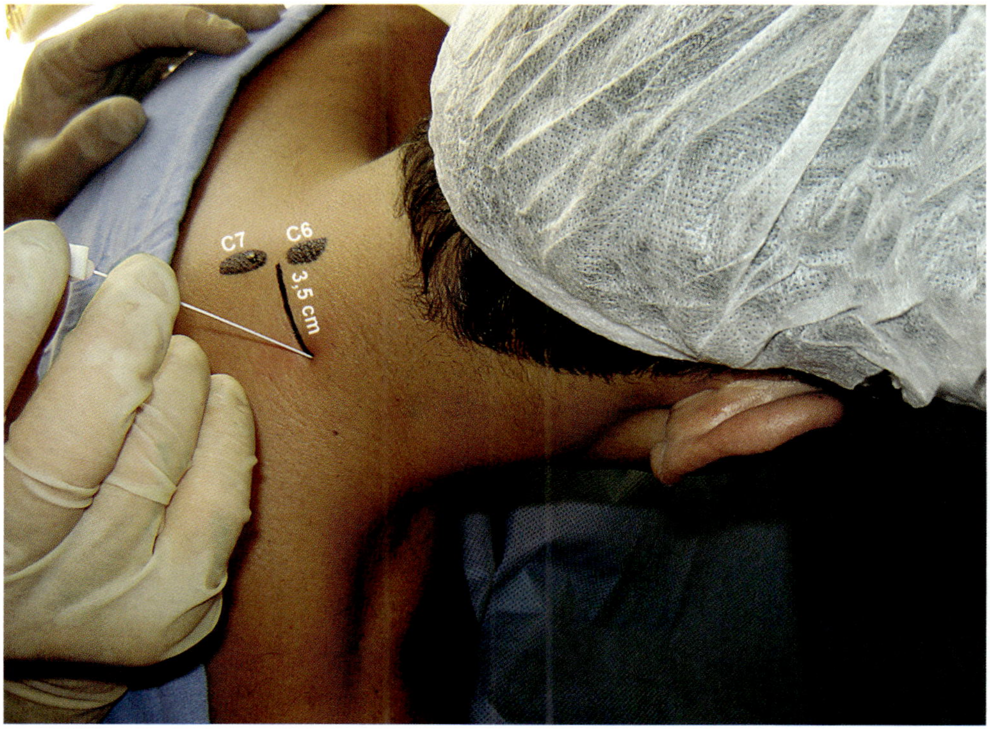

Fig. 7-10. Plexo braquial – Acesso posterior em posição sentada.

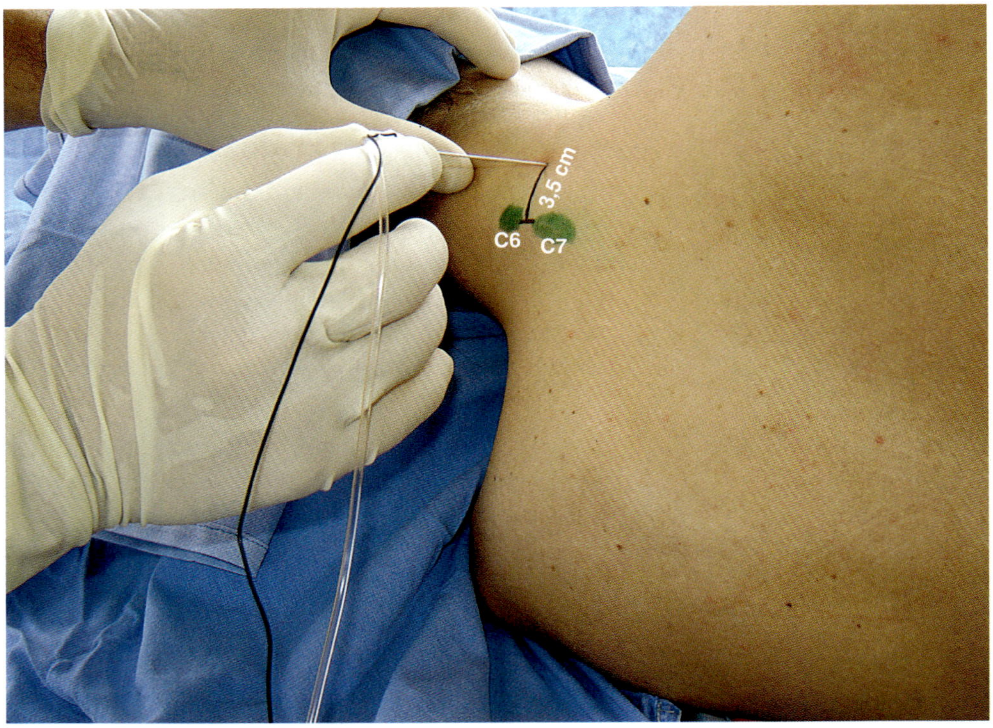

Fig. 7-11. Plexo braquial – Acesso posterior em decúbito lateral.

partir da superfície cutânea. As respostas motoras dos músculos deltóide, tríceps e bíceps podem manifestar-se isoladas ou em conjunto. A manifestação em conjunto dos 2 primeiros, está relacionada ao alto índice de sucesso [Sandelfo, 2005]. A posição alternativa de decúbito lateral pode ser utilizada (Fig. 7-11).

DOSE

Cerca de 30 a 40 ml de solução anestésica, em concentração que dependerá dos objetivos propostos, devendo a massa total ser compatível com as condições físicas e clínicas do paciente.

CAPÍTULO 8

ABORDAGEM INFRACLAVICULAR

Este acesso, proposto por Labat em 1922 [Labat, 1922], foi modificado e reintroduzido por Raj [Raj, 1973]. O plexo braquial é aí bloqueado na região distal das divisões e proximal dos nervos terminais. Novas modificações têm sido propostas, visando melhores referências anatômicas, minimização de ocorrência de pneumotórax e facilitação da instalação de cateter [Sims, 1977; Kapral, 1999; Whiffler, 1981; Wilson, 1999; Borgeat, 2001]. Na opinião do autor, técnicas que propõem o direcionamento medial da agulha devem ser evitadas pelo potencial de perfuração pleuropulmonar, apesar de nenhum caso ter sido observado em série de 360 pacientes submetidos a esta via de acesso [Salazar, 1999].

A busca de respostas motoras da mão [Kapral, 1999; Koscielniak-Nielsen, 2000], e preferencialmente mais de uma, está relacionada ao maior índice de sucesso [Gaertner, 2002]. Apesar da abordagem a este nível ser considerada clinicamente efetiva [Des Roches, 2003], trabalho realizado em 130 pacientes, nos quais foi administrada a injeção da solução anestésica (40 ml) em único ponto, não obteve bom índice de sucesso [Rodriguez, 2004]. Este autor utilizou em um grupo a resposta à estimulação do nervo musculocutâneo e em outro do nervo ulnar. Apesar do melhor resultado, quando foi utilizada a referência do nervo ulnar, o índice de bloqueio sensitivo e motor de todo o braço foi baixo [Rodriguez, 2004].

INDICAÇÕES

Procedimentos no cotovelo, antebraço e mão.

COMPLICAÇÕES

- Pneumotórax, punção vascular. A ocorrência de bloqueio do nervo frênico, levando às alterações da função pulmonar, é mínima [Rodriguez, 1998].
- Intoxicação aguda pelo anestésico local pode ocorrer por sobredose ou injeção intravascular inadvertida.
- Lesão nervosa de natureza mecânica, química ou isquêmica [Chambers, 1992; Selander, 1999; Gentili, 1980].
- Em qualquer das técnicas ou abordagens utilizadas devem ser rigorosamente observados cuidados de rotina em relação a segurança, bem estar e informação do paciente (Cap. 1).

TÉCNICA DE WILSON

As modificações propostas por Wilson [Wilson, 1999] têm incentivado o uso do acesso infraclavicular, em virtude da facilidade de localização das referências anatômicas. Estudos têm revelado índice de sucesso no bloqueio do nervo axilar de 75 a 89%, e do músculo cutâneo de 80 e 100% [Kapral, 1999; Koscielniak-Nielsen, 2000], o que a torna vantajosa com relação a técnica axilar sob este aspecto.

TÉCNICA

Paciente posicionado em decúbito dorsal, com o braço homolateral na posição mais conveniente, a cabeça podendo permanecer em posição neutra. Identifica-se o processo coracóide (Fig. 8-1). O ponto de punção é 2 cm medial e 2 cm caudal à porção mais lateral do processo coracóide. Uma agulha isolada de 90 mm é introduzida e dirigida no sentido ântero-posterior, perpendicular ao plano horizontal, obedecendo ao plano sagital. A localização do plexo deverá ocorrer na profundidade de 3 a 7 cm, dependendo das características anatômicas. Buscam-se respostas motoras da mão aos estímulos elétricos. Contrações do músculo peitoral, que ocorrem superficialmente, não devem ser consideradas. Respostas motoras correspondentes à estimulação dos nervos musculocutâneo (bíceps), supra-escapular ou axilar (deltóide), são relacionadas ao baixo índice de sucesso [Kapral, 1999]. Caso não se obtenha respostas, ou se as mesmas não forem adequadas, após a 1ª tentativa, a agulha deverá ser progressivamente redirecionada caudalmente. O direcionamento medial não deve ser efetuado sob risco de o pneumotórax [Wilson, 1998] e o lateral estar relacionado com o bloqueio parcial [Kapral, 1999; Koscielniak-Nielsen, 2000].

DOSE

Cerca de 35 a 45 ml de solução anestésica, em concentração que dependerá dos objetivos propostos, devendo a massa total ser compatível com as condições físicas e clínicas do paciente.

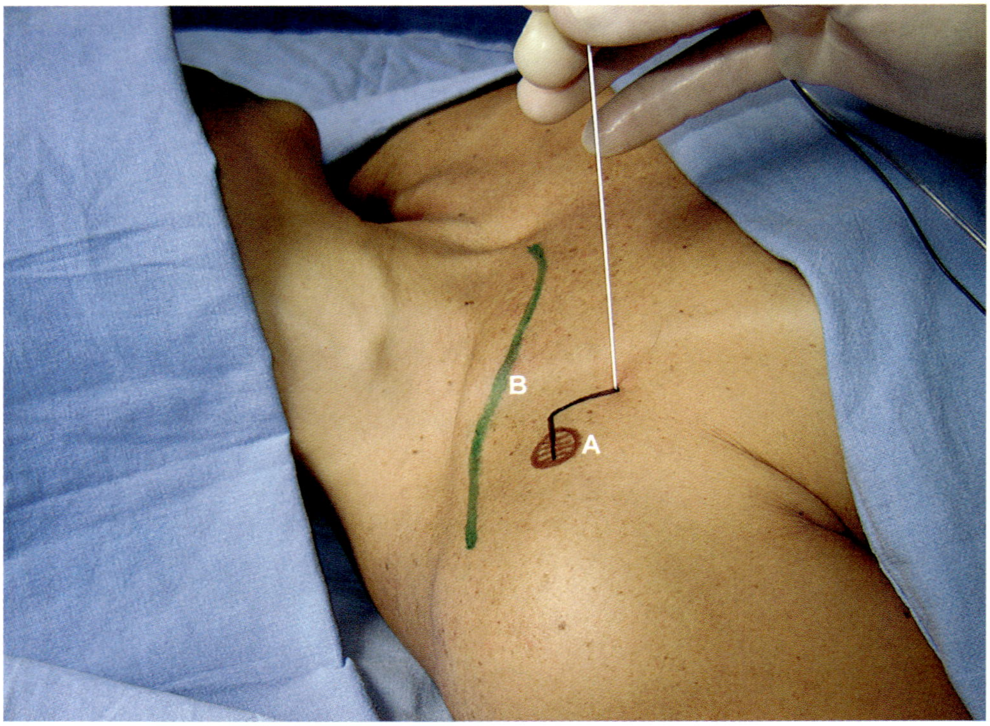

Fig. 8-1. Plexo braquial – Abordagem infraclavicular (Wilson): *A)* apófise coracóide; *B)* borda inferior da clavícula.

TÉCNICA DE BORGEAT

A proposta do autor [Borgeat, 2001] consiste em pequenas modificações na técnica original de Raj [Raj, 1973], sugerindo referências anatômicas, que tornam mais fáceis a localização do ponto de punção. Assim como a técnica de Raj, o direcionamento lateral da agulha torna mínimo o risco de pneumotórax. A instalação de cateter é facilitada em decorrência da aproximação tangencial ao plexo [Borgeat, 2001]. Em 150 pacientes estudados pelo autor, submetidos às cirurgias do antebraço e mão, obteve-se índice de sucesso de 97% quanto ao bloqueio completo, motor e sensitivo, quando se obteve como resposta motora aos estímulos a movimentação da mão ou dos dedos. Este índice caiu para 44% quando as respostas motoras foram proximais. Concluiu-se ser a flexão dos dedos, como resposta ao estímulo do nervo mediano, o indicativo de melhor posicionamento da agulha e, conseqüentemente, de melhores resultados [Borgeat, 2001]. A localização do plexo ocorreu em 72% dos pacientes, nas duas primeiras tentativas.

TÉCNICA

Paciente posicionado em decúbito dorsal, cabeça voltada levemente para o lado contralateral e o braço ao longo do corpo. Marca-se sobre a clavícula, uma linha que vai do processo ventral do acrômio até a incisura jugular (fúrcula esternal). No ponto médio desta linha, 1 cm abaixo da borda inferior da clavícula, marca-se o ponto de punção. Previamente à introdução da agulha é feita a abdução de 90° do braço e elevação de 30° do mesmo. Uma agulha isolada de 90 mm é então introduzida em direção lateral, em ângulo de 45° a 60° com a pele, em direção ao pulso da artéria axilar, que deverá estar sendo palpado com o dedo indicador, em sua origem no oco axilar (Fig. 8-2). O plexo deve ser localizado a uma profundidade média de 4,5 cm (3-7 cm), dependendo das características anatômicas. Buscam-se respostas motoras aos estímulos, de movimentação da mão ou dedos, preferencialmente flexão dos dedos.

DOSE

Cerca de 35 a 45 ml de solução anestésica, em concentração que dependerá dos objetivos propostos, devendo a massa total ser compatível com as condições físicas e clínicas do paciente.

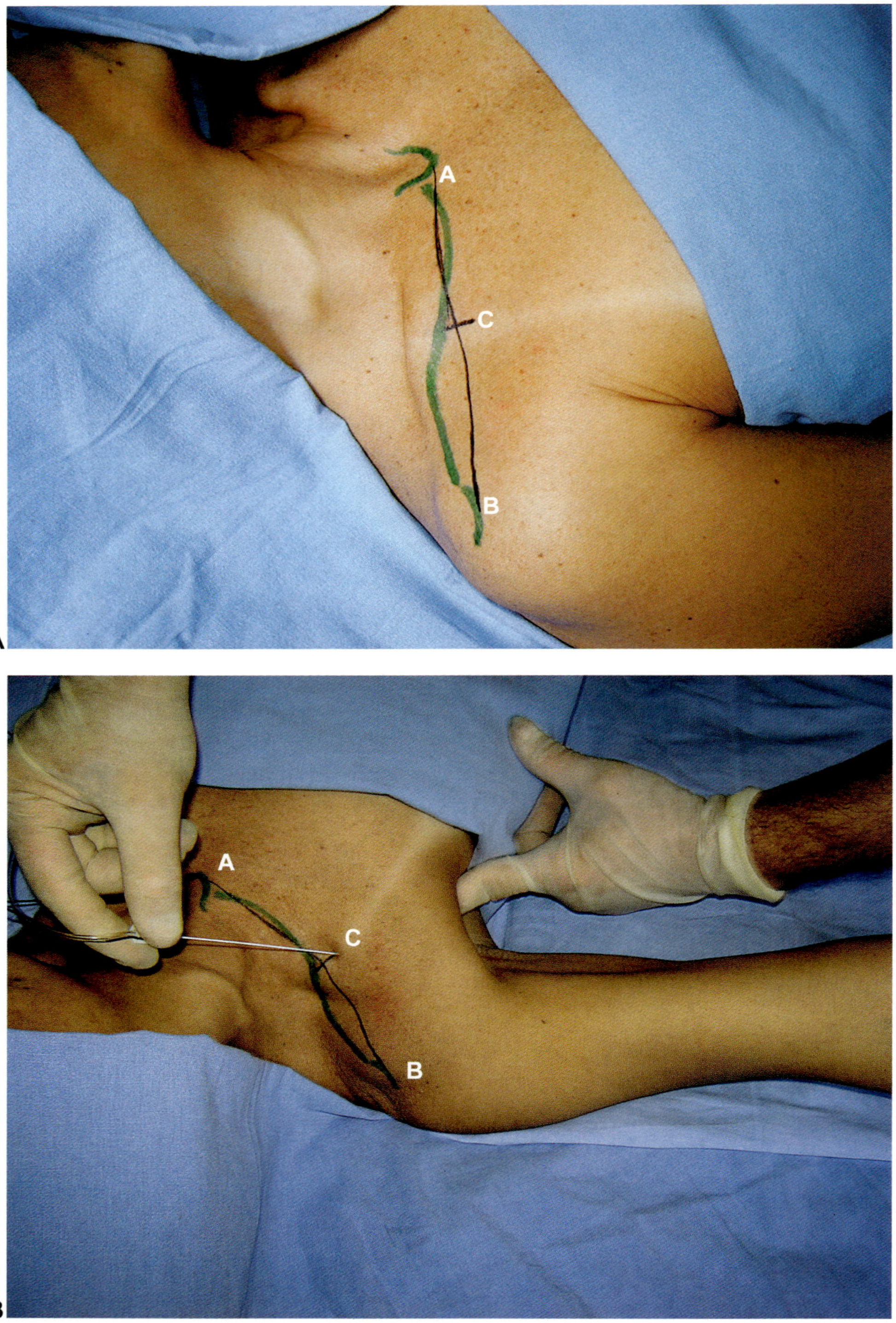

A

B

Fig. 8-2. (**A**) Plexo braquial – Abordagem infraclavicular (marcação): *A)* fúrcula esternal; *B)* porção ventral do acrômio; *C)* ponto médio da linha AB. (**B**) Plexo braquial – Abordagem infraclavicular (direcionamento da agulha): *A)* fúrcula esternal; *B)* porção ventral do acrômio; *C)* ponto de inserção da agulha.

CAPÍTULO 9

ABORDAGENS DISTAIS DO PLEXO BRAQUIAL

ABORDAGEM AXILAR

Proposta por Halsted, em 1911, como o primeiro acesso percutâneo ao plexo braquial, a via axilar parece ser ainda hoje a mais utilizada, estudada e com maior número de modificações introduzidas [Pollock, 1999]. O fato de ser esta abordagem distante do neuroeixo e das estruturas pulmonares a faz mais segura que as demais, quanto ao risco de lesões graves, e contribuem para sua popularidade. Neste segmento, o plexo é abordado ao nível dos nervos já individualizados. Estes se encontram em processo de dispersão em direção distal, para suas áreas de suprimento, tendo a artéria axilar interposta a eles. Provavelmente, em função desta configuração anatômica, observa-se que os bloqueios axilares realizados através de injeção em um único ponto, tenha sua localização sido orientada por parestesia, estimulação elétrica ou perfuração de bainha fascial, apresentam maior índice de falhas parciais e maior latência. Septações membranosas também foram descritas como fator dificultante da dispersão anestésica. O nervo musculocutâneo merece consideração especial nesta abordagem, em virtude de afastar-se mais proximalmente do plexo braquial, encontrando-se na região axilar, no interior da massa do músculo coracobraquial (Fig. 9-1). Nas técnicas mais recentemente propostas são

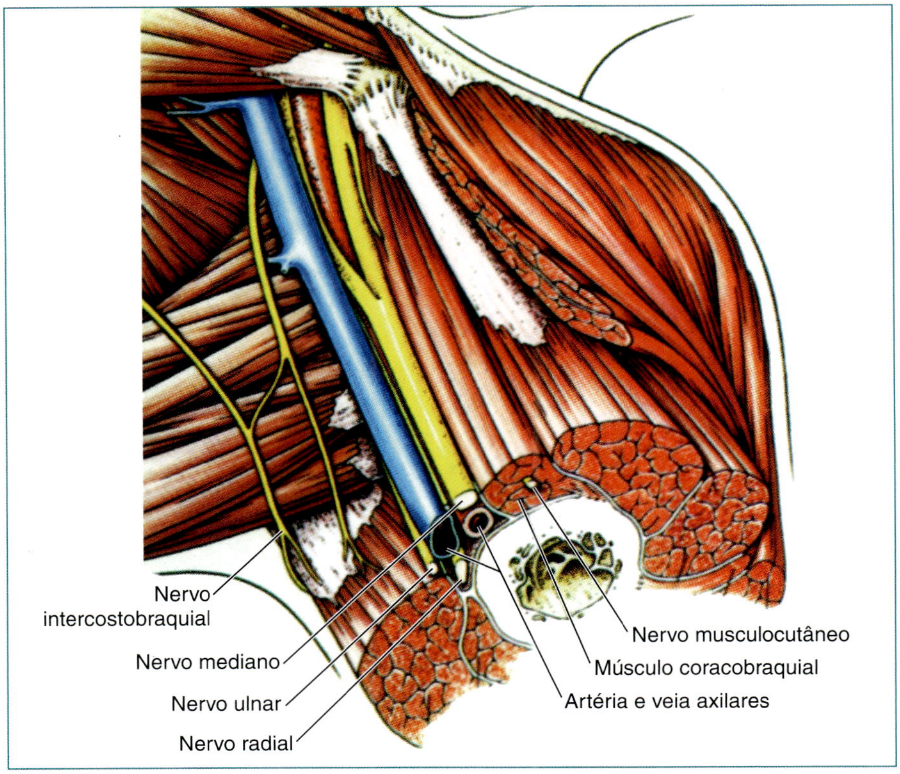

Fig. 9-1. Plexo braquial – Região axilar – Relações anatômicas. (Extraída de Winnie AP. *Anestesia de plexos.* Barcelona: Salvat, 1987.)

preconizadas injeções em múltiplos pontos, objetivando melhor índice de sucesso quanto à inclusão dos diversos nervos. Tal afirmativa é válida para as variadas técnicas que se utilizam de diferentes formas de localização do plexo como: busca de parestesias [Yamamoto, 1995], por estimulação elétrica dos nervos [Bouaziz, 1997], perivascular sem parestesias [Thompson, 1997] ou transarterial [Cockings, 1987].

O conhecimento da disposição anatômica dos nervos e sua relação com a artéria axilar a este nível são fundamentais para o domínio desta abordagem. A partir da divisão em quadrantes do feixe vasculonervoso na região axilar, a partir de corte transversal, podemos observar que cada um dos quatro nervos ocupará um dos quadrantes, facilitando a visão espacial e a execução da técnica [Brown, 1999; Gerancher, 2000] (Fig. 9-2). Os nervos mediano e musculocutâneo encontram-se nos quadrantes superiores, ou seja, acima da artéria; este último situado mais profundamente. Os nervos ulnar e radial, no quadrante inferior, sendo o último mais profundamente (Fig. 9-2). Para facilitar a memorização, temos que os iniciados com a letra "m" (mediano e musculocutâneo), encontram-se acima da artéria, enquanto os mais superficiais formam a palavra MEU (mediano e ulnar). Portanto, ao identificar-se um dos nervos, consegue-se estabelecer a localização provável dos outros. Variações individuais podem ocorrer com alguma freqüência.

A instalação de cateter requer uma abordagem mais tangente ao plexo em direção cefálica. Apesar da dificuldade de mantê-lo fixado, em virtude da mobilidade do braço, diversos autores revelam êxito quanto à qualidade da analgesia e à estabilidade do cateter. Em série de 405 pacientes estudados por Bergman [Bergman, 2003], o autor observou 90% de sucesso quanto a estes aspectos.

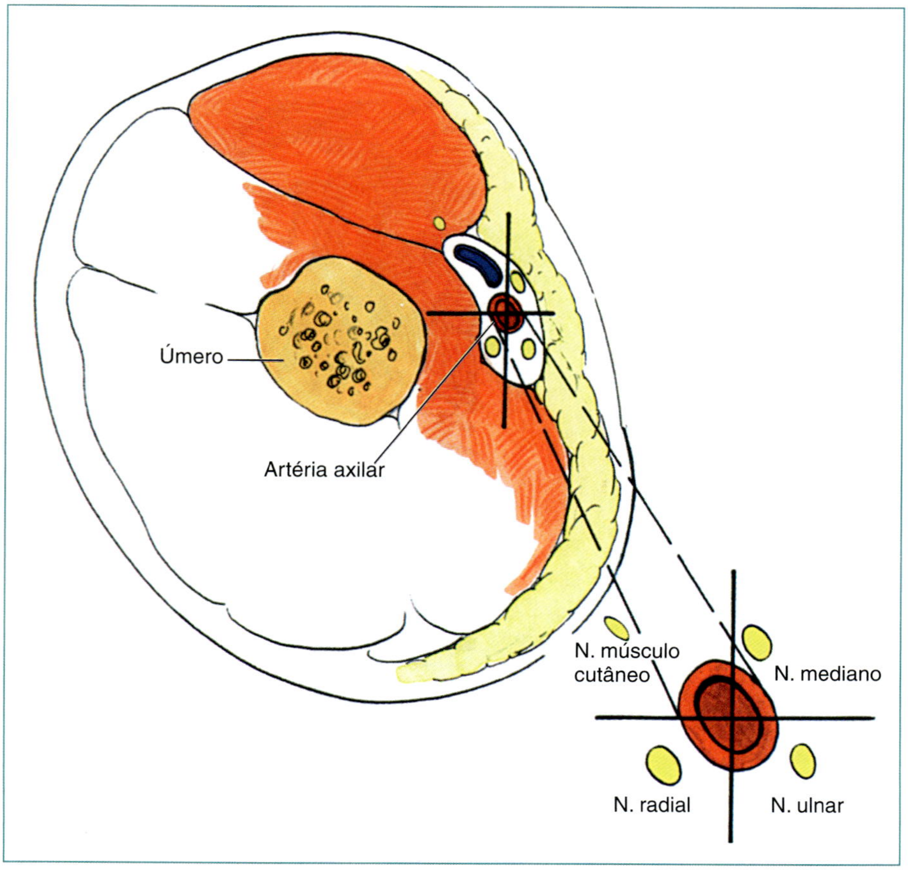

Fig. 9-2. Plexo braquial – Região axilar – Distribuição dos nervos. (Extraída de Brown DL. *Atlas of regional anesthesia.* 2ª ed. Philadelphia: WB Saunders Company, 1999.)

INDICAÇÕES

Procedimentos cirúrgicos, abertos ou fechados, manipulações e analgesia do antebraço e da mão.

COMPLICAÇÕES

- Hematoma ou pseudo-aneurisma levando à compressão nervosa [Zipkin, 1991].
- Intoxicação aguda pelo anestésico local pode ocorrer por sobredose ou injeção intravascular inadvertida.
- Lesão nervosa de natureza mecânica, química ou isquêmica [Chambers, 1992; Selander, 1999; Gentili, 1980].

Abordaremos 3 variáveis técnicas, que têm em comum o local do ponto de punção, na região proximal da axila. Portanto, o posicionamento do braço é o mesmo para todos, sendo o seguinte: paciente em decúbito dorsal, o braço homolateral aduzido em ângulo de 90°, com o tórax, o cotovelo fletido 90°, o antebraço apoiado em um travesseiro com a mão supinada.

Em qualquer das técnicas ou abordagens utilizadas devem ser rigorosamente observados cuidados de rotina em relação a segurança, bem estar e informação do paciente (Cap. 1).

TÉCNICA 1 – LOCALIZAÇÃO ATRAVÉS DE ESTIMULADOR DE NERVOS

Após identificação da artéria axilar, em seu segmento mais proximal, o operador deve mantê-la sob palpação com a mão não-dominante, ao mesmo tempo em que exerce compressão dos tecidos moles sobre a mesma. Uma agulha isolada de 25 a 30 mm é introduzida acima e posteriormente abaixo do pulso arterial, procurando-se respostas motoras de acordo com a disposição dos nervos nos quadrantes anteriormente referidos, que têm a artéria como centro (Fig. 9-3). A cada diferente resposta, equivalente aos diferentes nervos, injeta-se uma fração de cerca de 20% do volume total de anestésico local proposto.

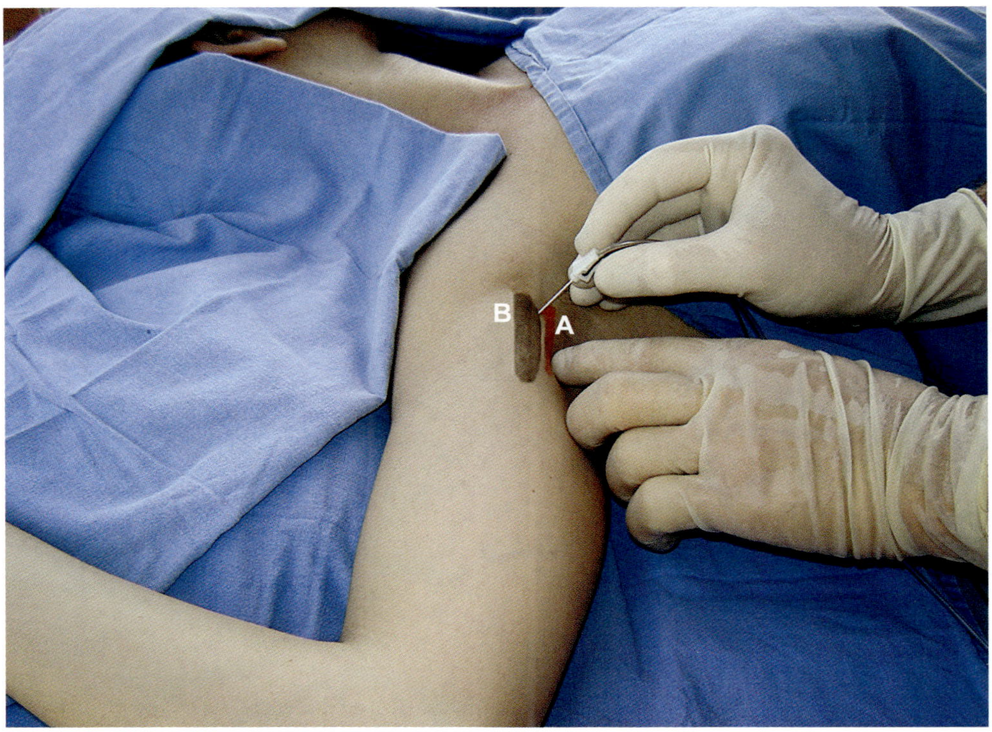

Fig. 9-3. Bloqueio do plexo braquial – Via axilar, com EN: *A)* artéria axilar; *B)* músculo coracobraquial.

DOSE

Cerca de 35 a 45 ml de solução anestésica, em concentração que dependerá dos objetivos propostos, devendo a massa total ser compatível com as condições físicas e clínicas do paciente.

TÉCNICA 2 – LOCALIZAÇÃO ATRAVÉS DE PARESTESIAS

Segue-se a orientação da técnica anterior. Procura-se obter minimamente parestesias de um nervo localizado acima da artéria (mediano/musculocutâneo) e um localizado abaixo (ulnar/radial), distribuindo-se o volume anestésico com a área provável de localização dos demais, de acordo com os quadrantes que ocupam.

TÉCNICA 3 – BLOQUEIO POR COMPARTIMENTO

Esta abordagem revista por Thompson [Thompson, 1997] não se utiliza da obtenção de respostas motoras a estímulos ou parestesias. Consiste na infiltração dos tecidos moles periarteriais, onde passam os nervos. Com uma seringa contendo solução anestésica, acoplada a uma agulha de 25 a 30 mm de comprimento, são feitas 3 introduções desta, em leque, transversais à artéria a partir de sua borda superior, e outras 3, a partir de sua borda inferior. A cada uma das seqüências de 3 introduções deve-se atingir um plano pouco mais profundo, sendo a solução anestésica injetada, à medida que se avança a agulha (Fig. 9-4). Obtendo-se eventualmente parestesia, injeta-se 5 ml da solução.

DOSE

Cerca de 35 a 45 ml de solução anestésica, distribuídos acima e abaixo da artéria em concentração que dependerá dos objetivos propostos. A massa total deve ser compatível com as condições físicas e clínicas do paciente.

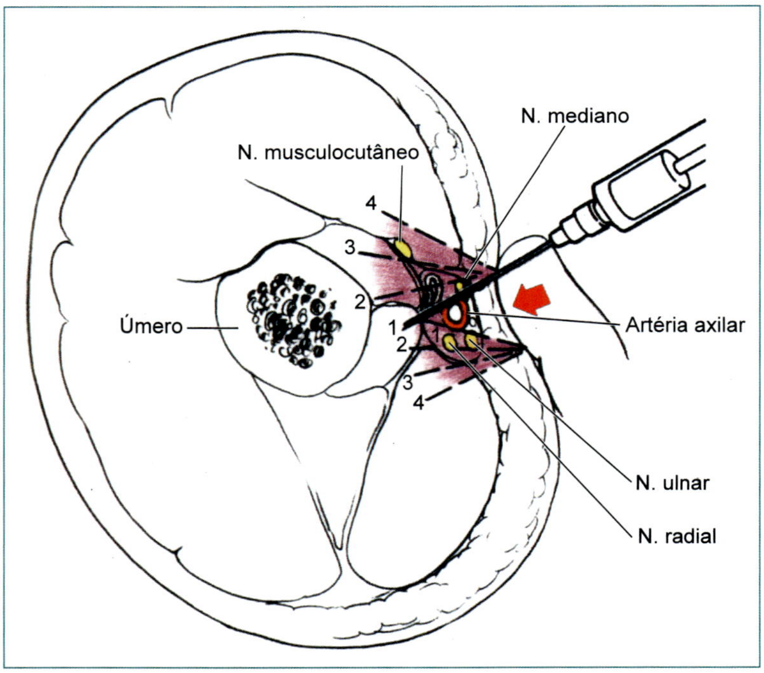

Fig. 9-4. Plexo braquial – Via axilar – Infiltração por compartimentos. (Extraído de Brown DL. *Atlas of regional anesthesia.* 2ª ed. Philadelphia: WB Saunders Company, 1999.)

ABORDAGEM MÉDIO-UMERAL

Proposta por Bouaziz [Dypré, 1994]; é uma alternativa ao bloqueio axilar, podendo ainda servir de via de resgate para falhas parciais, porventura ocorridas, após abordagens mais proximais do plexo. É realizada na junção do terço médio com o terço proximal do úmero. Nesta região, os nervos já individualizados afastam-se da artéria braquial, em sua maioria (Figs. 9-5 e 9-6). Estudos em 1.417 pacientes revelaram ser a técnica segura e eficaz [Carles, 2001].

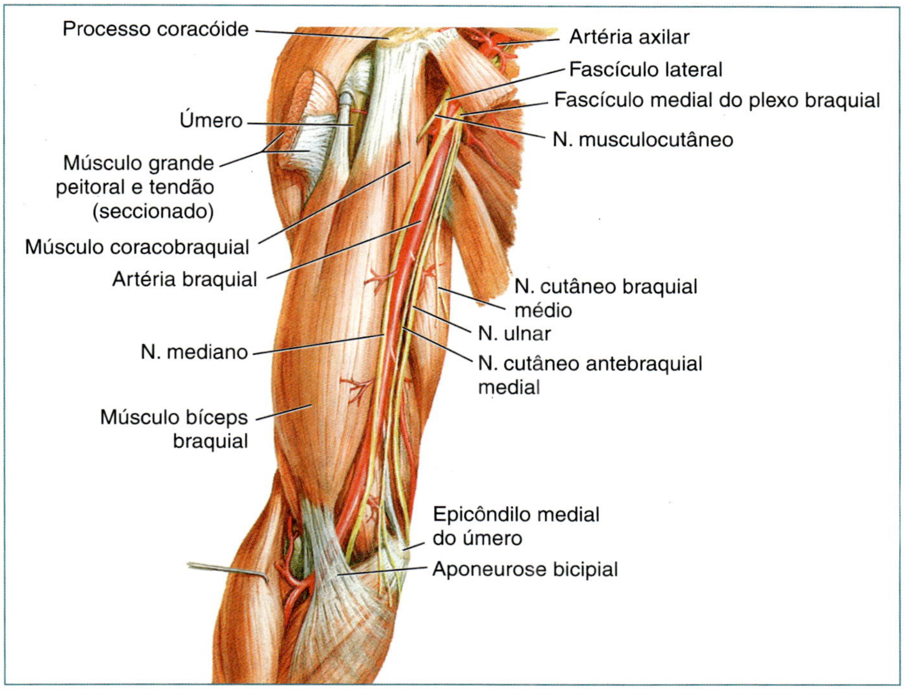

Fig. 9-5. Plexo braquial – Relações anatômicas do braço. (Extraída de Netter FH. *Atlas de anatomia humana*. 8ª ed. Porto Alegre: Artes Médicas, 1996.)

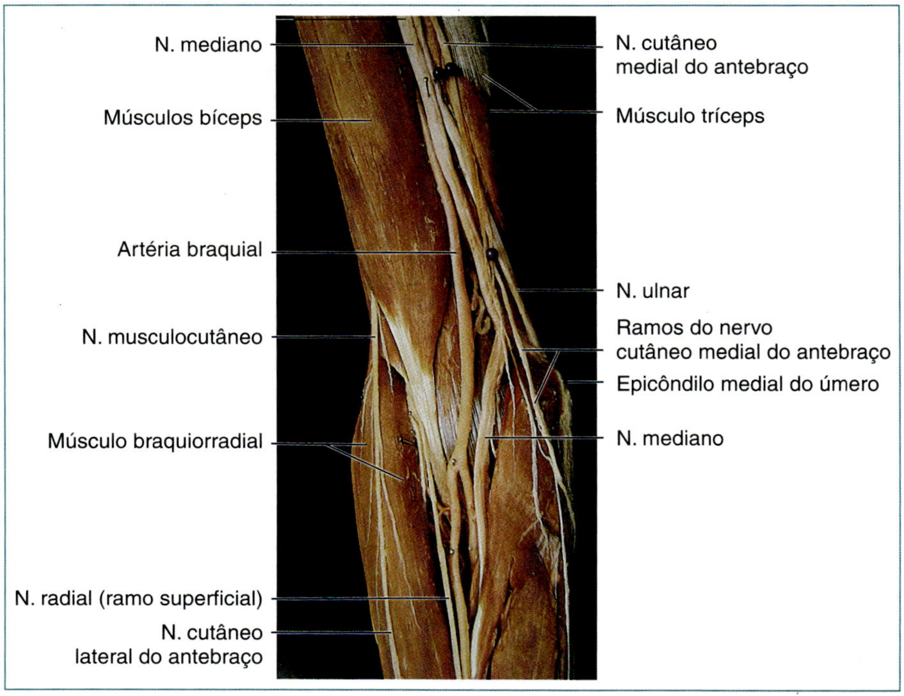

Fig. 9-6. Plexo braquial – Dissecção. (Extraída de Rohen JW, Yokochi C. *Anatomia humana*. 2ª ed. São Paulo: Manole, 1989.)

TÉCNICA

Após palpação do pulso arterial, com uma agulha isolada de 25 a 30 mm, busca-se estímulos de localização do nervo mediano superficialmente a esta; do nervo ulnar medialmente, do nervo musculocutâneo lateralmente, sob o bíceps, e finalmente do nervo radial, abaixo do úmero (Fig. 9-7). Esta ordem citada de bloqueios deve ser seguida, em virtude do tempo de latência anestésica destes nervos estar colocada de forma decrescente [Gaertner, 1999; Barker, 2000].

DOSE

Cerca de 35 a 40 ml de solução anestésica, em concentração que dependerá dos objetivos propostos, devendo a massa total ser compatível com as condições físicas e clínicas do paciente.

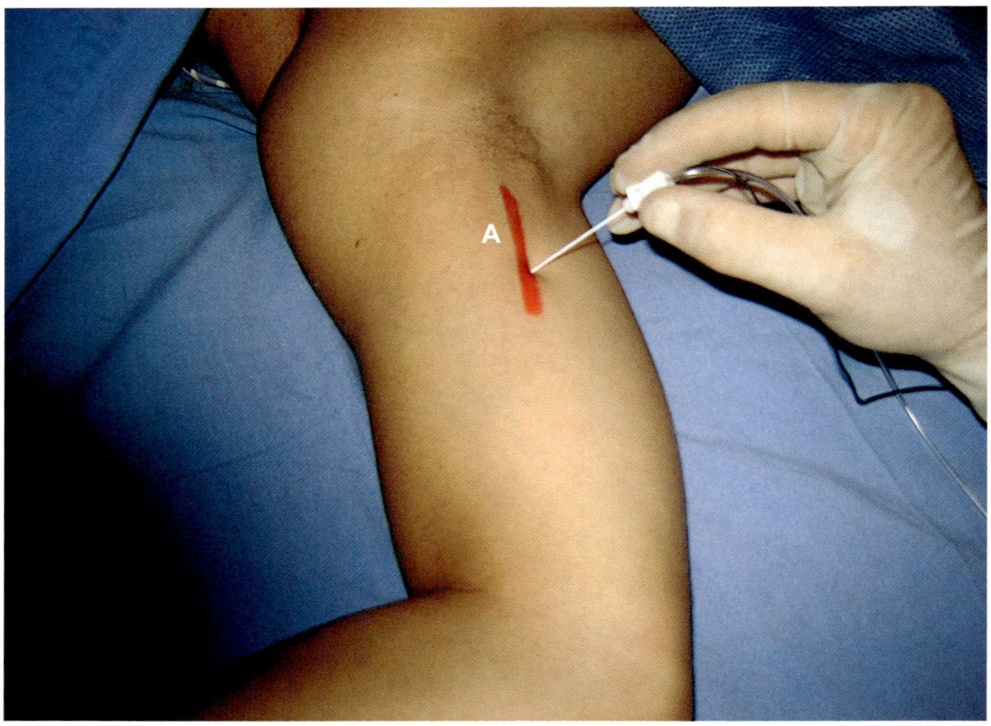

Fig. 9-7. Plexo braquial – Via médio-umeral: *A)* artéria umeral.

CAPÍTULO 10

BLOQUEIO DOS NERVOS ISOLADOS DO MEMBRO SUPERIOR

O bloqueio dos nervos, após deixarem o plexo braquial, pode ser útil em diversas situações clínicas. Quando realizado em torno do cotovelo ou do punho, produz anestesia do segmento distal, predominantemente da mão. Além da relativa simplicidade técnica, a necessidade de volumes restritos de anestésico local para sua execução contribui para sua baixa morbidade.

INDICAÇÕES

- Pequenos procedimentos na mão, ou em áreas restritas de abrangência de cada nervo.
- Analgesia pós-operatória em segmentos do antebraço e mão.
- Anestesia suplementar em falhas dos bloqueios do plexo braquial.

Cuidados de rotina referentes a segurança, bem-estar e informação do paciente devem ser observados para realização destas técnicas (Cap. 1).

O quadro abaixo mostra os nervos e seus locais de bloqueio:

Nervo	*Cotovelo*	*Punho*
Radial	X	X
Mediano	X	X
Ulnar	X	X
Musculocutâneo	X	–
Cutâneo antebraquial medial	X	–
Cutâneo antebraquial posterior	X	–

NERVO RADIAL

ANATOMIA

É um nervo misto formado por raízes de C5, C6, C7, C8 e, eventualmente, de T1 (Fig. 10-1). É o maior nervo do plexo braquial. Em seu trajeto, ao cruzar a borda lateral do úmero em seu terço médio, emite o ramo cutâneo antebraquial posterior, e chegando ao cotovelo passa anteriormente ao epicôndilo lateral e profundamente à borda medial do músculo braquiorradial. Nesta região, divide-se nos ramos superficial e profundo; este motor e o primeiro, sensitivo, que segue para a mão (Fig. 10-2). Seus ramos motores suprem, no braço, predominantemente, o músculo tríceps braquial e no antebraço o grupo muscular extensor-supinador. Seu suprimento sensitivo cutâneo abrange as seguintes áreas (Fig. 10-3).

- Face posterior e lateral do braço, através dos nervos cutâneo braquial lateral posterior e cutâneo braquial lateral inferior.
- Parte da face posterior do antebraço, através do nervo cutâneo antebraquial posterior.
- Face dorsolateral da mão, através dos seus ramos superficiais e digitais dorsais.

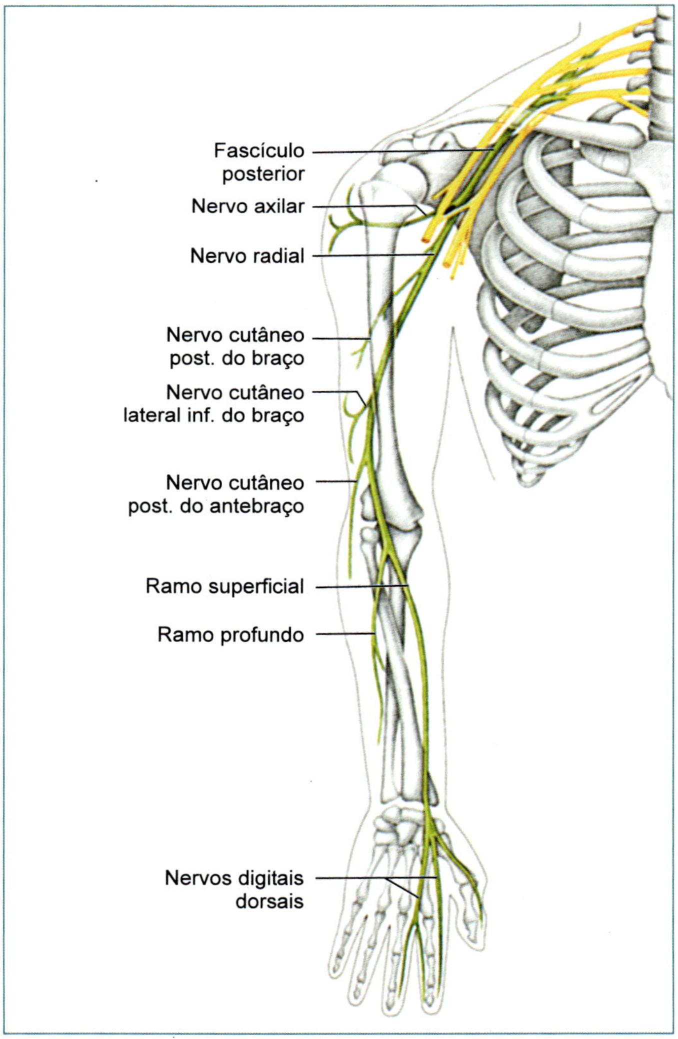

Fig. 10-1. Nervo radial – Formação e distribuição. (Extraída de Rohen JW, Yokochi C. *Anatomia humana.* 2ª ed. São Paulo: Manole, 1989.)

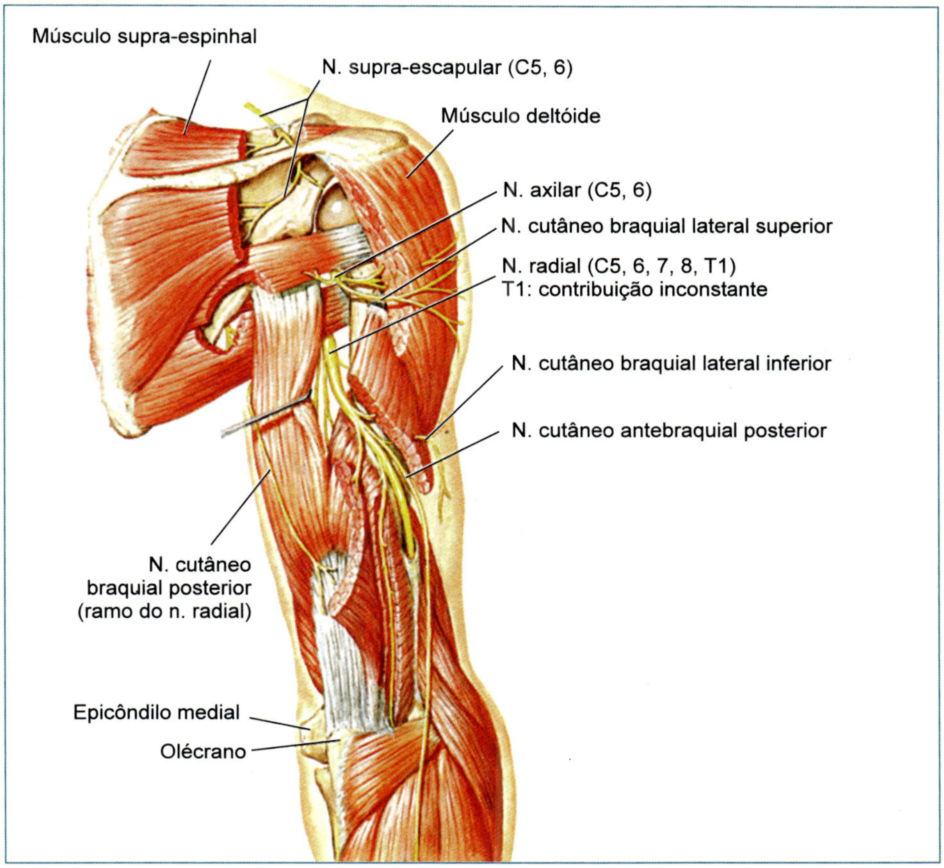

A

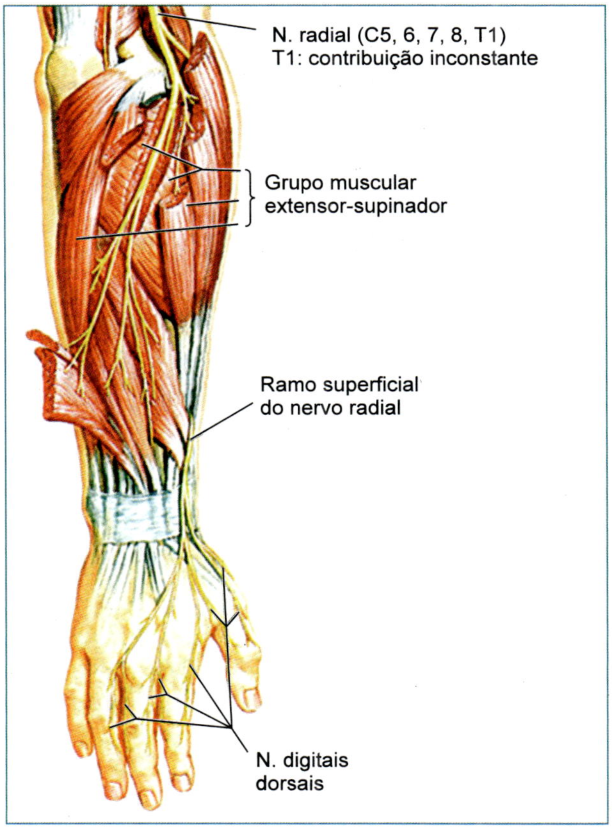

B

Fig. 10-2. (A) Nervo radial – Aspecto anatômico. (B) Nervo radial – Inervação motora. (Extraída de Netter FH. *Atlas de anatomia humana*. 8ª ed. Porto Alegre: Artes Médicas, 1996.)

Fig. 10-3. Nervo radial – Distribuição cutânea. (Extraída de Netter FH. *Atlas de anatomia humana*. 8ª ed. Porto Alegre: Artes Médicas, 1996.)

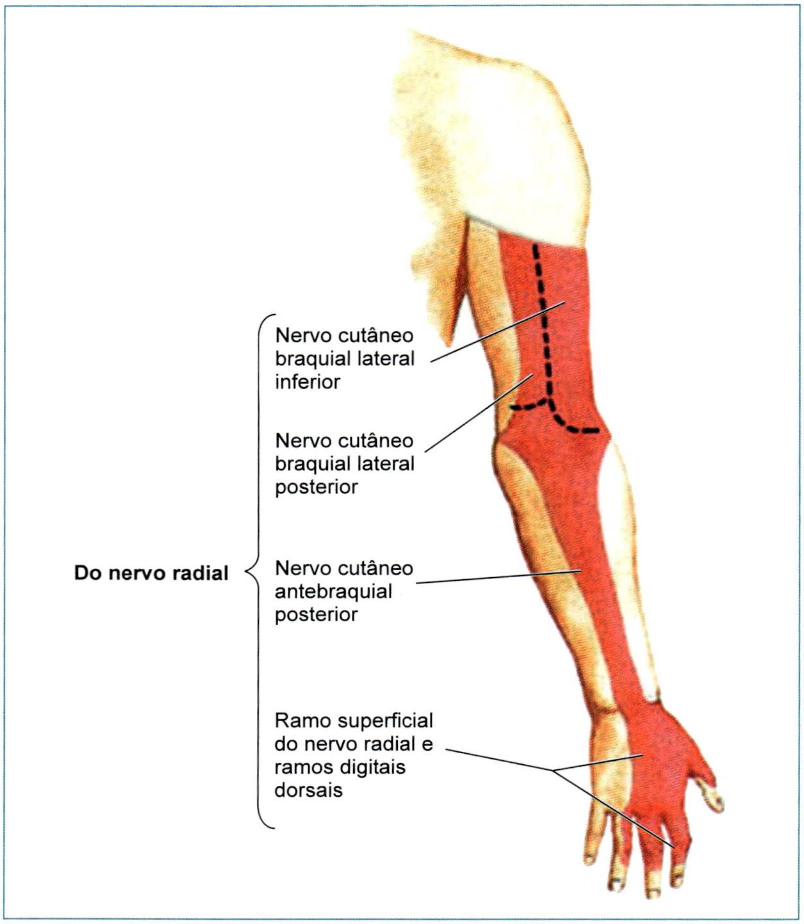

BLOQUEIO DO NERVO RADIAL

NO COTOVELO

A este nível produzirá anestesia sensitiva apenas em sua área de suprimento na mão, uma vez que os ramos sensitivos para o antebraço são emitidos mais proximalmente (Fig. 10-3). Será obtido, ainda, bloqueio motor da extensão-supinação. Para que se obtenha bloqueio de sua área sensitiva no antebraço, suprida por seu ramo cutâneo antebraquial posterior, é necessário bloqueá-lo em separado.

TÉCNICA

A cerca de 1 cm distalmente à prega de flexão do cotovelo, palpa-se a borda medial do músculo braquiorradial. Após os cuidados de assepsia e de infiltração anestésica local, uma agulha 22 G de 4 a 5 cm de comprimento, é introduzida em direção ao epicôndilo lateral (Figs. 5-16 e 10-4). Utilizando-se o estimulador de nervos, o que é recomendável, serão obtidos movimentos de extensão-supinação da mão em resposta aos estímulos. Inicia-se com 1,2 mA, 1-2Hz, 100 µs, devendo permanecer respostas até 0,2 mA.

DOSE

Cerca de 4 a 6 ml de solução anestésica.

No punho

Neste nível, será obtido apenas bloqueio sensitivo de sua área de influência na mão, através dos ramos superficiais.

TÉCNICA

Após os cuidados de assepsia, na altura da prega de flexão proximal do punho, faz-se uma infiltração subcutânea, em forma de hemipulseira, abrangendo a metade radial ventral e dorsal do punho (Figs. 10-5 e 10-6). Utiliza-se uma agulha 22 G, com 2,5 a 3 cm de comprimento.

DOSE

Cerca de 4 a 6 ml de solução anestésica.

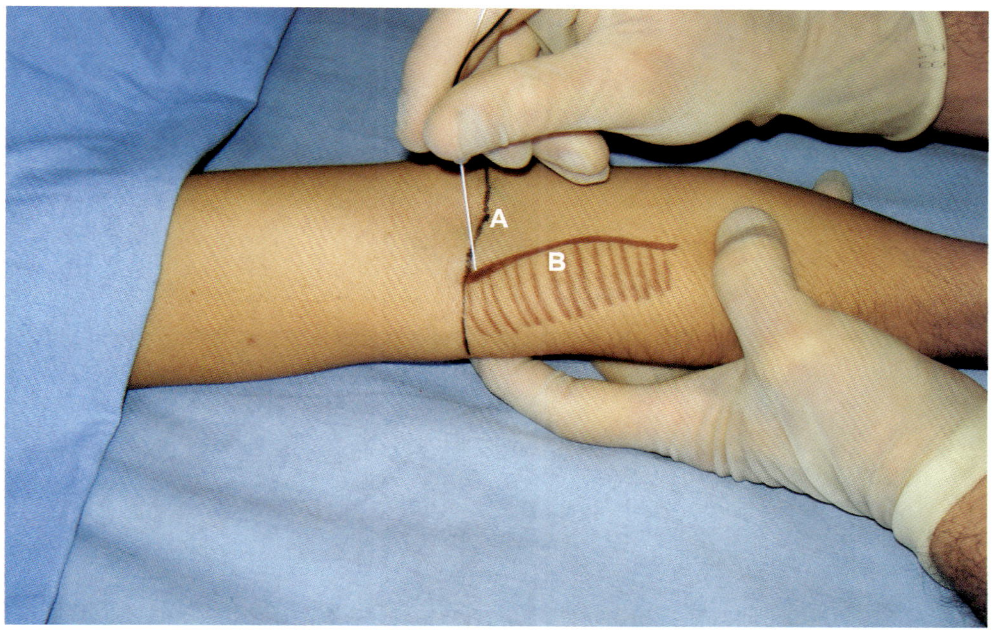

Fig. 10-4. Bloqueio do nervo radial no cotovelo: *A)* prega de flexão do cotovelo; *B)* músculo braquiorradial.

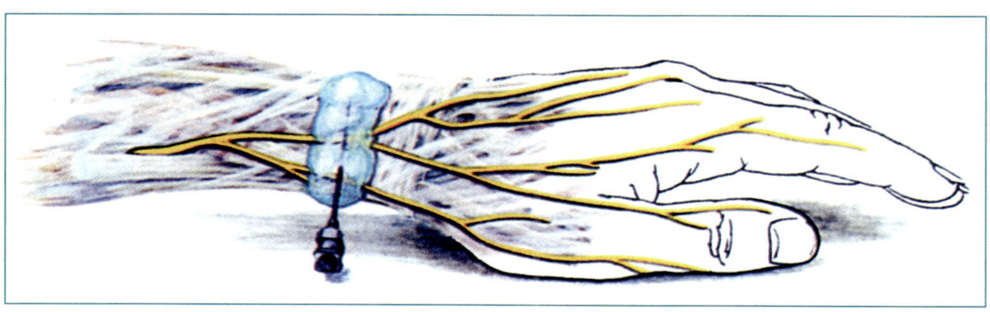

Fig. 10-5. Bloqueio do nervo radial no punho – Visão esquemática. (Extraída de Eriksson E. *Manual ilustrado de anestesia local.* Suécia: Astra, 1969.)

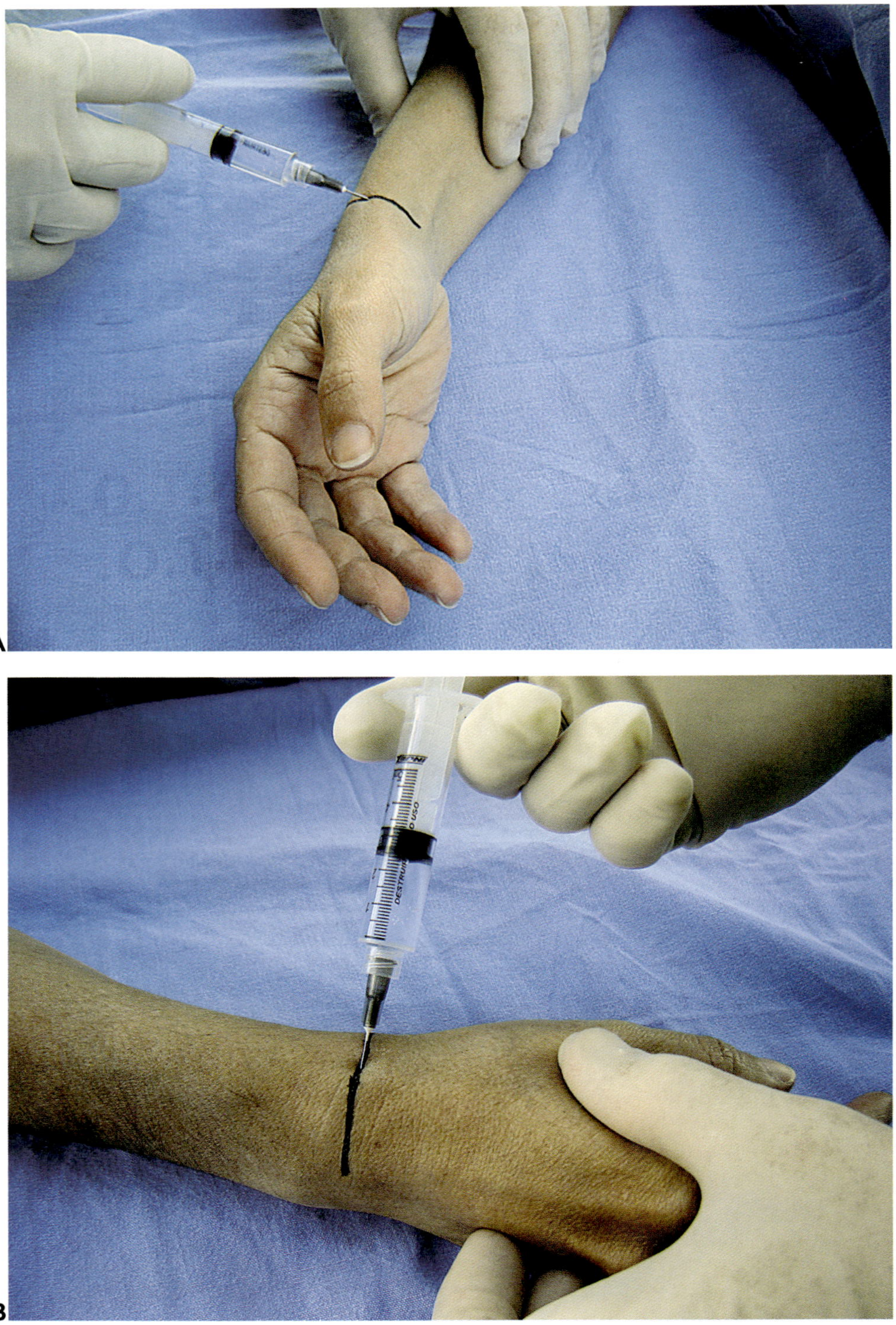

A

B

Fig. 10-6. (A e B) Bloqueio do nervo radial no punho – Linha de infiltração.

NERVO CUTÂNEO ANTEBRAQUIAL POSTERIOR

ANATOMIA

É um ramo sensitivo do nervo radial, que origina-se deste no terço médio do úmero. Responsável pela sensibilidade cutânea de parte da área posterior do antebraço, desde o cotovelo até o punho (Figs. 10-2B e 10-3).

BLOQUEIO DO NERVO CUTÂNEO ANTEBRAQUIAL POSTERIOR

TÉCNICA

É bloqueado através da infiltração de uma barreira subcutânea de solução anestésica, injetada póstero-lateralmente, ao nível da prega de flexão do cotovelo (Fig. 10-7). Utiliza-se agulha 22G com 3 cm de comprimento.

DOSE

Cerca de 4 a 6 ml de solução anestésica.

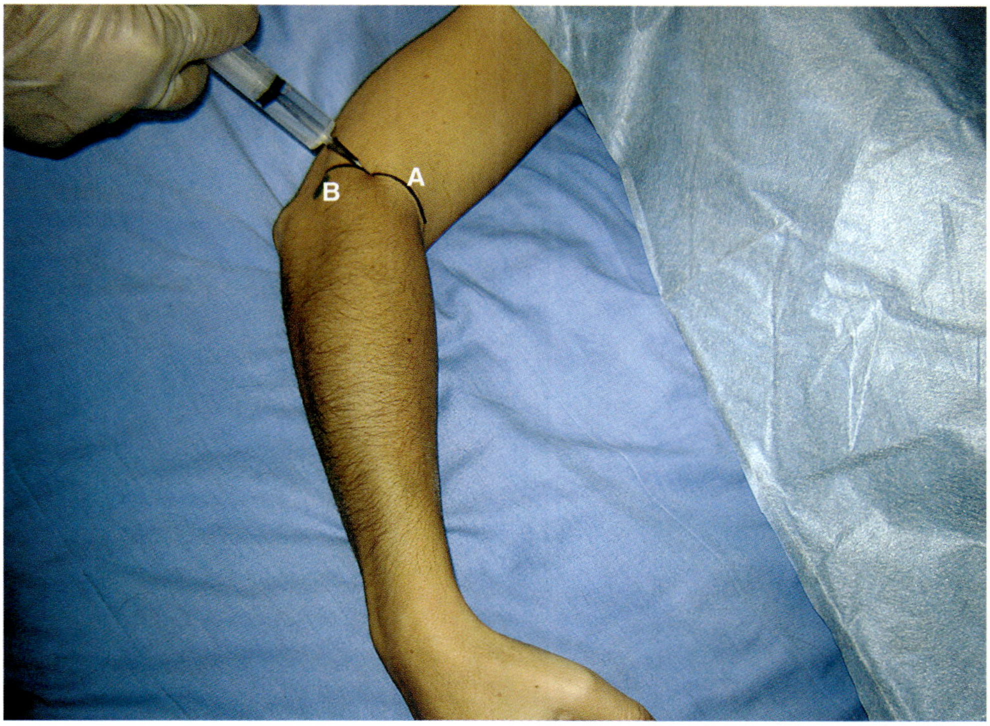

Fig. 10-7. Bloqueio do nervo cutâneo antebraquial posterior: *A)* linha de infiltração – prega de flexão; *B)* epicôndilo lateral.

NERVO MEDIANO

ANATOMIA

É um nervo misto, formado pelas raízes de C6, C7, C8 e T1, e eventualmente, de C5. Em seu trajeto, proximalmente à prega de flexão do cotovelo, situa-se medialmente à artéria braquial e ao tendão do bíceps braquial. Na altura do punho, localiza-se entre os tendões dos músculos flexor radial do carpo e do palmar longo. Antes de sua passagem por baixo do ligamento carpal palmar, em direção ao túnel do carpo, emite um ramo para a região palmar, que corre superficialmente a este ligamento e ao retináculo flexor (Figs. 10-8, 10-9 e 10-10).

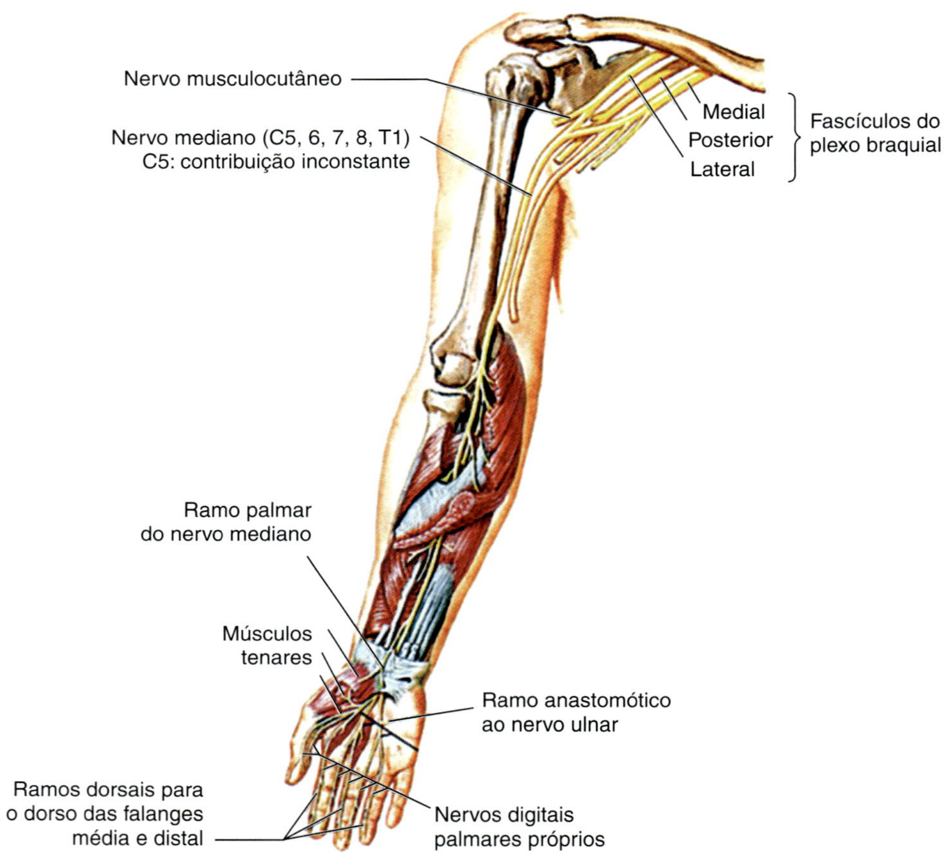

Fig. 10-8. Nervo mediano – Localização, distribuição e inervação motora. (Extraída de Netter FH. *Atlas de anatomia humana*. 8ª ed. Porto Alegre: Artes Médicas, 1996.)

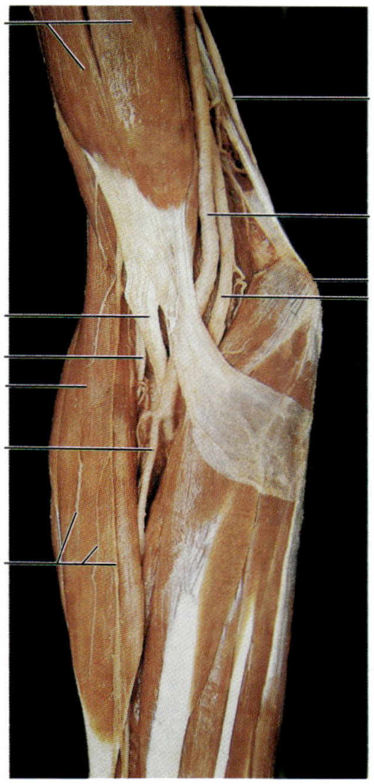

Fig. 10-9. Nervo mediano – Dissecção – relações anatômicas. (Extraída de Rohen JW, Yokochi C. *Anatomia humana*. 2ª ed. São Paulo: Manole, 1989.)

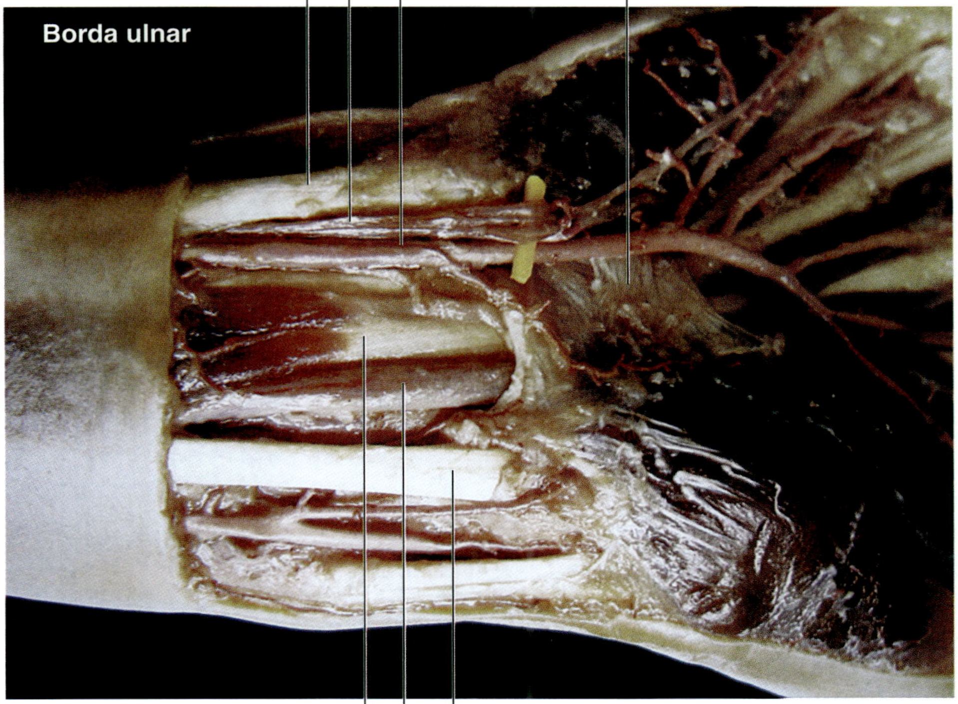

Fig. 10-10. Nervos ao nível do punho – Dissecção – relações anatômicas. (Extraída de Thiel W. *Atlas fotográfico colorido de anatomia humana*. Rio de Janeiro: Revinter, 2004.)

Sua inervação motora supre no antebraço um grande grupo de músculos flexores (flexor radial do carpo, flexor superficial e profundo dos dedos) e pronadores (pronador quadrado e redondo – segmento ulnar). Na mão, supre um grupo de músculos da região tenar (Fig. 10-8).

Sua área de inervação sensitivo-cutânea se restringe à mão. Abrange toda a metade lateral palmar, com exceção de pequeno segmento na região tenar, face palmar do 1º, 2º e 3º e, parcialmente, do 4º dedos, incluindo os seus segmentos distais dorsais (Fig. 10-11). Esta distribuição cutânea pode apresentar variações individuais.

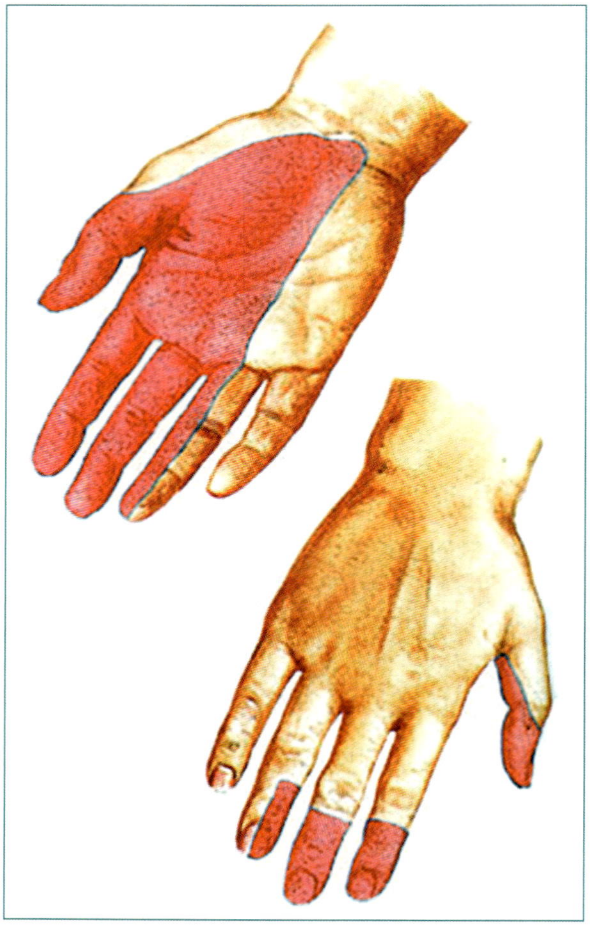

Fig. 10-11. Nervo mediano – Área cutânea. (Extraída de Jankovic D. *Regional nerve blocks and infiltration therapy*. 3ª ed. Massachussets: Blackwell Publishing Ltda, 2004.)

BLOQUEIO DO NERVO MEDIANO

No cotovelo

Neste nível serão bloqueados todos os músculos do antebraço e da mão, sob seu suprimento, além de sua área sensitiva na mão.

TÉCNICA

A cerca de 2 cm, proximalmente à prega de flexão do cotovelo e medialmente ao tendão do bíceps braquial, palpa-se o pulso da artéria braquial. Medialmente a este, introduz-se uma agulha 24-22 G de 2,5 cm de comprimento, injetando-se a solução anestésica em torno da artéria (Fig. 10-12) ou buscando-se parestesia na face palmar da mão, ou movimentos de flexão dos dedos ou da mão, em resposta a estímulos, quando o estimulador de nervos é utilizado. Inicia-se com estímulos de 1,2 mA, 1-2 Hz, 100 μs, mantendo-se respostas até 0,2 mA.

DOSE

Cerca de 3 a 5 ml de solução anestésica.

No punho

Sua abordagem a este nível pode ocorrer por duas diferentes técnicas. Ambas produzirão bloqueio motor e sensitivo em sua área de suprimento na mão (Fig. 10-11).

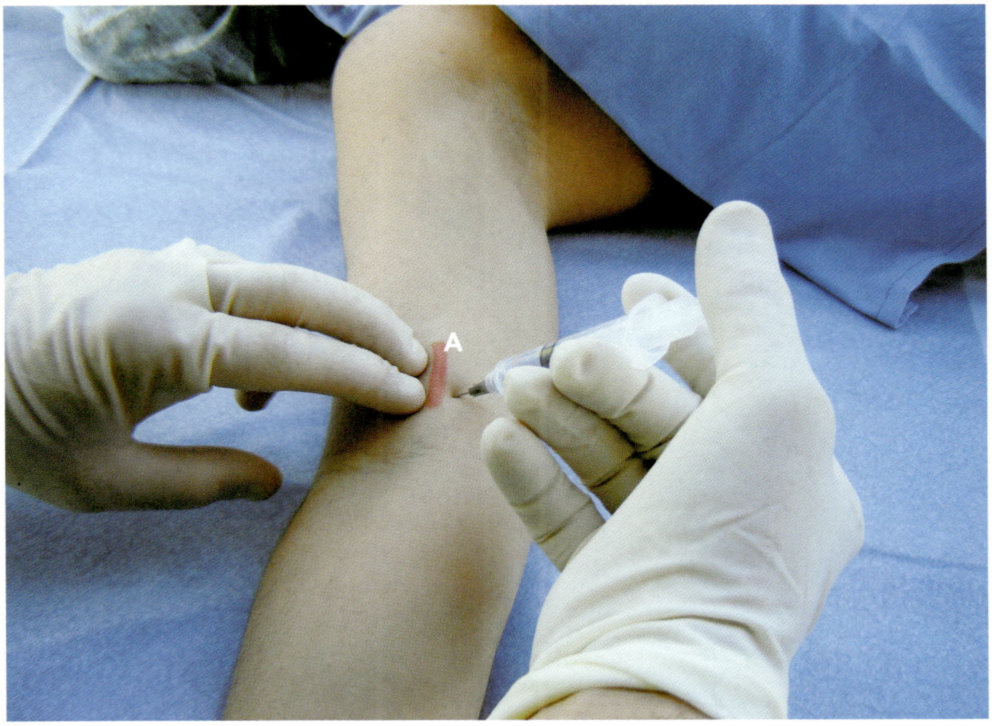

Fig. 10-12. Bloqueio do nervo mediano no cotovelo: *A)* artéria umeral.

BLOQUEIO NA PREGA DE FLEXÃO PROXIMAL

TÉCNICA

Solicita-se que o paciente, com a mão fechada, faça a flexão do punho para que se tornem proeminentes os tendões dos músculos flexor radial do carpo e palmar longo. Na região da prega de flexão proximal introduz-se uma agulha 24-22 G com 2,5 cm de comprimento, perpendicularmente à pele, procurando-se com manobras suaves, a obtenção de parestesia na palma da mão. Após obtidas, injeta-se a solução anestésica, caso contrário, procede-se a injeção em leque. Deve-se injetar superficialmente 1 a 2 ml da solução anestésica, visando o bloqueio do ramo palmar que o nervo emite, antes de sua passagem pelo ligamento carpal (Fig. 10-13). Utilizando-se o EN serão obtidos movimentos de adução do polegar, em resposta aos estímulos.

DOSE

Cerca de 3 a 5 ml de solução anestésica.

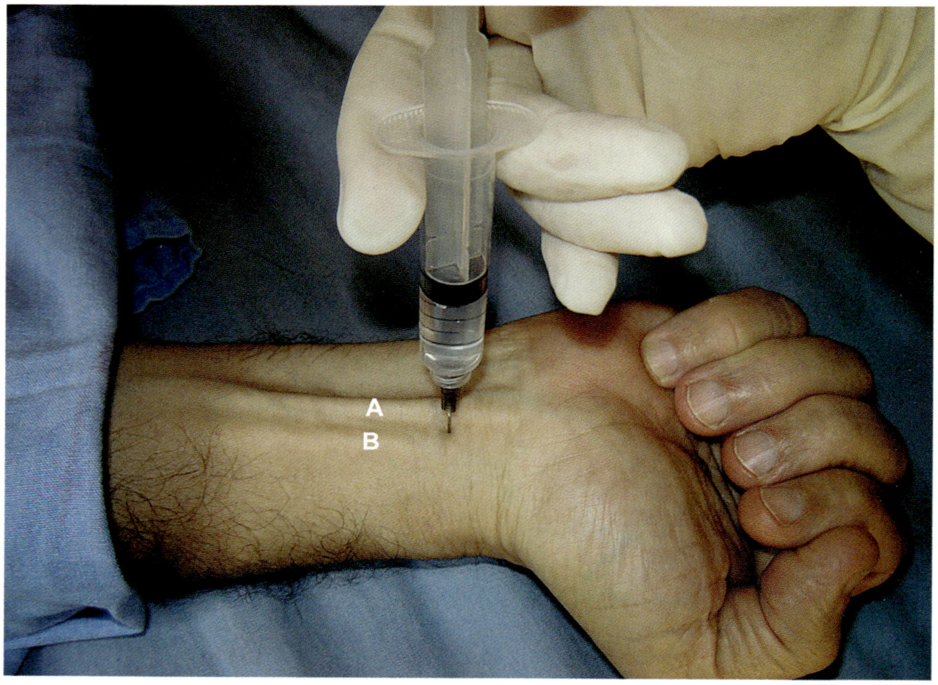

Fig. 10-13. Bloqueio do nervo mediano no punho: *A)* tendão do músculo palmar longo; *B)* tendão do músculo flexor radial do carpo.

BLOQUEIO NO TÚNEL DO CARPO

TÉCNICA

Cerca de 1 cm distalmente à prega da flexão distal do punho, na linha média. Após os cuidados de assepsia, introduz-se uma agulha 24-22 G de 2,5 cm de comprimento, em angulação de 45° com a pele, em direção distal (Fig. 10-14). Ao se atingir o túnel do carpo, após a passagem pelo retináculo flexor, haverá perda de resistência conforme a progressão da agulha. Procede-se à injeção da solução anestésica, que deverá ocorrer sem presença de resistência, a exemplo da injeção peridural. Injeta-se, superficialmente, 1 a 2 ml de solução anestésica, visando o bloqueio do ramo palmar.

DOSE

Cerca de 5 a 7 ml de solução anestésica.

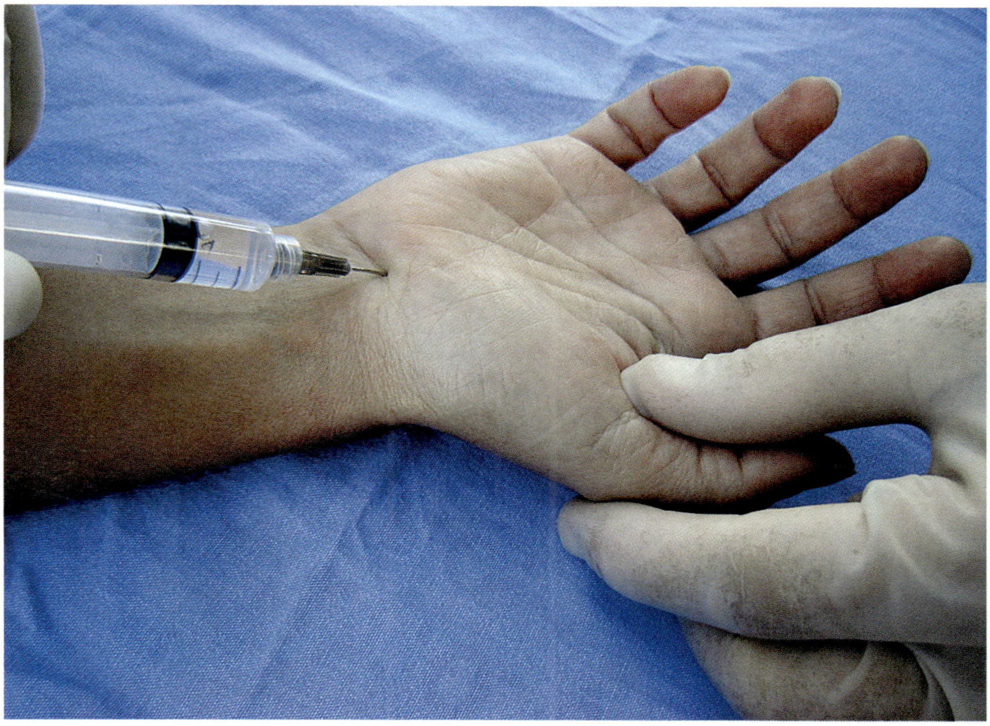

Fig. 10-14. Bloqueio do nervo mediano no túnel do carpo.

NERVO ULNAR

ANATOMIA

É um nervo misto, formado pelas raízes de C8 e T1. Em seu trajeto, passa pelo sulco do nervo ulnar do úmero, entre o epicôndilo medial e o olécrano (Fig. 10-15). Divide-se, no terço distal do antebraço, nos ramos dorsal e palmar, passando este, lateralmente, ao tendão do músculo flexor ulnar do carpo e, medialmente, à artéria ulnar. Emite, nesta região, um pequeno ramo superficial palmar, que passa superficialmente ao ligamento carpal palmar. Seu suprimento motor inclui no antebraço, os músculos flexor ulnar do carpo e flexor profundo dos dedos (segmento medial). Na mão, entre outros, os músculos hipotenares e o adutor do polegar (Fig. 10-15). Sua área de inervação sensitiva cutânea se restringe à mão, em sua borda ulnar, desde o punho, alcançando, na região dorsal e palmar, a borda medial do 4º dedo (Fig. 10-16).

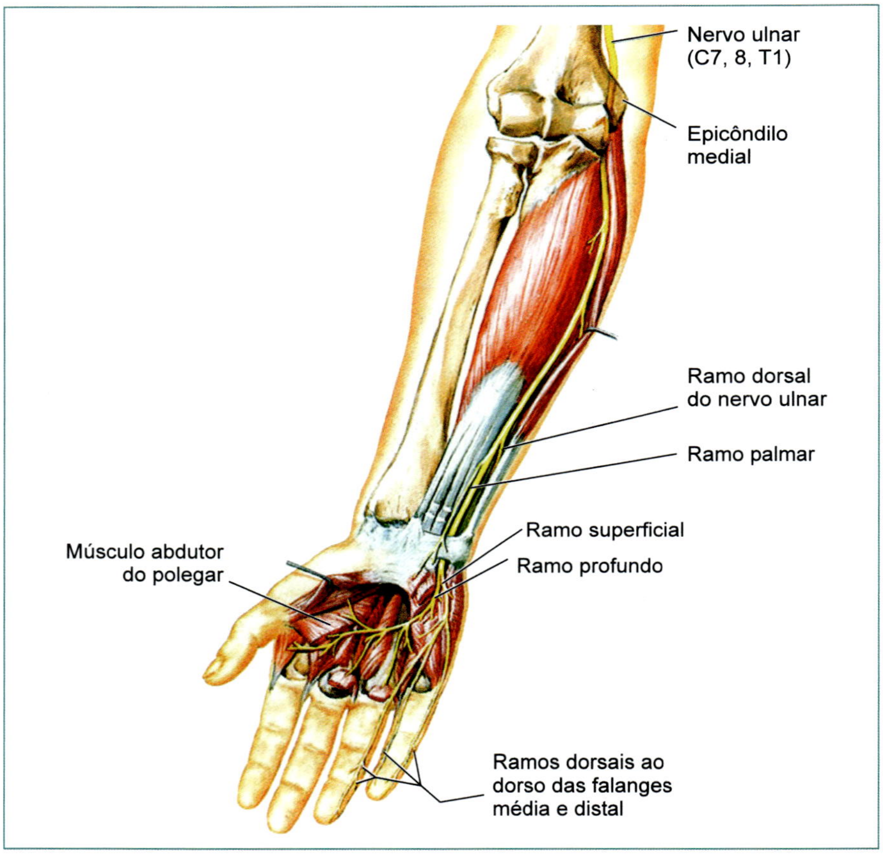

Fig. 10-15. Nervo ulnar – Inervação motora. (Extraída de Netter FH. *Atlas de anatomia humana*. 8ª ed. Porto Alegre: Artes Médicas, 1996.)

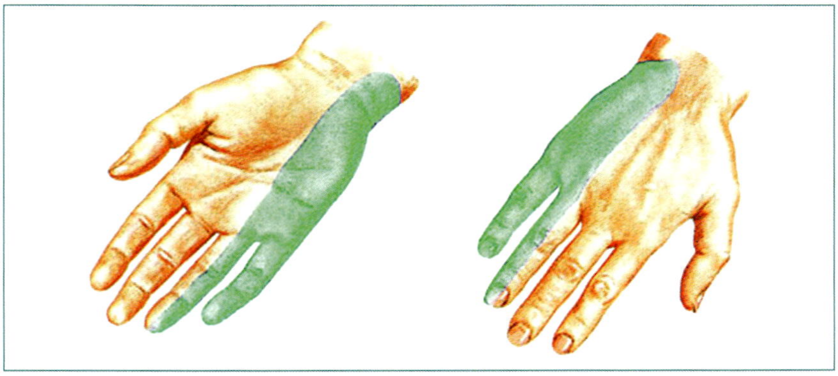

Fig. 10-16. Nervo ulnar – Inervação cutânea.

BLOQUEIO DO NERVO ULNAR

No cotovelo

Neste nível serão bloqueados todos os músculos do antebraço e da mão, sob seu suprimento, além de sua área sensitiva na mão.

TÉCNICA

Com o braço aduzido a 90° e nesta mesma angulação, com o antebraço em rotação externa, procura-se palpar o nervo no sulco ulnar, entre o epicôndilo medial e o olécrano. Após os cuidados de assepsia, a solução anestésica é injetada medial e lateralmente a este, utilizando-se uma agulha 24-22 G, de 2,5 cm de comprimento (Fig. 10-17). Caso o nervo não esteja palpável, a busca de parestesia que ocorrerá no 5º dedo deve ser realizada delicadamente. A percussão da agulha contra o nervo, que se encontra sobre a superfície óssea, pode causar-lhe danos. Utilizando-se o estimulador de nervos serão observadas flexões do 4º e 5º dedos e/ou desvio ulnar da mão, em resposta aos estímulos. Inicia-se com 1,2 mA, 1-2 Hz, 100 μs, obtendo-se respostas até 0,2 mA.

DOSE

Cerca de 4 a 6 ml de solução anestésica.

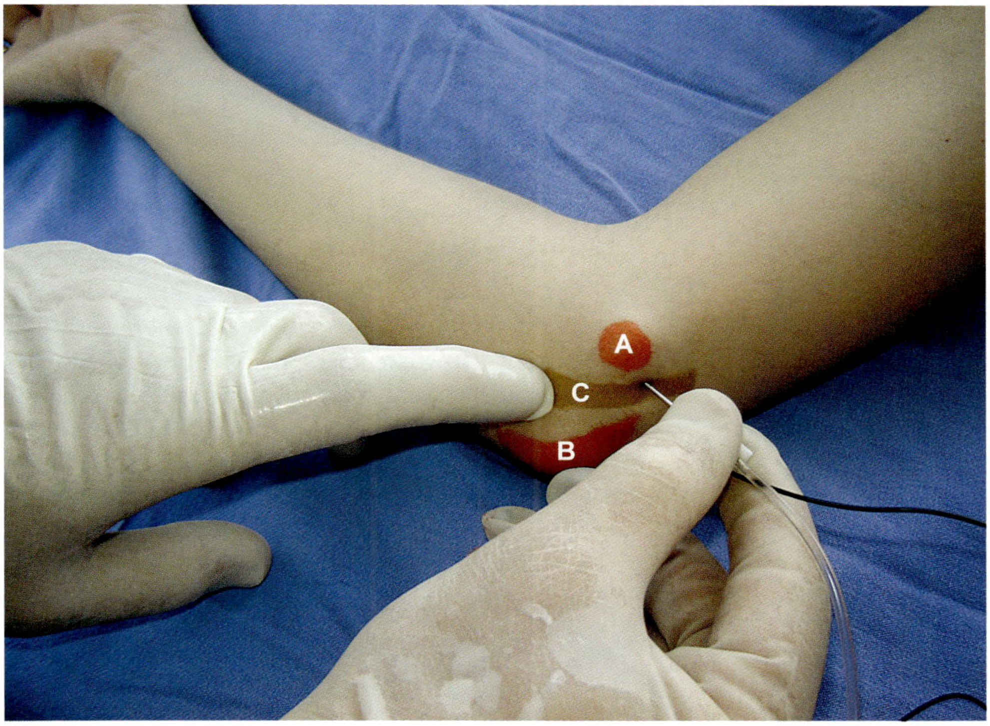

Fig. 10-17. Bloqueio do nervo ulnar no cotovelo: *A)* epicôndilo medial; *B)* olécrano; *C)* projeção do nervo ulnar.

No punho

A abordagem, nesta região, dos ramos palmar e dorsal (Fig. 10-18), que devem ser bloqueados separadamente, produzirá bloqueio motor e sensitivo dos músculos e da área cutânea da mão suprida pelo nervo ulnar.

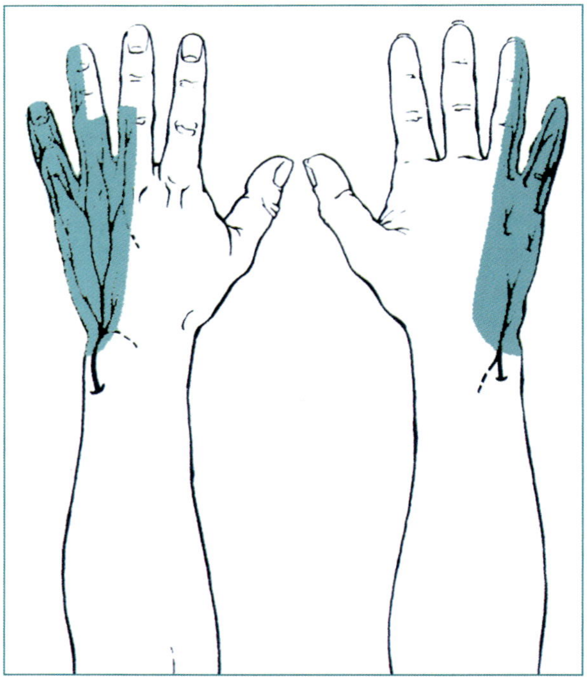

Fig. 10-18. Nervo ulnar – Inervação da mão (ramos palmar e dorsal). (Extraída de Eriksson E. *Manual ilustrado de anestesia local*. Suécia: Astra, 1969.)

TÉCNICA

- *Bloqueio do ramo palmar:* é alcançado lateralmente ao tendão do músculo flexor ulnar do carpo (Fig. 10-19A). Utiliza-se a agulha 24-22 G de 2,5 cm de comprimento. Obtendo-se parestesia, injeta-se a solução anestésica. Caso esta não ocorra, a injeção deve ser em leque na região presumida. Deve-se injetar 1 a 2 ml de solução, superficialmente, para que seja bloqueado o ramo palmar superficial.
- *Bloqueio do ramo dorsal:* é obtido através de infiltração subcutânea, a partir da borda ulnar, passando pela apófise estilóide da ulna até a linha média do dorso do punho (Fig. 10-19B).

DOSE

Cerca de 6 a 8 ml de solução anestésica para o bloqueio dos dois ramos.

Fig. 10-19. (**A**) Bloqueio do nervo ulnar no punho: *A)* tendão do músculo flexor ulnar do carpo. (**B**) Bloqueio do nervo ulnar no punho: *A)* processo estilóide da ulna – Linha de infiltração.

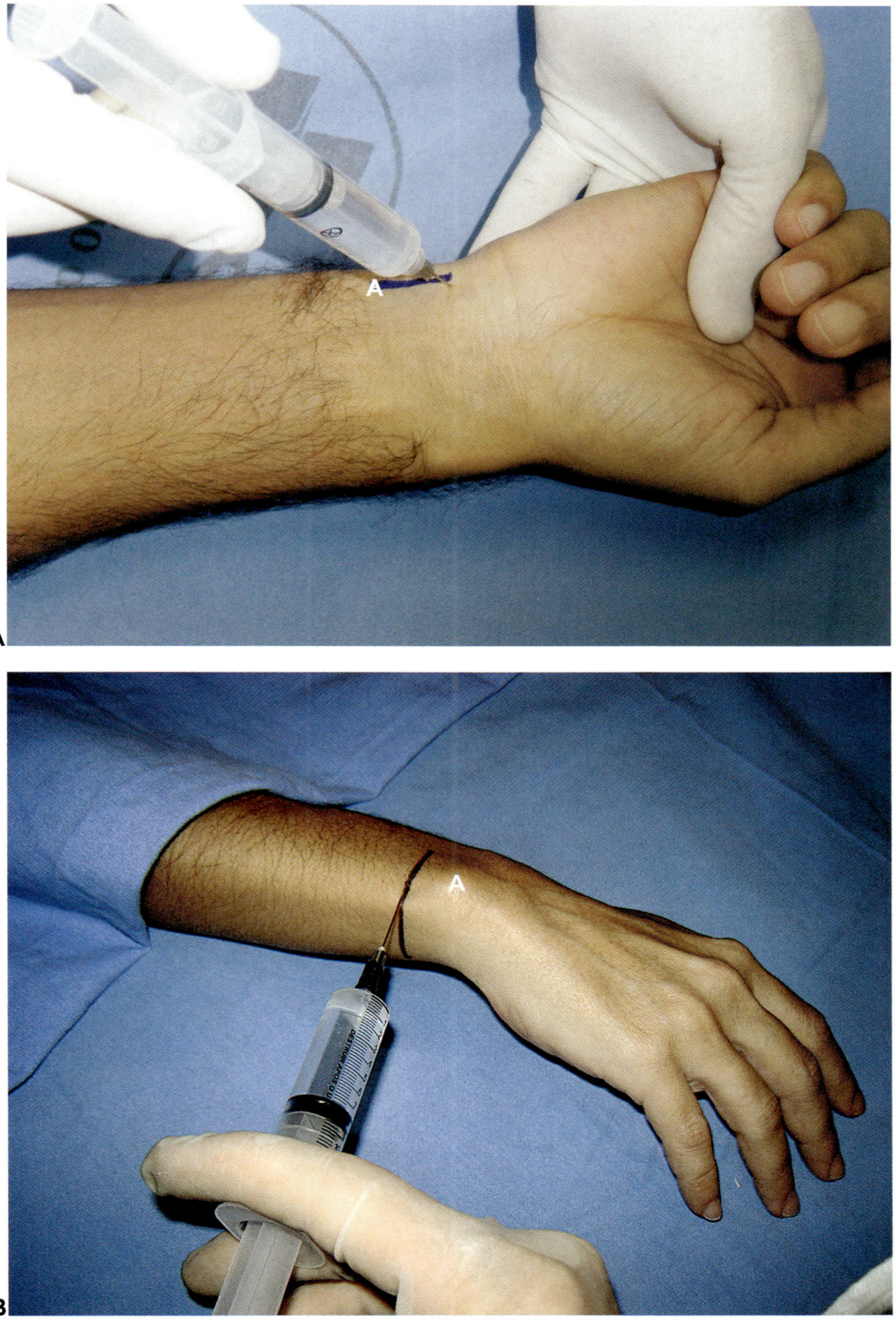

A

B

NERVO MUSCULOCUTÂNEO

ANATOMIA

É um nervo misto, formado pelas raízes de C5, C6 e C7. Em seu trajeto, após abandonar o plexo braquial, penetra no músculo coracobraquial, passando na região axilar, pelo interior deste (Fig. 10-20). Após emitir seus ramos musculares e seu ramo sensitivo (n. cutâneo antebraquial lateral), caminha superficialmente ao músculo braquiorradial, na altura da prega de flexão do cotovelo.

Seu componente motor supre os músculos bíceps braquial, coracobraquial e braquial (Fig. 10-20). Seu suprimento sensitivo se faz através de um ramo para a articulação do cotovelo e um ramo (n. cutâneo antebraquial lateral) para a área cutânea da borda lateral (radial) do antebraço, desde o cotovelo até o punho (Figs. 10-21 e 10-22).

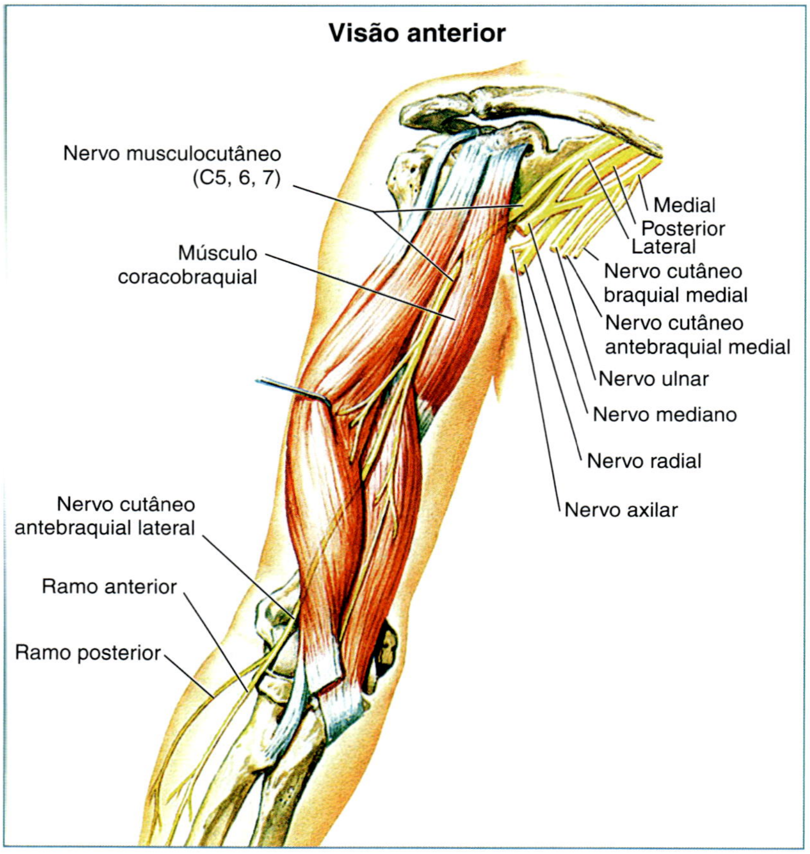

Fig. 10-20. Nervo musculocutâneo – Inervação motora. (Extraída de Netter FH. *Atlas de anatomia humana.* 8ª ed. Porto Alegre: Artes Médicas, 1996.)

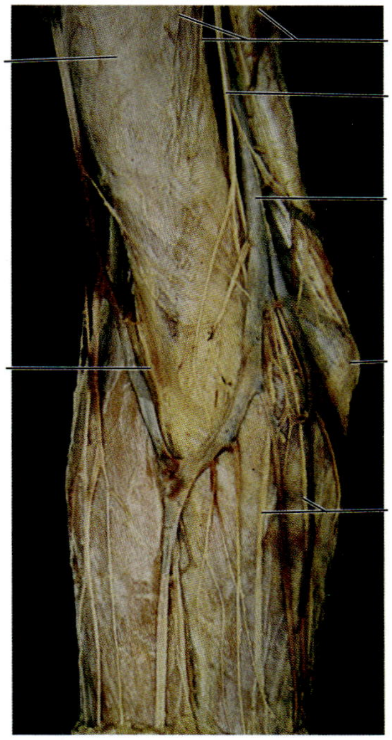

Fig. 10-21. Nervo musculocutâneo – Dissecção. (Extraída de Rohen JW, Yokochi C. *Anatomia humana*. 2ª ed. São Paulo: Manole, 1989.)

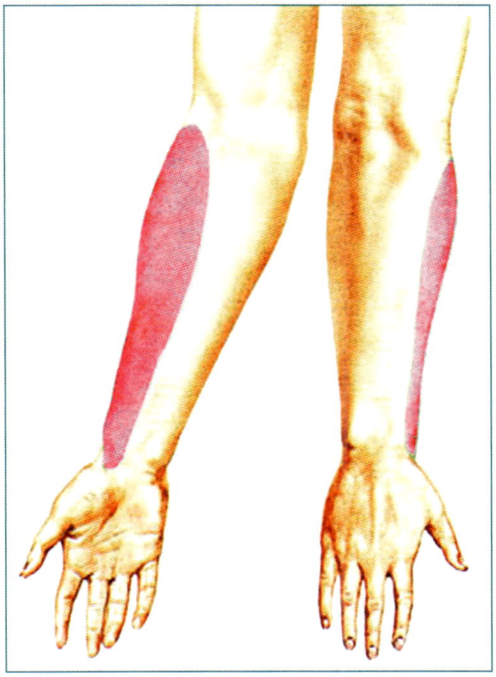

Fig. 10-22. Nervo musculocutâneo – Área cutânea.

BLOQUEIO DO NERVO MUSCULOCUTÂNEO

Pode ser bloqueado em 2 pontos distintos:

Na região axilar

Neste nível obtém-se bloqueio de seus componentes motores e sensitivos.

TÉCNICA

É abordado em seu trajeto no interior do músculo coracobraquial. Palpa-se o músculo e após cuidados de assepsia, com uma agulha 22 G de 3 cm de comprimento, injeta-se a solução anestésica em leque, em seu interior (Fig. 10-23). Usando-se estimulador de nervos, serão obtidas respostas de flexão do antebraço. Inicia-se com estímulos de 1,2 mA, 1-2 Hz, 100 μs, devendo-se obter respostas até 0,2 mA.

DOSE

Cerca de 4 a 5 ml de solução anestésica.

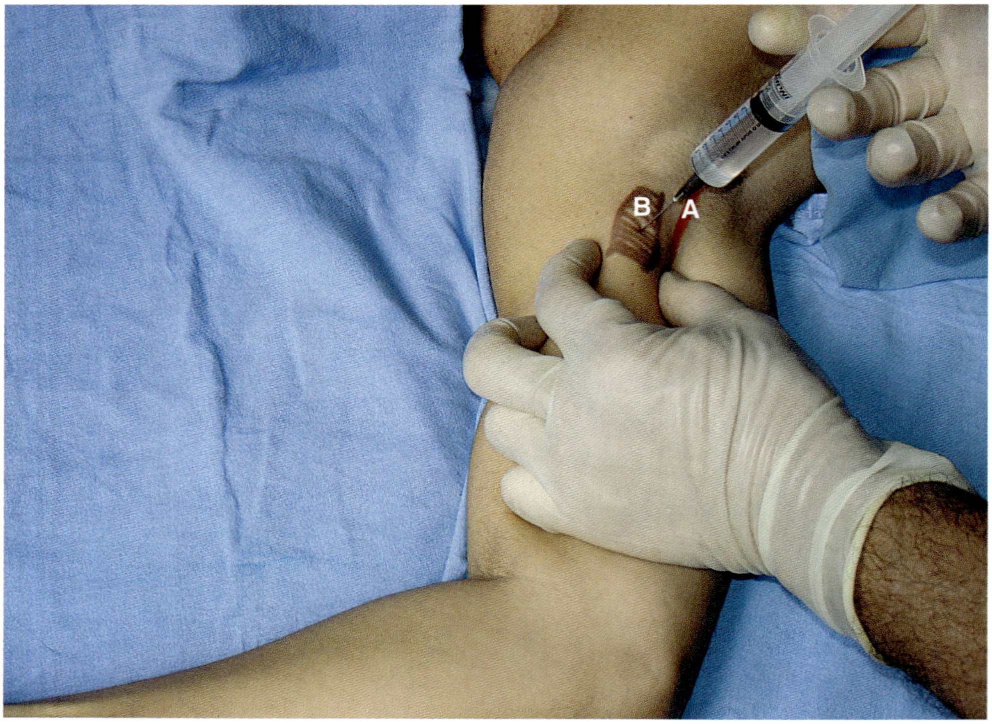

Fig. 10-23. Nervo musculocutâneo – Bloqueio no músculo coracobraquial: *A)* artéria axilar; *B)* músculo coracobraquial.

Na região do cotovelo

Atinge-se, aí, apenas seu componente sensitivo-cutâneo.

TÉCNICA

A cerca de 1 cm, distalmente à prega de flexão do cotovelo, na borda lateral (radial) do antebraço, após os cuidados de assepsia, faz-se uma barreira subcutânea de solução anestésica, superficialmente ao músculo braquiorradial (Fig. 10-24).

Esta deve ser paralela à prega de flexão do cotovelo e atingir desde a linha média até a região póstero-lateral.

DOSE

Cerca de 5 a 8 ml de solução anestésica.

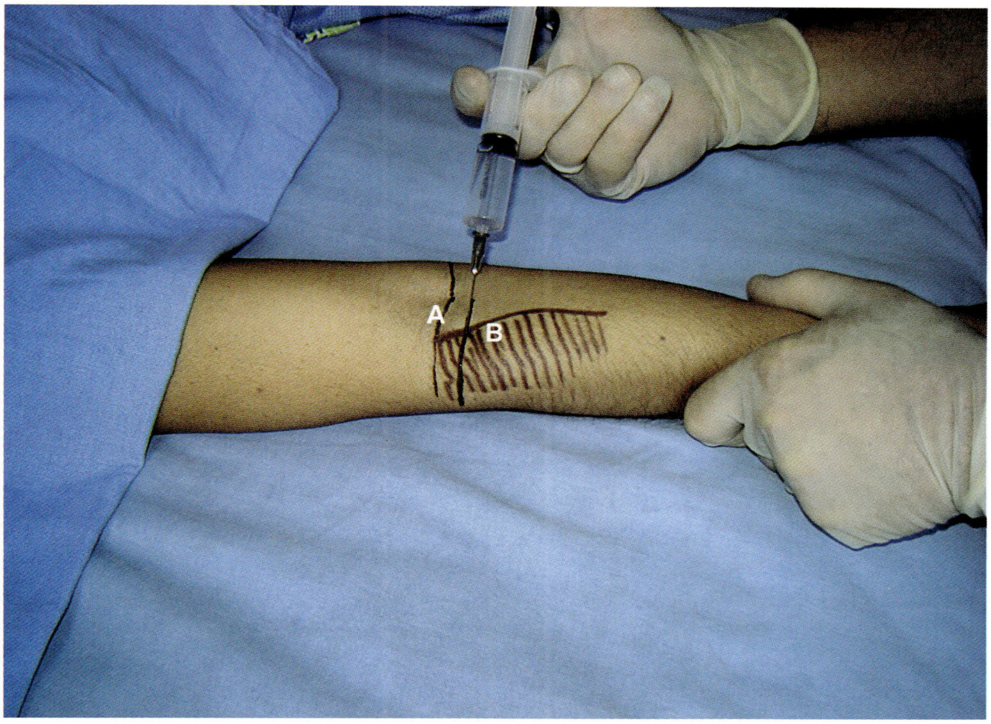

Fig. 10-24. Nervo musculocutâneo – Bloqueio no cotovelo: *A)* prega de flexão do cotovelo; *B)* linha de infiltração.

NERVO CUTÂNEO ANTEBRAQUIAL MEDIAL

ANATOMIA

É um ramo sensitivo formado pelas raízes de C8 e T1. Através de seus ramos anterior e posterior, é responsável pelo suprimento da sensibilidade cutânea da borda medial (ulnar) do antebraço, desde o punho, passando pelo cotovelo, estendendo-se até o braço, onde inerva pequena faixa cutânea da face anterior (Fig. 5-10).

BLOQUEIO DO NERVO CUTÂNEO ANTEBRAQUIAL MEDIAL

TÉCNICA

É bloqueado através da infiltração de uma barreira subcutânea de solução anestésica injetada na região ântero-medial do antebraço, próximo à prega de flexão do cotovelo (Fig. 10-25). Utiliza-se agulha 22 G com 3 cm de comprimento.

DOSE

Cerca de 4 a 6 ml de solução anestésica.

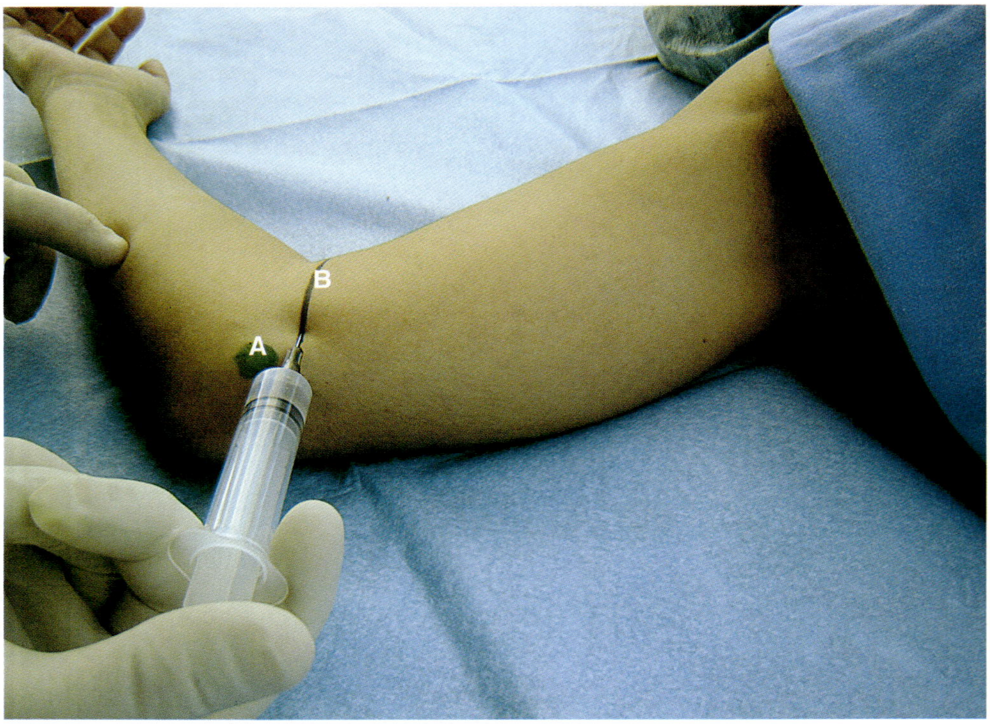

Fig. 10-25. Bloqueio no nervo cutâneo antebraquial medial: *A)* epicôndilo medial; *B)* prega de flexão do cotovelo – Linha de infiltração.

NERVO SUPRA-ESCAPULAR

ANATOMIA

É um nervo misto, formado pelas 5ª e 6ª raízes cervicais (C5-C6), oriundo do tronco superior do plexo braquial (Figs. 5-3 e 5-4). Após sua passagem pela incisura supra-escapular, divide-se para suprir os músculos supra-espinhal (abdução do braço) e infra-espinhal (rotação lateral, adução/abdução parcial do braço) [Williams, 1989]. É responsável pelo suprimento de 70% da inervação sensitiva articular do ombro, especialmente em sua porção posterior e superior [Ritchie, 1997]. Em 10% dos indivíduos, tem uma participação na inervação cutânea do terço superior lateral do braço [Horigulhi, 1980].

INDICAÇÕES

- Auxiliar na analgesia pós-operatória dos procedimentos abertos ou artroscópicos do ombro.
- Auxiliar no diagnóstico e tratamento dos processos dolorosos do ombro.

TÉCNICA

Deverão ser tomados previamente os cuidados de rotina referentes a segurança, bem-estar e informação do paciente (Cap. 1).

Referências anatômicas

Espinha da escápula e acrômio

Paciente em posição sentada, com os braços ao longo do corpo, ou em decúbito lateral, com o lado a ser bloqueado para cima. Traça-se uma linha na projeção da espinha da escápula desde o acrômio. Uma segunda linha de 2,5 a 3 cm a partir do ponto médio desta, paralela ao eixo da coluna é traçada em direção cranial. Na extremidade desta está o ponto de punção. Após infiltração anestésica local, uma agulha de 5 a 7 cm de comprimento é introduzida perpendicularmente à pele (direção caudal) até o contato ósseo, próximo à incisura supra-escapular (Figs. 10-26 e 10-27). A solução anestésica é injetada mesmo não havendo ocorrência de parestesia. Utilizando-se estimulador de nervos; a agulha deverá ser mobilizada medial

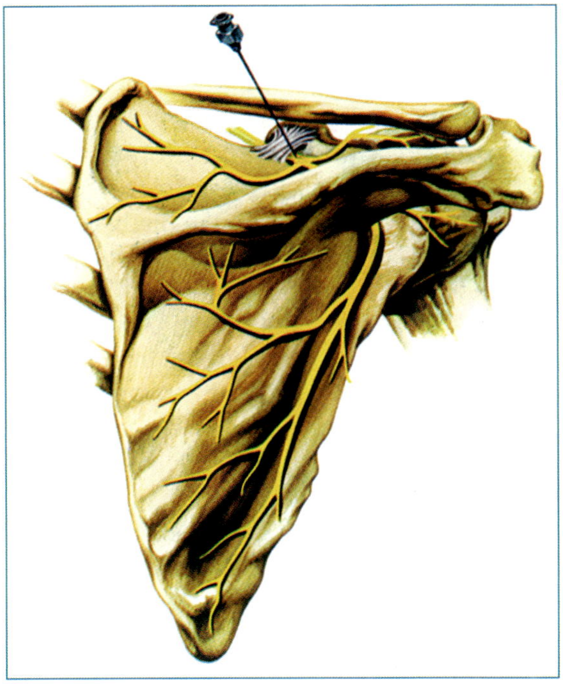

Fig. 10-26. Bloqueio do nervo supra-escapular – Direção da agulha. (Extraída de Eriksson E. *Manual ilustrado de anestesia local.* Suécia: Astra, 1969.)

e lateralmente, para localização mais precisa, procurando-se respostas motoras de abdução e rotação externa do braço. Inicia-se com estímulos de 1,2 mA, 1 Hz, 100 μs, que deverão ser mantidos até 0,2 a 0,5 mA.

DOSE

Cerca de 7 a 10 ml de solução anestésica.

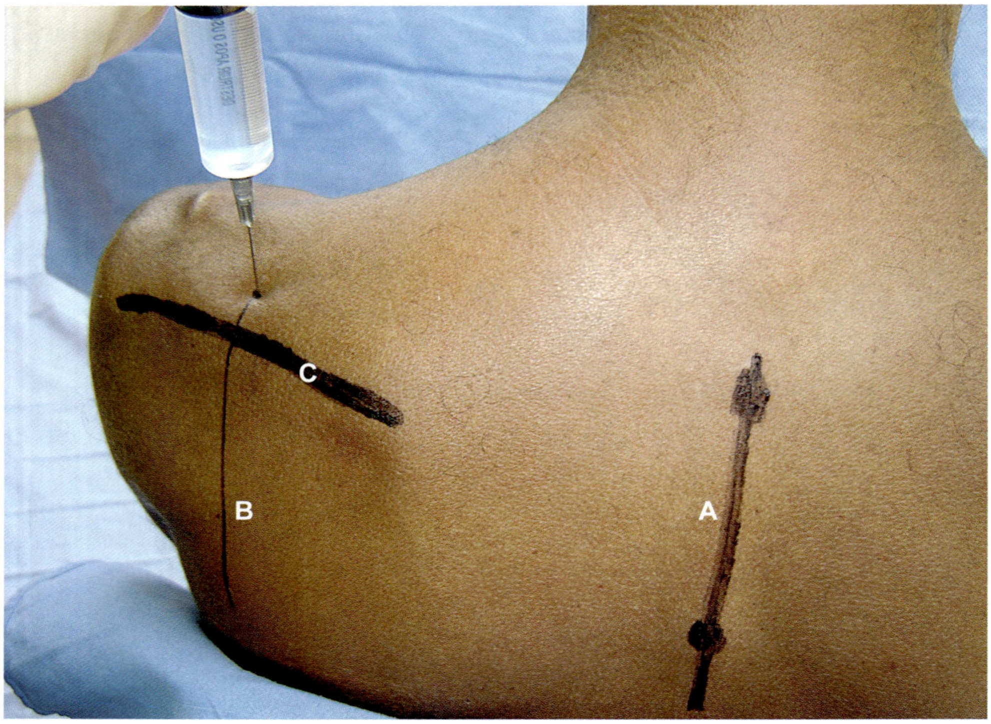

Fig. 10-27. Bloqueio do nervo supra-escapular: *A)* linha média; *B)* linha paralela à linha média, a partir do ponto médio da espinha da escápula; *C)* espinha da escápula.

BLOQUEIO DO NERVO INTERCOSTOBRAQUIAL

É um nervo sensitivo, ramo da 2ª raiz torácica (T2). Não é normalmente integrante do plexo braquial, chega a axila proveniente do tórax por trajeto subcutâneo. Supre uma área cutânea variável da região medial do braço, comumente se restringindo ao segmento mais proximal (Fig. 5-5). Pode abranger, ainda, a borda anterior da axila e, região anterior do ombro [Urmey, 1996]. Seja qual for a técnica utilizada para bloqueio do plexo, sua exclusão é praticamente constante [Lanz, 1983]. Seu bloqueio não é necessário rotineiramente para evitar o desconforto da presença do torniquete arterial [Uohr, 1998]. Entretanto, nos procedimentos cirúrgicos proximais do úmero ou do ombro, este é recomendado [Urmey, 1996].

TÉCNICA

Procede-se a infiltração subcutânea em forma de bracelete, por uma extensão de cerca de 4 cm, tendo como ponto central a projeção da artéria axilar (Fig. 10-28). Para bloquear seus possíveis ramos para a área cutânea do ombro, faz-se uma infiltração subcutânea, a partir da prega axilar anterior, através do sulco deltopeitoral, até a borda inferior da clavícula. Utiliza-se solução diluída de anestésico local.

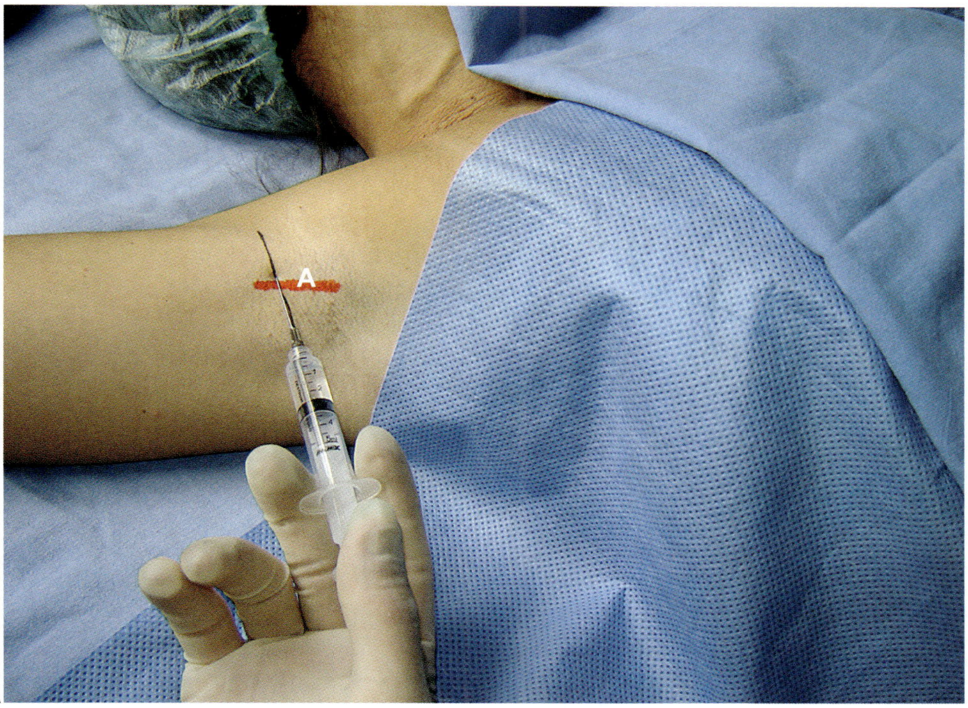

A

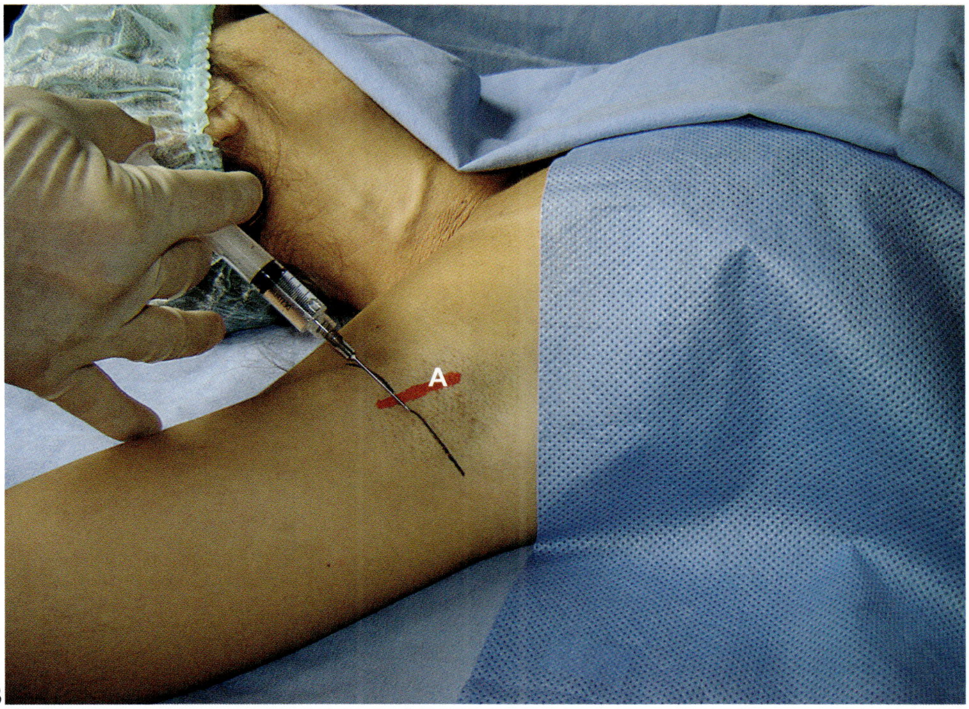

B

Fig. 10-28. (A e B) Bloqueio do nervo intercostobraquial: *A)* artéria axilar – Observar linha de infiltração.

NERVOS DIGITAIS

ANATOMIA

Os nervos digitais são compostos pelo segmento distal dos nervos radial, mediano e ulnar. Cada um destes nervos, irá formar os ramos digitais dorsais ou palmares, de acordo com sua área de inervação. Na base dos dedos, onde passam superficialmente a bainha fibrosa e os planos fasciais, se apresentam como dois ramos dorsais e dois ramos palmares, cada um seguido de uma artéria (Figs. 10-29 a 10-31). À medida que avançam distalmente, emitem novos ramos, que se distribuem produzindo toda a inervação sensitiva do dedo. Os ramos palmares normalmente suprem a sensibilidade de toda a falange distal, à exceção do 1º dedo.

INDICAÇÃO

Anestesia para procedimentos nos dedos, com extrações ungueais, reduções de fraturas etc.

TÉCNICA

Duas técnicas são sugeridas para o bloqueio dos nervos digitais. Abordagem pela região dorsal ou pela região palmar. É importante considerar que estes nervos são bastante finos, podendo ser seccionados quando utilizadas agulhas inadequadas. Estas lesões provocarão insensibilidade parcial do dedo e podem trazer sérias conseqüências ao paciente. A injeção de grandes volumes pode levar ao bloqueio da circulação arterial do dedo, ou lesão por compressão dos nervos.

BLOQUEIO NA REGIÃO DORSAL

Através de 2 punções na base do dedo, na posição de 10 e 2 horas. Utiliza-se agulha 15 × 5, dirigindo-se a mesma para a região palmar, injetando-se de cada lado 1,0-2,0 ml de solução anestésica sem adrenalina, em seu trajeto (Fig. 10-32). Após a injeção, massageia-se a base do dedo para obter-se a dispersão da solução.

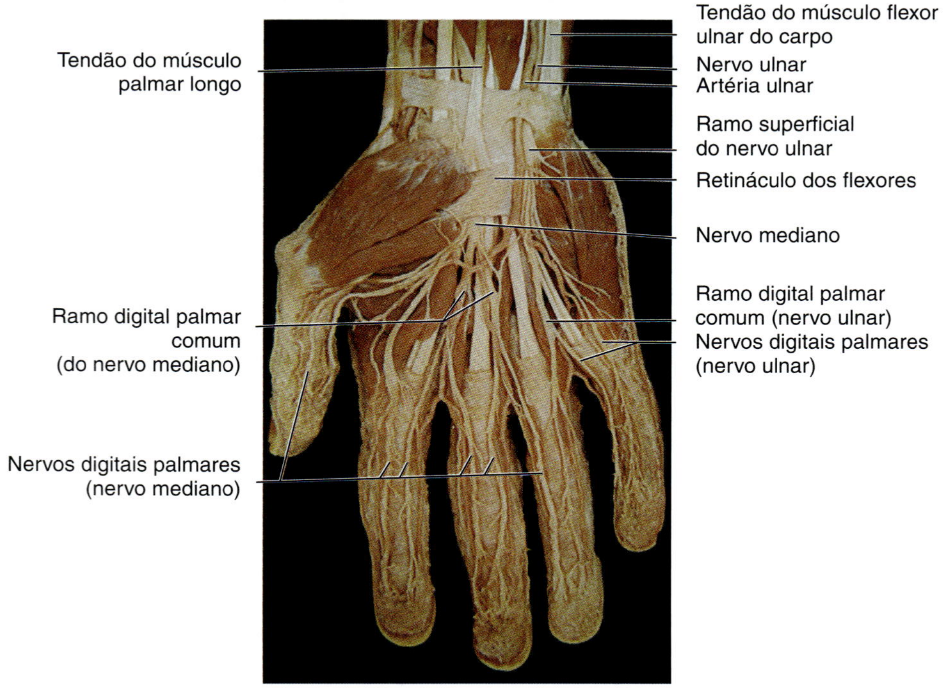

Fig. 10-29. Nervos digitais – Dissecção. (Extraída de Rohen JW, Yokochi C. *Anatomia humana.* 2ª ed. São Paulo: Manole, 1989.)

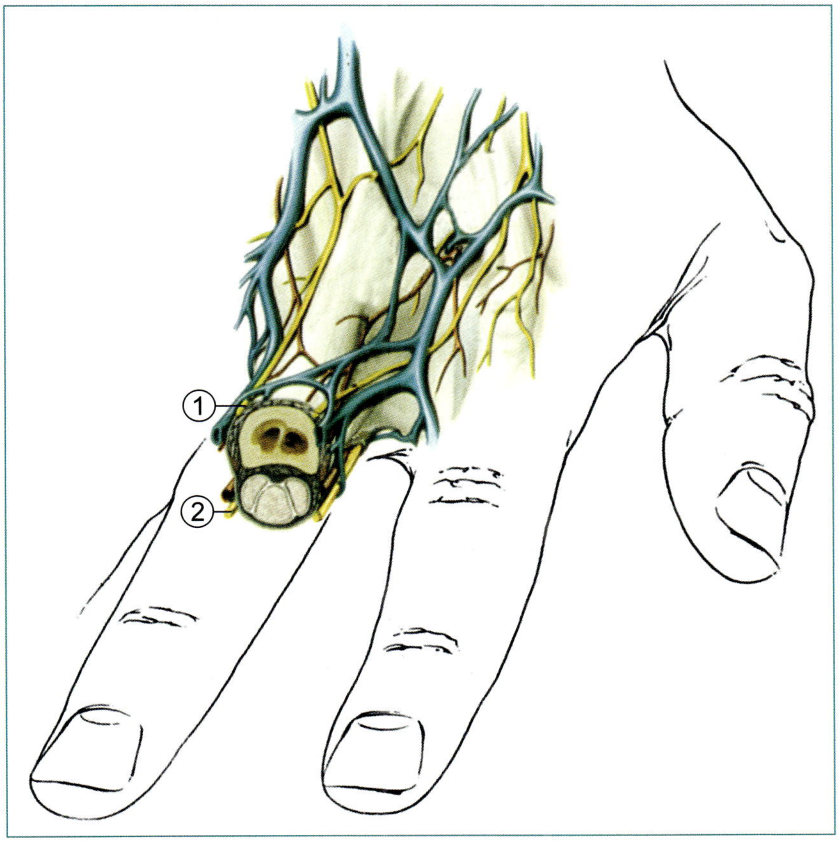

Fig. 10-30. Nervos digitais – Visão esquemática. *1.* N. digital dorsal; *2.* N. digital palmar. (Extraída de Eriksson E. *Manual ilustrado de anestesia local*. Suécia: Astra, 1969.)

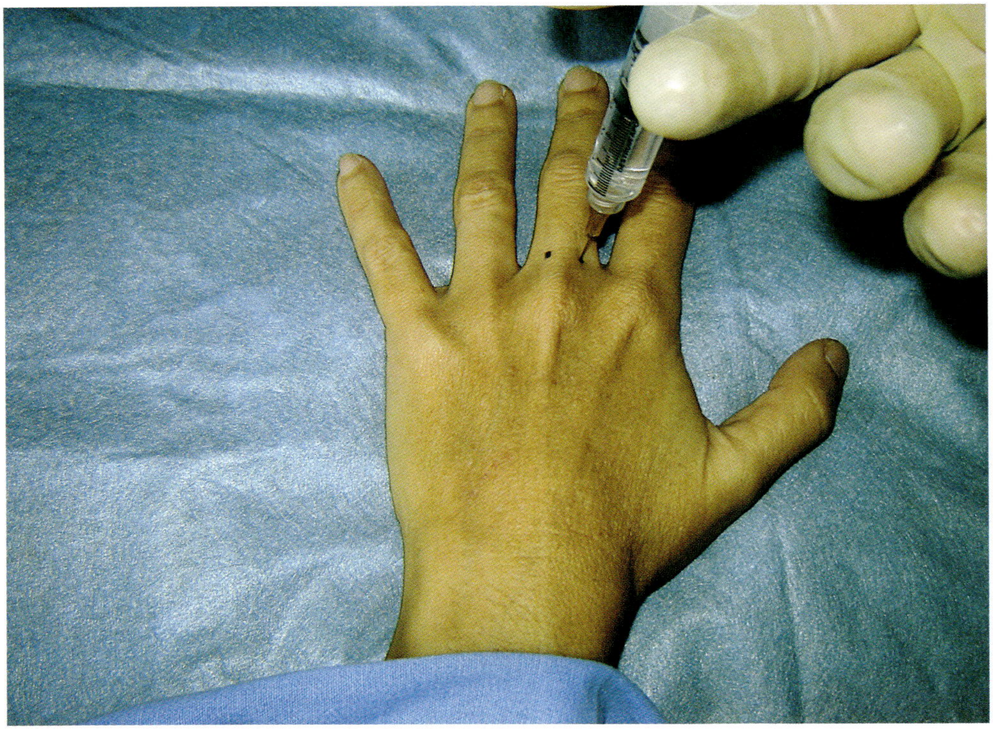

Fig. 10-31. Bloqueio dos nervos digitais – Abordagem dorsal.

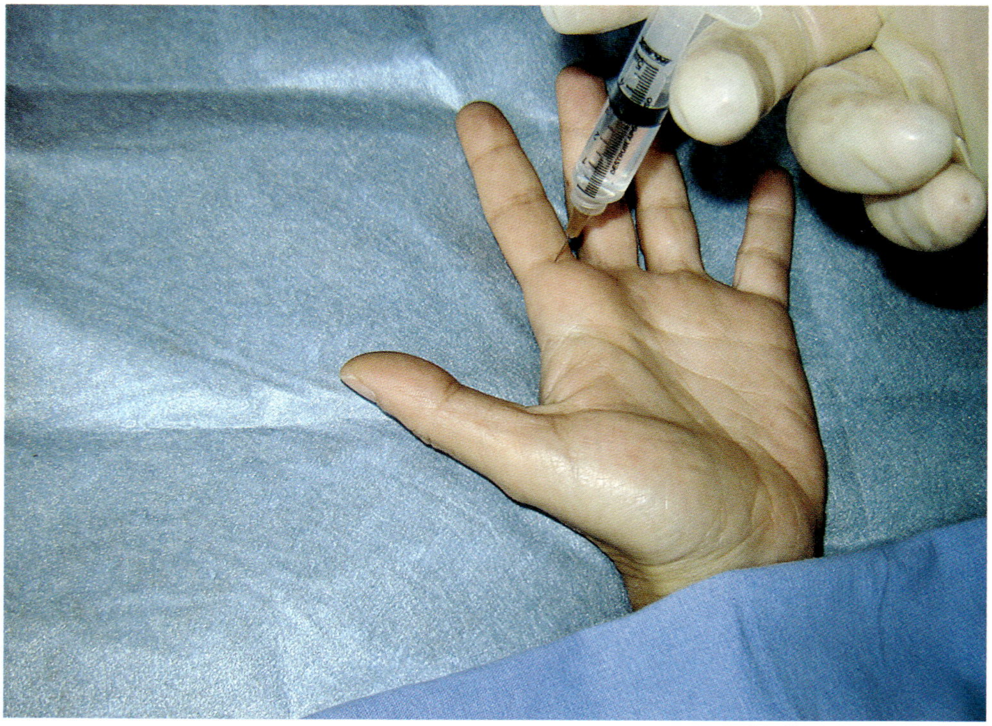

Fig. 10-32. Bloqueio dos nervos digitais – Abordagem palmar (punção única).

BLOQUEIO NA REGIÃO PALMAR

Na linha média da base do dedo, na prega de flexão palmar, introduz-se uma agulha 10 × 5, de modo que a mesma fique superficial à bainha fibrosa do tendão flexor. A injeção não deverá apresentar resistência. Injeta-se 2 a 4 ml de solução anestésica sem adrenalina, massageando-se após, visando a dispersão da mesma.

CAPÍTULO 11

ANESTESIA VENOSA REGIONAL DO MEMBRO SUPERIOR

A obtenção de anestesia, após a injeção intravenosa de anestésico local em uma extremidade, após seu dessangramento, foi proposta por August Bier, em 1908. Ainda hoje permanecem controvérsias sobre seu mecanismo de ação, que parece envolver vários processos, dentre eles ação do anestésico local nos troncos nervosos [Ray, 1972; Risdall, 1997], nos terminais nervosos [Haasio, 1989], além do efeito da compressão direta dos nervos pelo torniquete [Brill, 2004].

Alguns fatores limitam seu uso, como:

- Necessidade de permanência de oclusão pelo torniquete por no mínimo 20 minutos após a injeção do anestésico local.
- Limitação do tempo cirúrgico à cerca de 1 hora.
- Ausência de analgesia pós-operatória.
- Necessidade de dessangramento do membro por enfaixamento e utilização de torniquete de duplo lúmem.

INDICAÇÕES

Pequenos procedimentos de antebraço e mão.

TÉCNICA

Devem ser tomados, previamente, cuidados de rotina com relação à segurança, bem-estar e informação do paciente (Cap. 1).

Paciente posicionado em decúbito dorsal – Instala-se, no terço proximal do braço, um manguito pneumático de dupla luz, previamente testado. Punciona-se uma veia no dorso da mão a ser operada, com uma cânula 20 ou 22 G, especificamente para injeção da solução anestésica. Mantém-se o membro elevado e, em seguida, procede-se ao dessangramento do mesmo através de enfaixamento com faixa de Esmarch, a partir da mão. Infla-se o manguito proximal, procedendo-se a seguir à injeção lenta da solução anestésica, através da cânula, a uma velocidade de 20 a 30 ml/min [Henderson, 1997]. Após instalada a anestesia (aproximadamente 5 minutos), infla-se o manguito distal e posteriormente esvazia-se o proximal. Uma alternativa é a colocação do torniquete no antebraço, o que proporciona o uso de menor volume de solução anestésica [Coleman, 1999; Lane, 1991]. A pressão de inflação do torniquete deverá ser de 250 a 300 mmHg [Pollock, 1999] ou 100 mmHg acima do nível pressórico em que há desaparecimento do pulso radial ou perda de sinais através do oxímetro de pulso instalado na extremidade [Henderson, 1997] (Fig. 11-1).

Os anestésicos locais mais utilizados e que, comprovadamente, oferecem maior segurança são a lidocaína 0,5% (até 3 mg/kg) [Plourde, 1989], a prilocaína 0,5% [Kleinschimidt, 1997; Gones, 1996] e a ropivacaína 0,2% [Hartmannsgruber, 1999]. Esta última parece produzir maior analgesia pós-operatória, com menor efeito sobre o

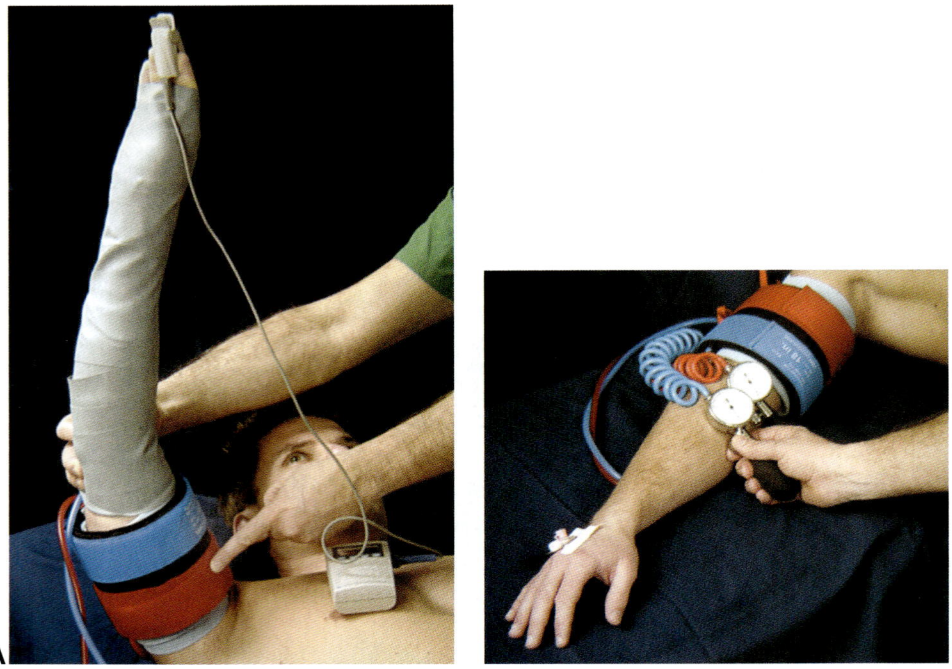

A B

Fig. 11-1. (A) Anestesia venosa regional – Dessangramento. (B) Anestesia venosa regional – Garroteamento (manguito duplo).

SNC, após deflação do torniquete. O volume utilizado de solução anestésica é em torno de 0,6 ml/kg.

Das várias drogas utilizadas em associação ao anestésico local, apenas o cetorolaco parece ter proporcionado algum benefício, sem registros de efeitos colaterais sistêmicos [Reuben, 1998].

A guanetidina e a reserpina têm sido utilizadas para obtenção de bloqueio simpático no tratamento da síndrome de dor complexa regional [Jadad, 1995; Blanchard, 1990], entretanto, intercorrências como, apnéia e hipotensão prolongada foram relatadas [Woo, 1987; Kalmanovitch, 1988].

CONTRA-INDICAÇÕES

Doenças vasculares periféricas. Não deve ser utilizado como resgate de falhas de bloqueios do plexo braquial, sob risco de sobredose.

COMPLICAÇÕES

- Ocasionadas por níveis sistêmicos elevados de anestésico local. Estas podem ocorrer principalmente por liberação precoce, intencional ou acidental do torniquete. A injeção rápida da solução anestésica pode atingir altas pressões endovenosas, levando ao extravasamento para a circulação sistêmica [Lawes, 1984; Henderson, 1997].
- Relacionadas à compressão do torniquete, sendo a dor a mais comum [Henderson, 1997]. Veja Capítulo 4.

CAPÍTULO 12

INFILTRAÇÃO INTRA-ARTICULAR DO OMBRO

INDICAÇÕES

- Analgesia per e pós-operatórias dos procedimentos artroscópicos do ombro.
- Tratamento dos processos inflamatórios intra-articulares do ombro.

TÉCNICA

Via de acesso ventral.

Referências anatômicas

Processo coracóide, cabeça do úmero e clavícula (Fig. 5-15A).

Paciente colocado em posição sentada, com o braço homolateral ao procedimento ao longo do corpo. Palpa-se a cavidade articular medialmente à cabeça do úmero. Após os cuidados de assepsia e de infiltração anestésica local, uma agulha 22G, de 3 a 4 cm de comprimento, é introduzida abaixo da clavícula, lateralmente ao processo coracóide, em direção lateral e posterior (Fig. 12-1).

No tratamento dos processos inflamatórios utiliza-se cerca de 2 ml de solução anestésica, adicionados de corticosteróide de depósito, por exemplo, metilprednisolona (40 mg). É importante considerar que infiltrações repetidas de cortisona têm efeito deletério sobre a cartilagem articular.

Nos bloqueios anestésicos per e pós-operatórios utiliza-se 5 a 10 ml de solução anestésica (bupivacaína 0,5% ou ropivacaína 0,5%).

INFILTRAÇÃO INTRA-ARTICULAR NA ARTICULAÇÃO ACROMIOCLAVICULAR

INDICAÇÕES

Processos dolorosos na região articular acromioclavicular.

REFERÊNCIAS ANATÔMICAS

Porção lateral da clavícula, acrômio, ligamento acromioclavicular.

TÉCNICA

Paciente é colocado em posição sentada. Palpa-se a cavidade articular entre a extremidade distal da clavícula e o acrômio. Após os cuidados de assepsia, introduz-se uma agulha de 22 G de 2,5 cm de comprimento, perpendicularmente à pele, através do ligamento acromioclavicular (Fig. 12-2). Após penetrá-la, a uma profundidade de cerca de 1 cm, observa-se perda de resistência à sua progressão. Neste ponto, injeta-se 0,5 a 1 ml de solução anestésica, adicionada de corticosteróide de depósito.

EFEITOS COLATERAIS

Cerca de 25% dos pacientes referem aumento transitório da dor, após a injeção intra-articular, o que deve ser previamente informado.

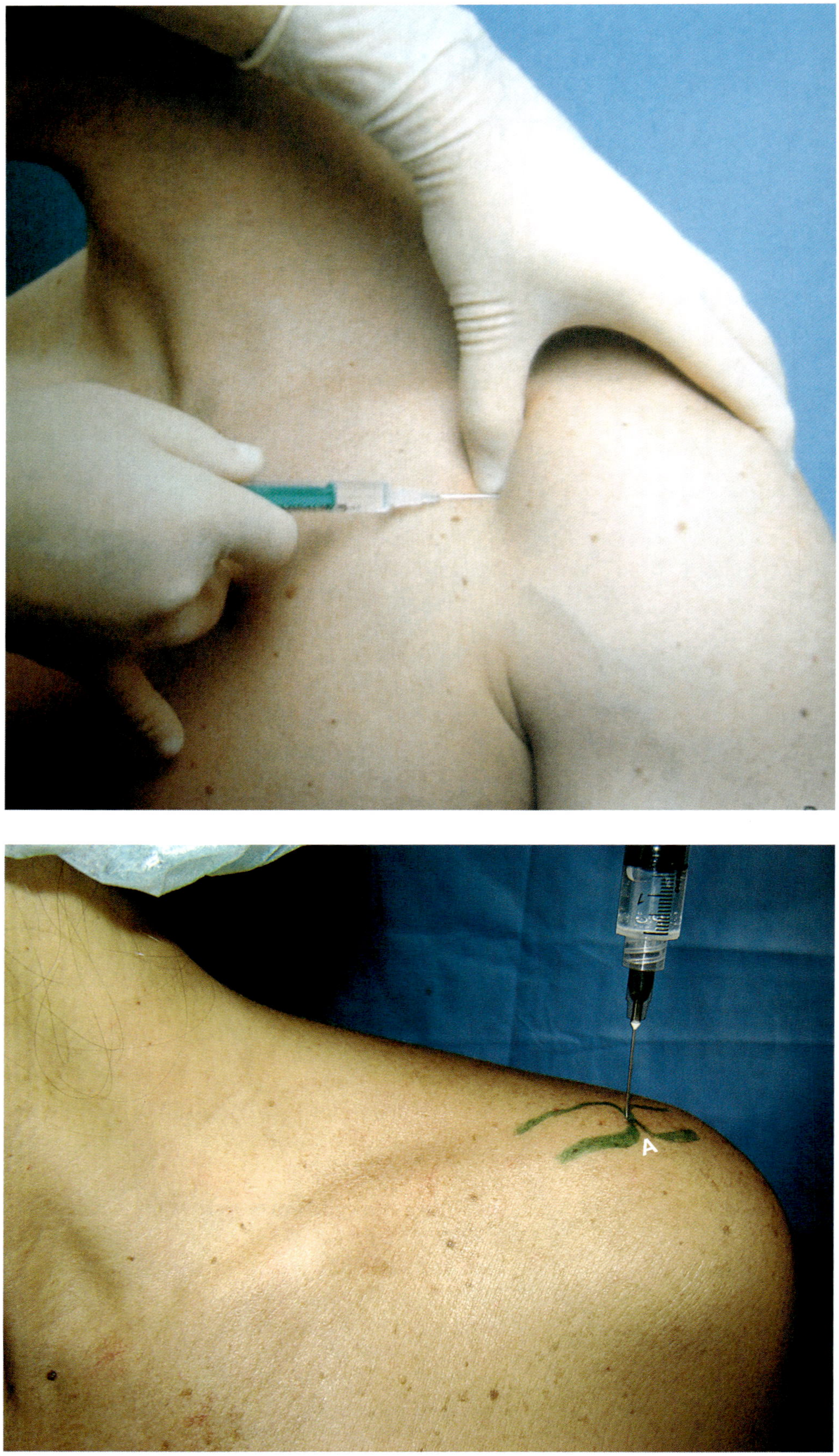

Fig. 12-1. Infiltração intra-articular do ombro.

CAPÍTULO 13

BLOQUEIO SIMPÁTICO CERVICAL

Mesmo seguindo os princípios básicos preconizados para um bom controle álgico, alguns pacientes têm alívio inadequado da dor ou apresentam efeitos adversos intoleráveis com o uso de medicamentos. As técnicas invasivas podem ser utilizadas, como complementação do tratamento geral, até mesmo nas fases iniciais, sempre que houver dificuldade para o alívio da dor. Quando os bloqueios anestésicos são eficazes, há diminuição da dose de analgésicos sistêmicos, diminuindo custos e efeitos colaterais. A analgesia obtida pelos bloqueios dos nervos periféricos, tem maior eficácia quando as dores são localizadas, mas ocorrem falhas em regiões que recebem inervação múltipla. Os bloqueios anestésicos interrompem, temporariamente, as vias nervosas nociceptivas no sistema nervoso periférico, melhoram a perfusão tecidual por alteração da vasoatividade, relaxam a musculatura estriada e reduzem o tônus neurovegetativo.

Podem ser utilizados para estabelecer o diagnóstico, o prognóstico, sugerir a terapêutica e atuarem profilaticamente em várias condições dolorosas.

O bloqueio simpático, com propósito diagnóstico ou terapêutico, pode ser obtido com diversos agentes. O mais utilizado é o bloqueio com anestésico local, que possibilita avaliar o grau de envolvimento do simpático em cada caso.

BLOQUEIO DO GÂNGLIO ESTRELADO

INDICAÇÕES

Os bloqueios anestésicos das vias neurovegetativas simpáticas são úteis no controle temporário da dor, para preparar os pacientes para a reabilitação da síndrome dolorosa regional complexa (SDRC) nos membros, anteriormente designada como Distrofia Simpático-Reflexa; para o tratamento da dor isquêmica, que ocorre na embolia arterial da região do braço e na doença de Raynaud; na neuralgia herpética e pós-herpética em face e região cervical baixa; na síndrome pós-traumática, em síndromes dolorosas relacionadas ao câncer (pós-cirúrgica, pós-radioterapia ou quimioterapia); e é motivo de controvérsia na doença de Meniere.

TÉCNICA PARATRAQUEAL

Possibilita maior facilidade de execução quando comparada com a técnica posterior [Raj, 2006].

Coloca-se o paciente em posição supina com um coxim apoiando os ombros, objetivando provocar a hiperextensão do pescoço. Os dedos médio e indicador são colocados acima da junção esternoclavicular na área paratraqueal imediata ao nível de C7 (Figs. 13-1 e 13-2). Após sentir a pulsação da artéria carótida, afastamo-la juntamente com o músculo esternocleidomastóideo, em direção lateral. Uma agulha calibre 22 com 3-5 cm de comprimento é introduzida perpendicularmente na pele, em direção ao corpo vertebral de C7. Obtido contato com a superfície óssea, recua-se 1-2 mm, para que se evite injeção na massa do músculo longo do pescoço (Fig. 13-1), injetando-se a solução anestésica após teste de aspiração negativa para líquor ou sangue.

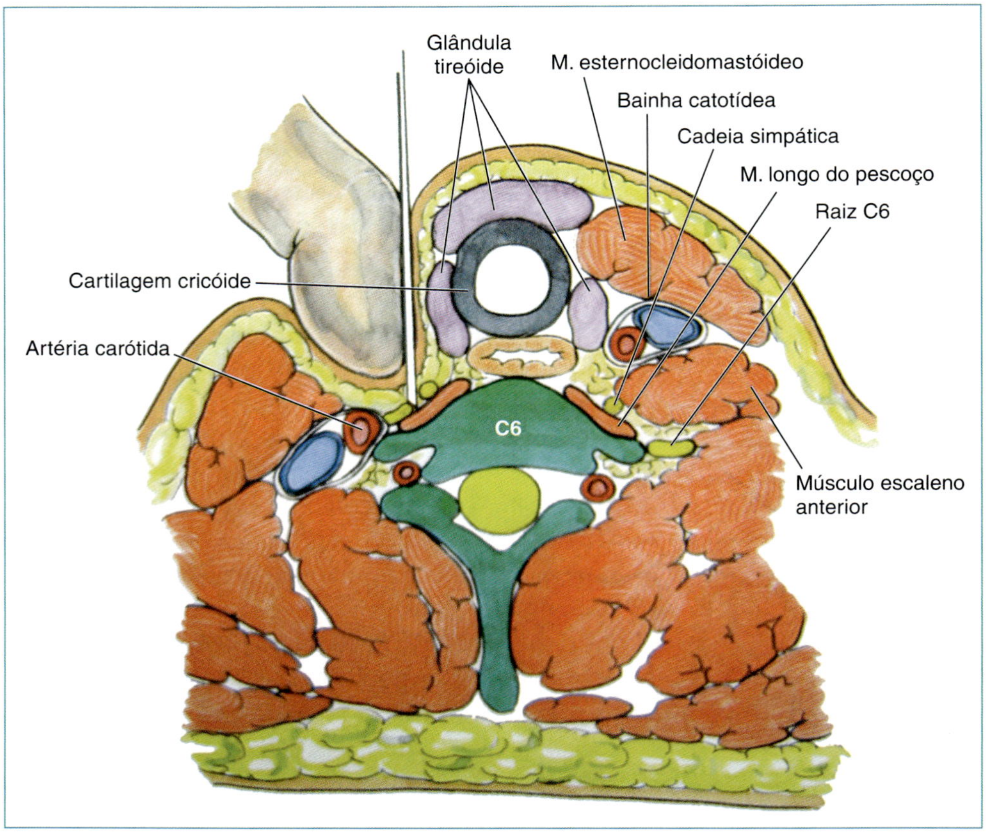

Fig. 13-1. Bloqueio do gânglio estrelado – Visão esquemática. (Extraída de Brown DL. *Atlas of regional anesthesia*. 2ª ed. Philadelphia: WB Saunders, 1999.)

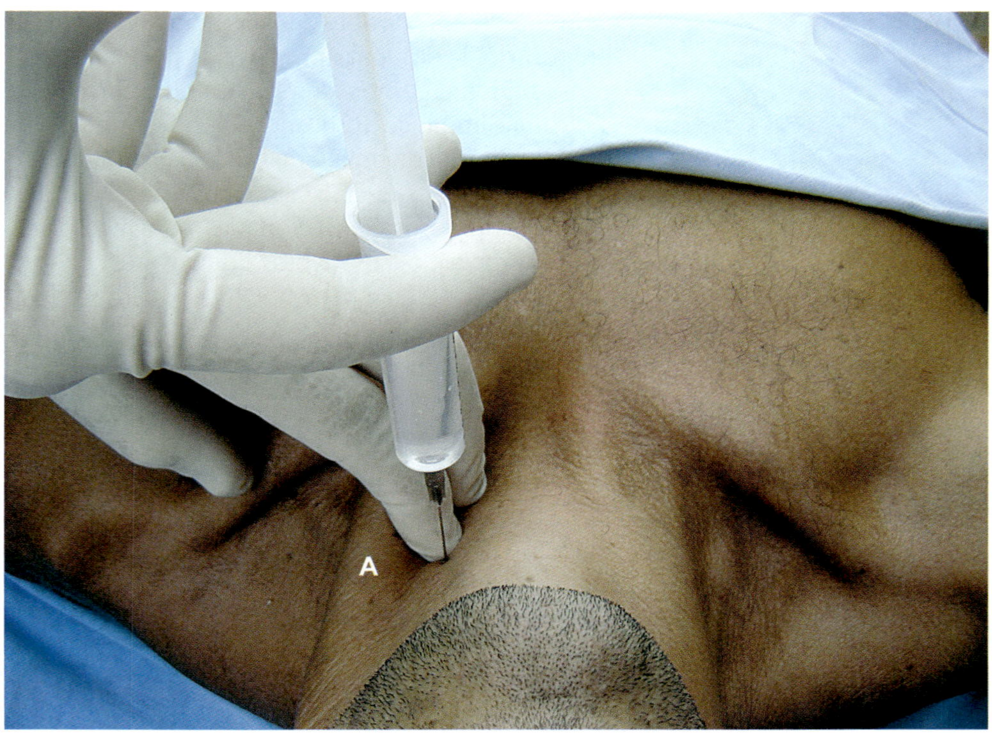

Fig. 13-2. Bloqueio do gânglio estrelado técnica: *A)* músculo ECM.

DOSE

Após dose-teste com 5 ml de solução de lidocaína a 1%, injeta-se 10 ml de um anestésico local de longa duração, como a bupivacaína 0,25% ou ropivacaína 0,2%, sempre com aspirações intermitentes.

Fatores indicativos do local exato da injeção:

- Síndrome de Horner.
- Elevação da temperatura do membro ipsilateral de até 2°C, quando comparado a outro membro.
- Rouquidão e desconforto na região proximal da traquéia.

Complicações:

- Punção da artéria vertebral ou carótida.
- Injeção no espaço subaracnóideo.
- Pneumotórax.
- Lesão de plexo braquial.

DICAS

- A hiperextensão do pescoço é importante para o êxito do procedimento.
- Volumes de 10 ml tendem a levar ao bloqueio de todas as fibras nervosas simpáticas do membro superior, até mesmo pacientes com nervos anômalos de Kuntz.
- Este procedimento pode ser indicado mais precocemente quando houver intolerância medicamentosa.
- Manter o paciente internado por pelo menos 1 hora após o bloqueio.

CAPÍTULO 14

CASOS CLÍNICOS

1. **Paciente 25 anos, IMC 26, clinicamente bem, apresentando fratura exposta em terço médio da clavícula.**

CIRURGIA

Limpeza cirúrgica + fixação.

ANESTESIA REALIZADA

Bloqueio do plexo braquial, via interescalênica.

COMENTÁRIO

Esta opção deu-se em virtude de ser a área afetada inervada por nervos cervicais do plexo braquial, que são envolvidos nos bloqueios mais proximais. O procedimento em questão, por ser em caráter de urgência, envolvia a possibilidade de estômago cheio, o que reforça a escolha.

2. **Paciente 59 anos, IMC 27, cardiopata, hipertenso, apresentando fratura de clavícula e punho. Solicita não ser submetido à anestesia geral, se possível.**

CIRURGIA

Osteossíntese de clavícula e dos ossos do antebraço.

ANESTESIA REALIZADA

Bloqueio interescalênico + bloqueio axilar.

COMENTÁRIO

Inicialmente, o bloqueio interescalênico foi realizado ao nível de C6, com pouco volume de solução anestésica (25 ml), visando o procedimento na clavícula. Após a fixação desta, foi possível o posicionamento do braço para a realização do bloqueio axilar, objetivando efetivar a anestesia para o procedimento do punho. A tentativa de administração em dose única, ao nível de C6, mesmo utilizando-se volumes maiores de solução anestésica, provavelmente levaria à falha parcial distal.

3. **Paciente 27 anos, IMC 24, apresentando fratura fechada distal de rádio.**

CIRURGIA

Osteossíntese de rádio com placa.

ANESTESIA REALIZADA

Bloqueio axilar com lidocaína a 2%, adrenalina + bloqueio de nervo radial no cotovelo com bupivacaína a 0,5%.

COMENTÁRIO

A lidocaína foi o anestésico de escolha para o bloqueio axilar, em função da estimativa de 60 minutos de duração para o ato cirúrgico. O bloqueio do nervo radial com bupivacaína a 0,5% objetivou analgesia pós-operatória de longa duração. Seria opção válida a injeção de anestésico local de ação prolongada no nervo radial, ao identificá-lo, durante o bloqueio axilar, através do EN. Nos demais nervos seria utilizado anestésico local de ação curta.

4. **Paciente 45 anos, IMC 22, apresentando síndrome do túnel de carpo.**

CIRURGIA

Neurólise do nervo mediano sob isquemia do membro.

ANESTESIA REALIZADA

Geral venosa + infiltração local.

COMENTÁRIO

A técnica foi proposta em função do pequeno porte cirúrgico com duração prevista de 15 minutos. Após a indução anestésica, foi realizada isquemia do membro e infiltração local pelo cirurgião, com bupivacaína a 0,35% (5 ml). É boa opção para pequenos procedimentos, mesmo sob isquemia, a associação de anestesia venosa ou sedação e analgesia venosa com infiltração local ou bloqueios regionais específicos para a área manipulada. Não é justificável a realização de bloqueios que envolvem grandes massas de anestésico local para procedimentos cirúrgicos de mínimo porte.

5. **Paciente 23 anos. Apresenta fratura da falange proximal do 5º dedo da mão.**

CIRURGIA

Redução + fixação percutânea.

ANESTESIA REALIZADA

Bloqueio do nervo ulnar no punho.

COMENTÁRIO

O 5º dedo é inervado apenas pelo nervo ulnar. Entretanto, no punho é necessário que sejam bloqueados seus ramos dorsal e palmar. Outra opção seria seu bloqueio no cotovelo.

6. **Paciente 48 anos, IMC 26, apresentando fratura distal dos ossos do antebraço.**

CIRURGIA

Osteossíntese dos ossos do antebraço.

ANESTESIA REALIZADA

Bloqueio interescalênico. Apresentou falha parcial na área dos nervos ulnar e mediano. Bloqueio complementar destes nervos em torno do cotovelo.

COMENTÁRIO

Os bloqueios dos nervos dos membros superiores, em níveis mais distais, são de grande utilidade na complementação de falhas parciais de bloqueios do plexo braquial. São melhor alternativa que a repetição do bloqueio em outro segmento do plexo, pois se efetivam com pouca massa de anestésico local.

7. **Paciente 38 anos, IMC 21, apresentando seqüelas pós-traumáticas de antebraço, punho e mão.**

CIRURGIA

Correção cirúrgica de seqüelas de fraturas múltiplas.

ANESTESIA REALIZADA

Bloqueio de plexo braquial contínuo via infraclavicular pela técnica de Borgeat (Cap. 9).

COMENTÁRIO

Esta opção foi em virtude desta técnica possibilitar melhores condições de instalação do cateter, além de ser adequada para anestesia nas áreas envolvidas no procedimento cirúrgico. A analgesia pós-operatória foi efetuada com a permanência do cateter por 72 horas. O bloqueio simpático concomitante ao bloqueio somático também possui efeito benéfico no tratamento das lesões.

8. **Paciente 25 anos, IMC 23, apresentando luxação traumática de ombro.**

CIRURGIA

Redução incruenta + imobilização.

ANESTESIA REALIZADA

Bloqueio de plexo braquial, via interescalênica, com lidocaína a 2% (400 mg).

COMENTÁRIO

Esta opção técnica se deu em função da boa analgesia e relaxamento muscular da cintura escapular que produz requisitos necessários ao procedimento. Foi utilizada lidocaína pelo bom bloqueio motor que promove e o fato de ser o pós-operatório indolor, não requerendo analgesia prolongada. A anestesia venosa foi evitada por se tratar de intervenção de urgência, estando o paciente de estômago cheio.

9. **Paciente 65 anos, IMC 26, apresentando artropatia de ombro.**

CIRURGIA

Artroplastia de ombro.

ANESTESIA REALIZADA

Geral + bloqueio de plexo braquial contínuo, Técnica interescalênica por abordagem lateral (p. 73).

COMENTÁRIO

O tempo cirúrgico acima de 2 horas, o desconforto postural (paciente semi-sentado) e a manipulação cirúrgica intensa, próximo à face do paciente, nos levou à associação com anestesia geral. O bloqueio do plexo braquial foi realizado com EN, sob sedação e analgesia anteriormente à indução anestésica. Foi utilizada a abordagem lateral modificada (técnica de Borgeat), para facilitar a passagem do cateter, que teve por finalidade analgesia pós-operatória. Este foi tunelizado 6 cm, para manter-se afastado do campo cirúrgico. Utilizou-se ropivacaína a 0,5% (30 ml). A adição de adrenalina ao anestésico local, foi evitada pois parece ser um dos fatores relacionados com a ocorrência de hipotensão e bradicardia graves, em pacientes semi-sentados. O reflexo de Bezold-Jarisch seria responsável por este evento (p. 70). A rotação forçada da cabeça contralateralmente à cirurgia não deve ocorrer, pois pode levar a danos do plexo braquial que tenderão a ser atribuídos ao bloqueio anestésico. O bloqueio através de acesso posterior seria outra opção.

10. **Paciente 77 anos, IMC 38, apresentando fratura de punho.**

CIRURGIA

Fixação percutânea de rádio distal.

ANESTESIA REALIZADA

Venosa regional (Bier) com lidocaína a 0,5%.

COMENTÁRIO

A opção técnica se deveu à dificuldade de localização de referências anatômicas, em função da obesidade do paciente e ao fato de ser o procedimento percutâneo e de curta duração.

11. **Paciente 23 anos, IMC 23, apresentando fratura de úmero à direita + fratura dos ossos do antebraço à esquerda.**

CIRURGIA

Fixação da fratura de úmero direito + fixação dos ossos do antebraço esquerdo.

ANESTESIA REALIZADA

Bloqueio interescalênico à direita + bloqueio axilar à esquerda.

COMENTÁRIO

Efetuou-se, inicialmente, o bloqueio interescalênico, visando o procedimento do úmero. Após a conclusão deste realizou-se o bloqueio axilar à esquerda. O intervalo entre os bloqueios (cerca de 2 horas) visou evitar um nível plasmático elevado, como ocorreria se fossem realizados de forma concomitante. Apesar da produção de bloqueio do nervo frênico pela técnica interescalênica, o que a contra-indica bilateralmente, o mesmo não ocorre pela via axilar.

REFERÊNCIAS BIBLIOGRÁFICAS

Barker KF, Coventry DM. Sequence of nerve blockade in brachial plexus anaesthesia-safety before speed. *Acta Anaesth Scand* 2000;44:1028.

Beato L, Camocardi G, Imbelloni LE. Bloqueio do plexo braquial pela via posterior com uso de neuroestimulador e ropivacaina a 0,5%. *Rev Bras Anestesiol* 2005;55(4):421-8.

Boezaart AP, Korn R, Rosenquist RW. Paravertebral approach to the brachial plexus: An anatomic improvement in technique. *Reg Anesth Pain Med* 2003;28:241-244.

Borgeat A, Ekatodramis G, Blumenthal S. Interscalene brachial plexus anesthesia with ropivacaine 5 mg/mL and bupivacaine 5 mg/mL: effects on electrocardiogram. *Reg Anesth Pain Med* 2004;29(6):557-563.

Borgeat A, Ekatodramis G, Dumont C. An evaluation of the infraclavicular block via a modified approach of the raj technique. *Anesth Analg* 2001;93:436-41.

Bouaziz H, Narchi P, Mercier FJ, Labaille T, Zerrouk N, Girod J, Benhamou D. Comparison between conventional axillary block and a new approach at the midhumeral level. *Anesth Analg* 1997;84(5):1058-62.

Brown DL, Bridenbaugh LD. The upper extremity somatic block. In: Cousins MJ, Bridenbaugh PO (eds). *Neural blockade in clinical anesthesia and management of pain.* Philadelphia: Lippincott-Raven, 1998. p. 345-71.

Brown DL, Cahill DR, Bridenbaugh LD. Supraclavicular nerve block: anatomic analysis of a method to prevent pneumothorax. *Anesth Analg* 1993;76:530-4.

Brown DL. Upper extremity block anatomy. In: *Atlas of regional anesthesia*, 2nd ed. Philadelphia: W.B. Saunders Co, 1999. p. 13-22.

Candido KD, Doty Jr R, Nader A, Kendall MC, Yaghmour EM, Kataria TC, McCarthy R. Neurologic sequelae after interscalene brachial plexus block for shoulder/upper arm surgery: the association of patient, anesthetic, and surgical factors to the incidence and clinical course. *Anesth Analg* 2005;100:1489-95.

Carles M, Pulcini A, Macchi P, Duflos P, Raucoules-Aime M, Grimaud D. An evaluation of the brachial plexus block at the humeral canal using a neurostimulator (1417 patients): the efficacy, safety, and predictive criteria of failure. *Anesth Analg* 2001;92:194-8.

Casati A, Fanelli G, Cedrati V, Berti M, Aldegheri G, Torri G. Pulmonary function changes after interscalene brachial plexus anesthesia with 0.5% and 0.75% ropivacaine: a double-blinded comparison with 2% mepivacaine. *Anesth Analg* 1999;88:587-92.

Chambers WA. Peripheral nerve damage and regional anesthesia. *Br J Anaesth* 1992;69:429-30.

Cockings E, Moore PL, Lewis RC. Transarterial brachial plexus blockade using high doses of 1.5% mepivacaine. *Reg Anesth* 1987;12:159-64.

Coleman MM, Peng PW, Regan JM, Chan VWS. Qunatitative comparison of leakage under the tourniquet in forearm versus conventional intravenous regional anesthesia. *Anesth Analg* 1999;89:1482-6.

Cousins MJ, Bridenbaugh PO (eds). *Neural blockade in clinical anesthesia and management of pain*, 2nd ed. Philadelphia: J B Lipincott, 1988.

Cruvinel MGC, Castro CHV, Silva YP, França FO, Lago F. Estudo radiológico da dispersão de diferentes volumes de anestésico local no bloqueio de plexo braquial pela via posterior. *Rev Bras Anestesiol*, 2005;55(5):508-516.

Dalens B, Vanneuville G, Tanguy A. A new parascalene approach to the brachial plexus in children: comparison with the supraclavicular approach. *Anest Analg* 1987;66(12):1264-71.

Gaertner E, Kern O, Mahoudeau G, Freys G, Golfetto T, Calon B. Block of the brachial plexus branches by the humeral route. A prospective study in 503 ambulatory patients. Proposal of a nerve-blocking sequence. *Acta Anaesth Scand* 1999;43(6):609-13.

Gentili F, Hudson AR, Hunter D, Kline Dg. Nerve injection infury with local anesthetic agents: a light and electron microscopic, fluorescent microscopic, and horseradish peroxidase study. *Neurosurgery* 1980;6:263-72.

Gerancher JC. Regional anesthesia for the upper extremity. In: Fleisher LA, Prough DS, ed. *Problems in anesthesia*. Philadelphia: Lippincott Williams & Wilkins 2000;113-23.

Harry WG, Bennet JDC, Guha SC. Scalene muscles and the brachial plexus: anatomical variations and their clinical significance. *Clin Anat* 1997;10:250-2.

Henderson CL, Warriner CB, McEwan JA et al. A North American survey of intravenous regional anesthesia. *Anesth Analg* 1997;85:858-63.

Herley N, Gjessing J. A critical assessment of supraclavicular brachial plexus block. *Anaesthesia* 1969;24:564-70.

Hickey R, Ramamurthy S. The diagnosis of phrenic nerve block on chest x-ray by a double-exposure technique. *Anesthesiology* 1989;70:704-7.

Kahn RL, Hargett MJ. Beta-adrenergic blockers and vasovagal episodes during shoulder surgery in the sitting position under interscalene block. *Anesth Analg* 1999;88:378-81.

Kapral S, Jandrasits O, Schabernig C, Likar R, Reddy B, Mayer N, Weinstabl C. Lateral infraclavicular plexus block vs axillary block for hand and forearm surgery. *Acta Anaesth Scand* 1999;43(10):1047-52.

Kleinschmidt S, Stockl W, Wilhelm W, Larsen R. The addition of clonidine to prilocaine for intravenous regional anaesthesia. *Eur J Anaesthesiol* 1997;14(1):40-6.

Koscielniak-Nielsen ZJ, Rotboll Nielsen P, Risby Mortensen C. A comparison of coracoid and axillary approaches to the brachial plexus. *Acta Anaesth Scand* 2000;44:274-9.

Kulenkampff D, Persky MA. Brachial plexus anesthesia: Its indications, technic, and dangers. *Ann Surg* 1928;87:883.

Lane CS. Modified forearm intravenous regional analgesia for hand surgery. *J Hand Surg* 1991;16(1):181.

Lanz E, Theiss D, Jankovic D. The extent of blockade following various techniques of brachial block. *Anesth Analg* 1983;62:55-8.

Liguori GA, Kahn RL, Gordon J, Gordon MA, Urban MK. The use of metoprolol and glycopyrrolate to prevent hypotension/bradycardia events during shoulder arthroscopy in the sitting position under interscalene block. *Anesth Analg* 1998;87:1320-5.

Lombard TP, Couper JL. Bilateral spread of analgesia following interscalene brachial plexus block. *Anesthesiology* 1983;58:472-3.

McCann PD, Bindelglass DF. The brachial plexus: clinical anatomy. *Orth Rev* 1991;20:413-9.

Moore DC, Brigenbaugh LD. Pneumothorax. Its incidence following brachial plexus block analgesia. *Anesthesiology* 1954;15:475-479.

Neal JM, Hebl JR, Gerancher JC et al. Brachial plexus anesthesia: essentials of our current understanding. *Reg Anesth Pain Med* 2002;27:402-28.

Pham-Dang C, Gunst JP, Gouin F, Poirier P, Touchais S, Meunier JF et al. A novel supraclavicular approach to brachial plexus block. *Anesth Analg* 1997;85(1):111-6.

Pippa P, Cominelli E, Marinelli C, Aito S. Brachial plexus block using the posterior approach. *Eur J Anaesth* 1990;7:411-420.

Pollock JE. Regional Anesthesia for hand surgery. *Techniques in Regional Anesthesia and Pain Management* 1999;3:79-84.

Raj PP, Lou L, Erdine S, Staats SP, Waldman DS. Stellate Ganglion Block. In: *Radiographic imaging for regional anesthesia and pain management.* Churchill Livingstone, 2006. p. 72-80.

Raj PP, Garcia CE, Burleson JW, Jenkins MT. The site of action of intravenous regional anesthesia. *Anesth Analg* 1972;51:776-86.

Raj PP, Montgomery SJ, Nettles D et al. Infraclavicular brachial plexus block: a new approach. *Anesth Analg* 1973;52:897-904.

Reuben SS, Reuben JP. Brachial plexus anesthesia with verapamil and/or morphine. *Anesth Analg* 2000;91:379-83.

Ritchie ED, Tong D, Chung F et al. Suprascapular nerve block for postoperative pain relief in arthroscopic shoulder surgery: a new modality? *Anesth Analg* 1997;84:1306-12.

Rodriguez J, Barcena M, Rodriguez V, Aneiros F, Alvarez J. Infraclavicular brachial plexus block effects on resipratory function and extent of the block. *Reg Anesth Pain Med* 1998;23:564-8.

Salazar CH, Espinosa W. Infraclavicular brachial plexus block: variation in approach and results in 360 cases. *Reg Anesth Pain Med* 1999;24(5):411-6.

Sims JK. A modification of landmarks for infraclavicular approach to brachial plexus block. *Anesth Analg* 1977;56(4):554-5.

Skabelund C, Racz G. Indications and technique of thoracic neurolysis. *Curr Rev P* 3: 400-405, 1999.

Thompson GE. The multiple compartment approach to brachial plexus anesthesia. *Techniques in Reg Anesth Pain Manag* 1997;1:163-8.

Urmey WF, Glowggler PJ. Pulmonary function changes during interscalene block: effects of decreasing local anesthetic injection volume. *Reg Anesth* 1993;18:244-9.

Urmey WF, Grossi P. Sharrock NE, Stanto J, Gloeggler PJ. Digital pressure during interscalene block is clinically ineffective in preventing anesthetic spread to the cervical plexus. *Anesth Analg* 1996;83:366-70.

Urmey WF, McDonald M. Hemidiaphragmatic paresis during interscalene brachial plexus block: effects on pulmonary function and chest wall mechanics. *Anesth Analg* 1992;74:352-7.

Urmey WF, Talts KH, Sharrock NE. One hundred percent incidence of hemidiaphragmatic paresis associated with interscalene brachial plexus anesthesia diagnosed by ultrasonography. *Anesth Analg* 1991;72:498-503.

VadeBoncouer TR, Weinberg GL. Supraclavicular brachial plexus anesthesia using the plumb bob method. *Techniques in Regional Anesthesia and Pain Management* 1997;1:151-6.

Vester-Andersen T, Christiannsen C, Hansen A, Sorensen M, Meisler C. Interscalene brachial plexus block: area of analgesia, complications and blood concentrations of local anesthetics. *Acta Anaesth Scand* 1981;25:81-4.

Whiffler K. Coracoid block – a safe and easy technique. *Br J Anaesth* 1981;53(8):845-8.

Williams PL, Warwick R, Dyson M, Bannister LH. The Brachial Plexus. In: *Gray's Anatomy*. 37th ed. London: Churchill Livingstone, 1989. pp. 1131-37 and 1150-1153.

Wilson JL, Brown DL, Wong G. Infraclavicular brachial plexus block: parasagital anatomy important to the coracoid technique. *Anesth Analg* 1998;87:87-3.

Winnie AP, Ramamurthy S, Durrani Z. Interscalene cervical plexus block: a single injection technic. *Anesth Analg* 1975;65:370-5.

Winnie AP, Tay C-H, Patel KP, Ramamurthu S, Durrani Z. Pharmacokinetics of local anesthetics during brachial plexus blocks. *Anesth Analg* 1977;56:852-61.

Winnie AP. *Anestesia de plexos.* Barcelona: 1ª ed. Salvat Editora, 1986. p. 242-45.

Winnie AP. Interscalene brachial plexus block. *Anesth Analg* 1970;49:455-466.

Wong GY, Brown DL, Miller GM, Cahill DR. Defining the cross-sectional anatomy important to interscalene brachial plexus block with magnetic resonance imaging. *Reg Anesth Pain Med* 1998;23(1):77-80.

Yamamoto K, Tsubokawa T, Shibata K, Kobayashi T. Area of paresthesia as determinant of sensory block in axillary brachial plexus bloc. *Reg Anesth* 1995;20(6):493-7.

Zenz M, Tryba M, Horch C. Sympathicusblockade nach Plexusanaesthesic. *Reg Anaesth* 1986;9:84-7.

PARTE III

BLOQUEIO DOS NERVOS PERIFÉRICOS DOS MEMBROS INFERIORES

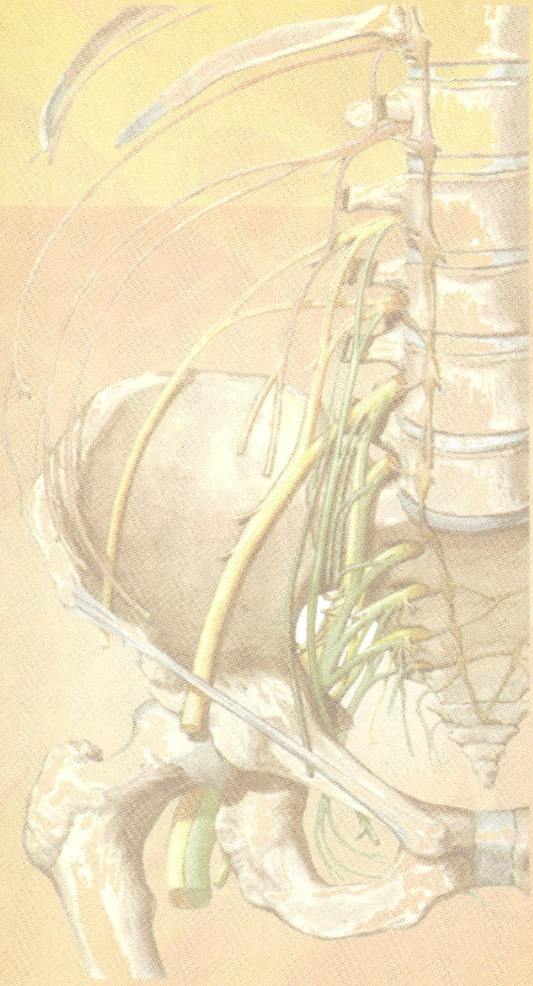

Na última década, a utilização destas técnicas anestésicas, envolvendo membros inferiores, tem sido crescente.

Sua baixa morbidade e possibilidade de efeito analgésico prolongado são aspectos marcantes. A superior qualidade de analgesia pós-operatória com relação aos opióides venosos é inquestionável [Enneking, 2005]. Embora considerando a necessidade freqüente de associação de bloqueios, como dos nervos ciático e femoral, os riscos de níveis sistêmicos tóxicos são mínimos. Estudos em 2.175 pacientes submetidos a estes bloqueios associados não registraram qualquer caso de intoxicação sistêmica pelo AL [Fanelli, 1999]. Contribuiu para isso serem estas áreas de injeção, de baixa velocidade de absorção sistêmica, sendo o pico plasmático obtido somente após aproximadamente 60 minutos [Misra, 1991; Simon, 1990].

Em outra série de 19.768 pacientes submetidos a bloqueios dos membros inferiores (femoral ou ciático), houve a ocorrência de 2 episódios de crise convulsiva e 8 de neuropatias periféricas [Auroy, 2002].

CAPÍTULO 15

SUPRIMENTO NERVOSO DO MEMBRO INFERIOR

PLEXO LOMBAR E SACRO ANATOMIA

A inervação do membro inferior é composta por nervos oriundos do plexo lombar e sacro. Anatomicamente, este consiste de 2 plexos distintos: o plexo lombar e o plexo sacro (Fig. 15-1).

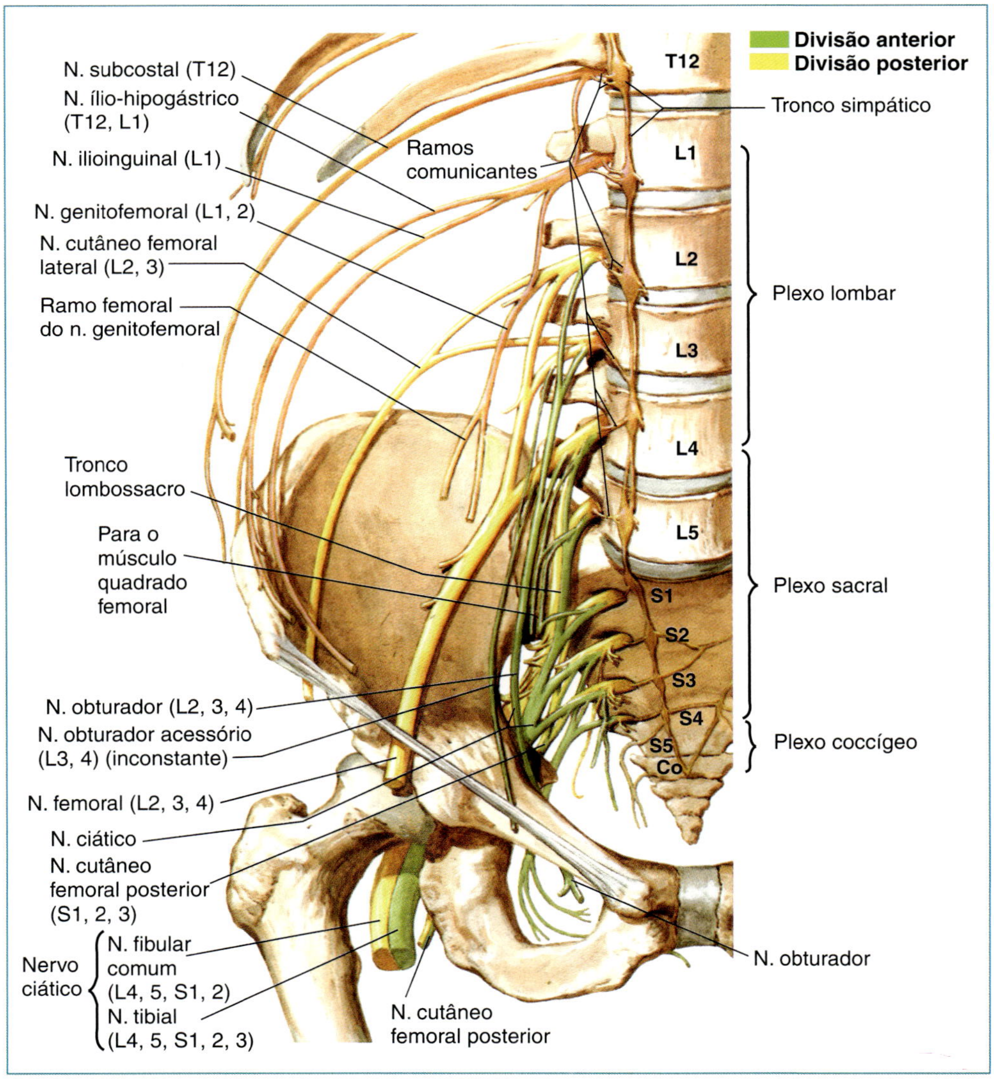

Fig. 15-1. Nervos do plexo lombar e sacro. (Extraída de Netter FH. *Atlas de anatomia humana*. 8ª ed. Porto Alegre: Artes Médicas, 1996.)

O plexo lombar é formado pelos ramos anteriores dos 4 primeiros nervos lombares (L1-L4). Há participação freqüente do ramo de T12 e eventual do ramo de L5 (Fig. 15-2).

O plexo sacro origina-se dos ramos anteriores dos 4º e 5º nervos lombares (L4-L5) e dos 3 ou 4 primeiros nervos sacros (S1, S2, S3, S4) (Fig. 15-3).

Os ramos de L4 e L5 têm participações comuns nos plexos lombar e sacro. Formam o tronco lombossacro. De cada uma das pelo menos 8 raízes dos nervos espinhais que formam o plexo lombossacro originam-se duas divisões: anterior e posterior (Fig. 15-3).

As divisões anteriores serão responsáveis, predominantemente, pela inervação da porção ventral dos membros inferiores, enquanto as divisões posteriores pela porção dorsal.

A inervação para os músculos da região anterior e medial da coxa provém do plexo lombar. A dos músculos da região glútea, posterior da coxa e dos demais abaixo do joelho, provém do plexo sacro.

O plexo lombossacro como um todo efetiva o suprimento nervoso do membro inferior, através de cinco grandes nervos. São eles: nervo femoral, nervo cutâneo lateral femoral e nervo obturador, derivados do plexo lombar (Fig. 15-4). Nervo cutâneo femoral posterior e nervo ciático, derivados do plexo sacro (Fig. 15-1). Porém, as raízes superiores do plexo lombar dão origem aos nervos ílio-hipogástrico e ilioinguinal (T12-L1) e genitofemoral (L1-L2), que contribuem com a inervação do segmento proximal da coxa.

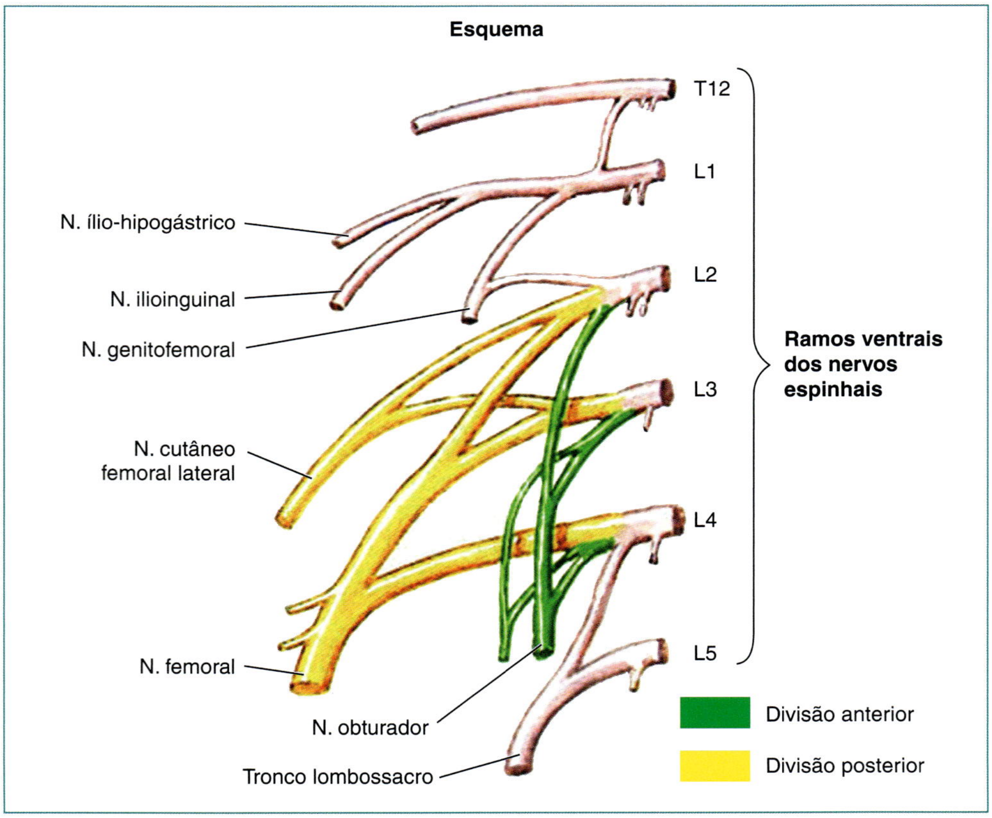

Fig. 15-2. Formação do plexo lombar. (Extraída de Netter FH. *Atlas de anatomia humana*. 8ª ed. Porto Alegre: Artes Médicas, 1996.)

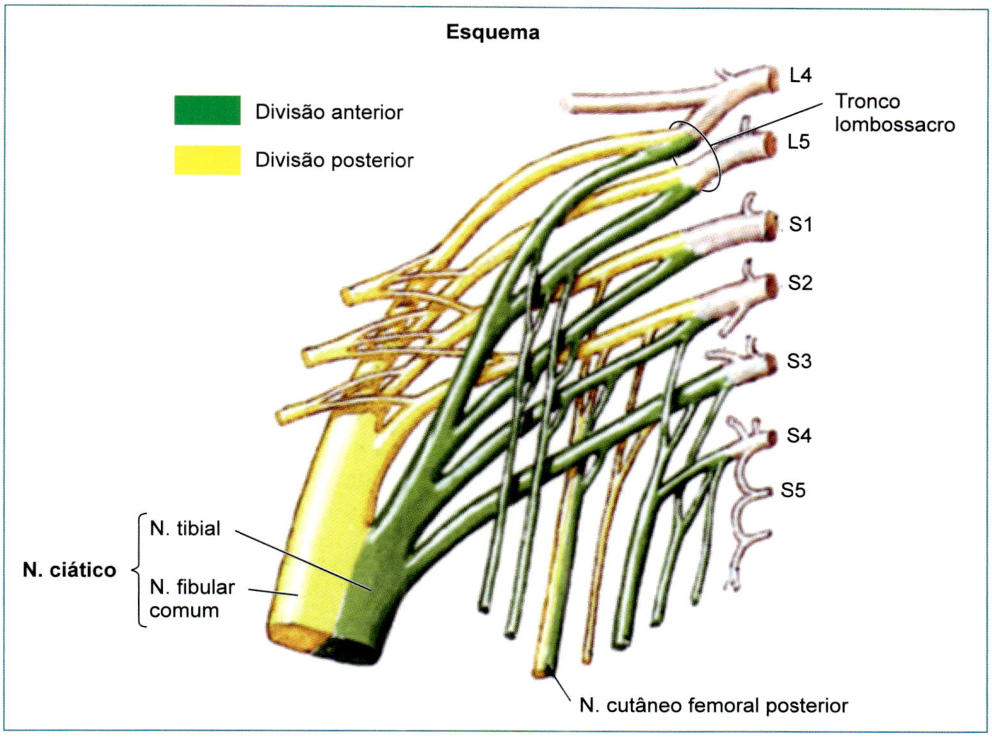

Fig. 15-3. Formação do plexo sacro. (Extraída de Netter FH. *Atlas de anatomia humana*. 8ª ed. Porto Alegre: Artes Médicas, 1996.)

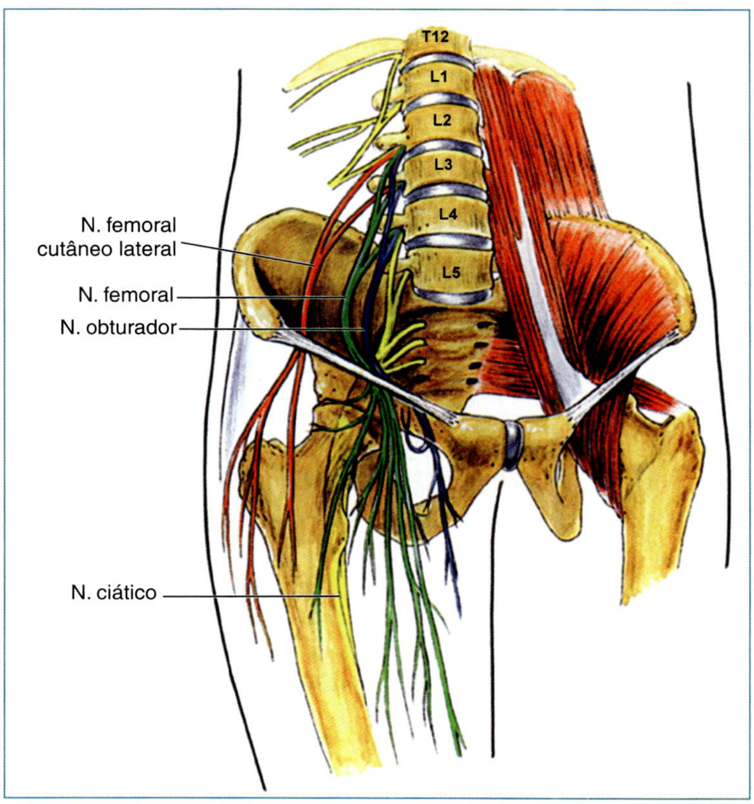

Fig. 15-4. Distribuição dos nervos do plexo lombar. (Extraída de Brown DL. *Atlas of regional anesthesia*. 2ª ed. Philadelphia: WB Saunders Company, 1999.)

Abrangência dos nervos do plexo lombar e sacro

Nervo ilioipogástrico supre a inervação cutânea da região glútea e de músculos da parede abdominal.

- Nervo ilioinguinal supre a área cutânea da região perineal e a região adjacente a esta da parte medial da coxa (Figs. 15-5 e 15-6).
- Nervo genitofemoral supre parte da área genital e a região adjacente a esta da coxa (Figs. 15-5 e 15-6).
- Nervo femoral (L2, L3, L4) inerva o grupo muscular extensor da perna, e parte dos adutores da coxa. Seu suprimento sensitivo inclui a área cutânea da face anterior da coxa e, através de seu maior ramo, o nervo safeno, a área cutânea da região ântero-medial da perna e borda medial do pé. Emite, ainda, ramos sensitivos para as articulações do quadril e do joelho (Figs. 15-5 e 15-6).
- Nervo cutâneo femoral lateral (L2, L3) é apenas sensitivo, responsável pela inervação cutânea da face lateral da coxa que pode atingir até a altura do joelho (Fig. 15-4).
- Nervo obturador (L2, L3, L4), através de seus ramos anterior e posterior, é responsável por grande parte da inervação do grupo muscular adutor da coxa e de pequena área cutânea na região medial distal da coxa. Área esta variável e inconstante. Emite pequenos ramos para a articulação do quadril e joelho (Figs. 15-5 e 15-6).
- Nervo cutâneo femoral posterior (S1, S2, S3) cursa junto ao nervo ciático, até pouco além de sua saída no forame ciático maior. É apenas sensitivo, suprindo a área cutânea da face posterior da coxa, podendo atingir até a região poplítea (Figs. 15-5 e 15-6).

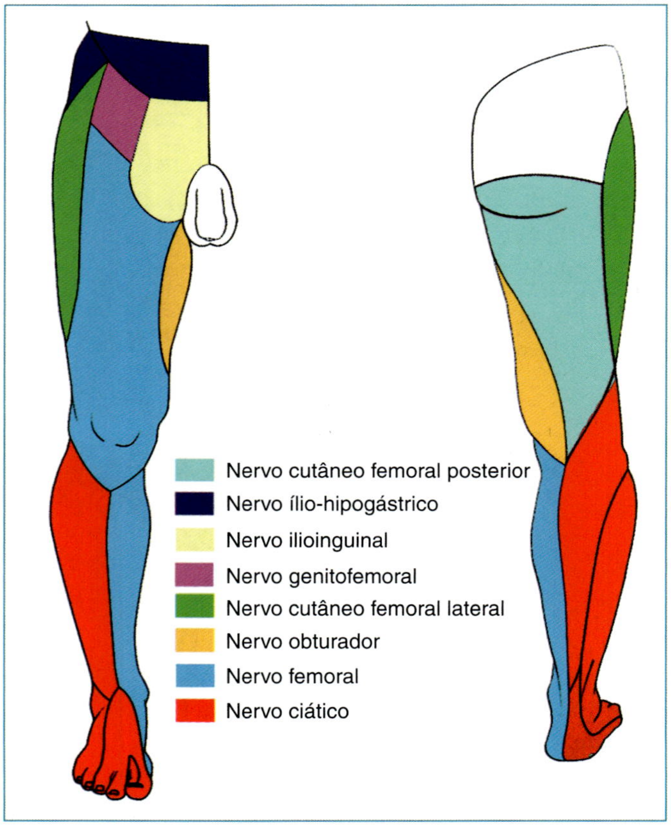

Fig. 15-5. Distribuição cutânea da inervação do membro inferior. (Extraída de Jankovic D. *Regional nerve blocks and infiltration therapy*. 3ª ed. Massachussets: Blackwell Publishing Ltda, 2004.)

Fig. 15-6. (**A**) Distribuição dos nervos superficiais do membro inferior – Vista anterior.
(**B**) Distribuição dos nervos superficiais do membro inferior – Vista posterior.

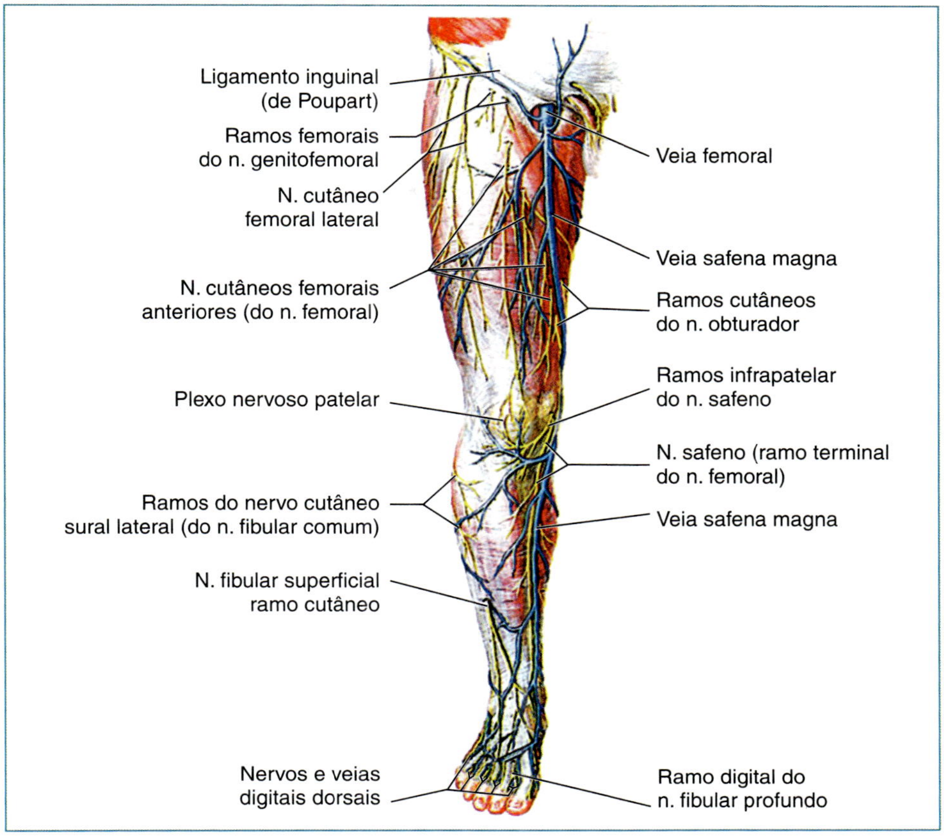

A

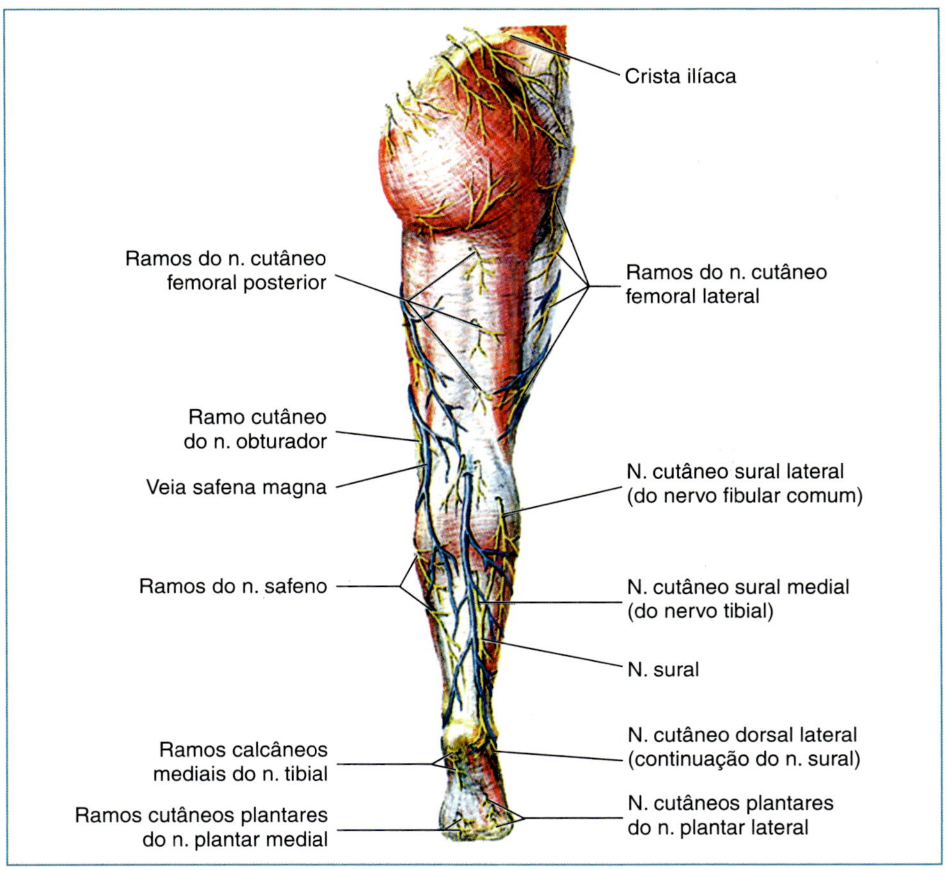

B

- Nervo ciático L4, L5, S1, S2, S3 responsável pela inervação do grupo muscular flexor da perna. Através de seus ramos, supre ainda todos os músculos da perna e do pé, e a inervação sensitiva destes segmentos, excluindo-se somente a área da face medial da perna e borda medial do pé. É formado pela associação de dois grandes troncos nervosos: o tronco tibial, que deriva da divisão anterior dos ramos ventrais e o tronco fibular comum, derivado da divisão posterior dos ramos ventrais dos mesmos 5 nervos, sendo S3 inconstante (Figs. 15-1, 15-5 e 15-6).

Na região poplítea proximal, estes troncos separam-se, seguindo o tronco tibial (n. tibial) medialmente, e o fibular comum, lateralmente. Este último, dividindo-se ao nível do colo da fíbula, nos nervos fibular superficial e fibular profundo, que seguem até o pé.

Maiores detalhes anatômicos serão vistos nos Capítulos 18 e 19.

ANATOMIA DO PLEXO LOMBAR

Nervo/formação	Inervação motora	Inervação sensitiva	Ramo articular
Ílio-hipogástrico T12, L1	Oblíquo interno/externo e transverso abdominal	Parede abdominal inferior e quadrante lateral superior da região glútea	Não
Ilioinguinal L1	Oblíquo interno	Porção inferior-medial do ligamento inguinal	Não
Genitofemoral L1, L2	Cremaster	Porção inferior/intermédia do ligamento inguinal	Não
Cutâneo femoral lateral L2-L3	Não	Região ântero-lateral e parte da região posterior da coxa	Não
Femoral L2, L3, L4 Divisão anterior	Sartório/pectíneo	Região ântero-medial da coxa	Não
Femoral Divisão posterior	Quadríceps	Região anterior da coxa	Quadril e joelho
Safeno	Não	Face medial da perna e pé	Não
Obturador L2, L3, L4 Divisão anterior	Grácil, adutores curto e longo	Variável e inconstante Região póstero-medial distal da coxa e medial do joelho	Quadril
Obturador Divisão posterior	Parte do adutor magno, obturador externo	–	Joelho

Fonte: Adaptado de Enneking FK; Chan V; Greger J; Hadzic A; Lang SA; Horlocker TT. Lower-extremity peripheral nerve blockade: essentials of our current understanding. *Reg Anesth and Pain Med,* 2005;30(1): 4-35.

ANATOMIA DO PLEXO SACRO

Nervo/formação	Inervação motora	Inervação sensitiva	Ramo articular
Glúteos L4-S2	Piriforme, obturador interno, quadrado femoral, glúteos, gêmeos superior e inferior	Área superior/medial reg. glútea	Quadril
Ciático Tronco tibial L4, L5, S1, S2, S3	Bíceps femoral, semitendinoso, adutor magno poplíteo, flexores do pé e gastrocnêmio	Região medial e lateral do calcanhar e planta do pé	Quadril, joelho, tornozelo
Ciático Tronco fibular L4, L5, S1, S2, S3 Ramo fibular superior	Porção curta do bíceps femoral, fibular longo e curto	Região anterior distal da perna e dorso do pé	Joelho e tornozelo
Ciático Tronco fibular Ramo fibular profundo	Extensores do pé e dos dedos	Espaço interdigital entre os 1º e 2º dedos	Tornozelo
Cutâneo sural lateral (ramo do n. fibular comum)	Não	Face lateral proximal da perna	Não
Cutâneo sural medial (ramo do n. tibial) e Sural	Não	Face posterior lateral da perna e borda lateral do pé	Não
Cutâneo femoral posterior S1-S2-S3	Não	Quadrante medial distal da região glútea, região posterior da coxa até a zona poplítea	Não

Fonte: Adaptado de Enneking FK; Chan V; Greger J; Hadzic A; Lang SA; Horlocker TT. Lower-extremity peripheral nerve blockade: essentials of our current understanding. *Reg Anesth and Pain Med,* 2005;30(1): 4-35.

Distribuição nervosa do membro inferior

Os grandes nervos que suprem o membro inferior possuem função mista (sensitiva e motora). O suprimento sensitivo cutâneo está sujeito a algumas variações individuais e superposições de inervação. Uma mesma área cutânea pode ser suprida por mais de um nervo, como ocorre principalmente nas regiões limítrofes, entre as áreas de influência de diferentes nervos. Anastomoses podem ocorrer e contribuem para a imprecisão das regiões inervadas. Os dermátomos, que são as áreas cutâneas supridas por cada nervo espinal, seguem também no membro inferior uma distribuição segmentar, em faixas (Fig. 15-7). O mesmo não ocorre com os miótomos e osteótomos (Figs. 15-8 e 15-9).

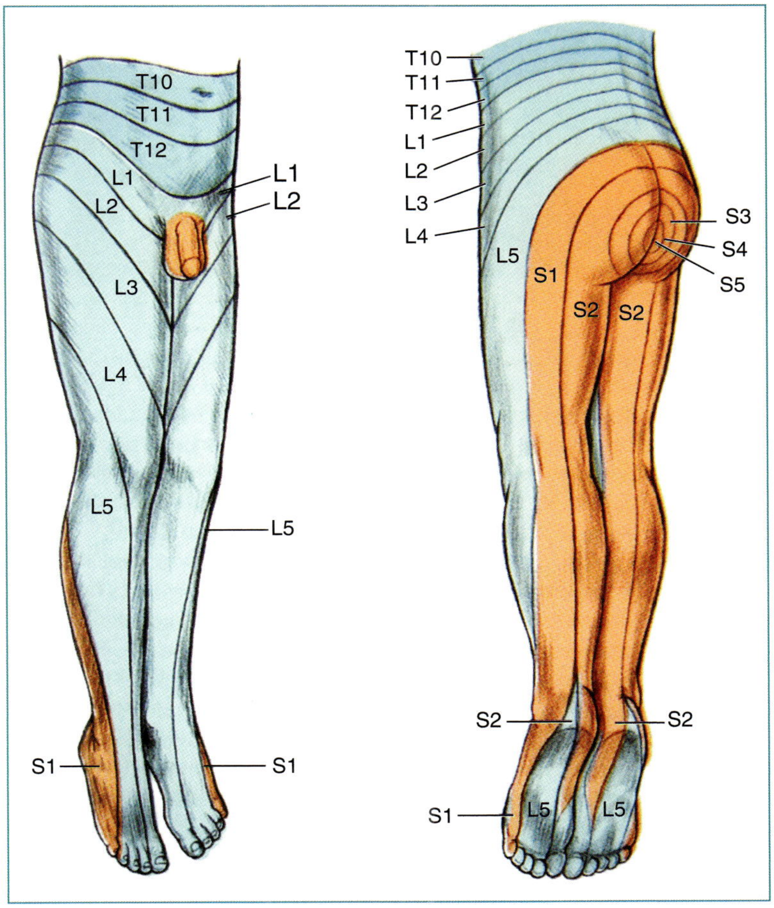

Fig. 15-7. Distribuição dermatomérica dos membros inferiores. (Extraída de Brown DL. *Atlas of regional anesthesia.* 2ª ed. Philadelphia: WB Saunders Company, 1999.)

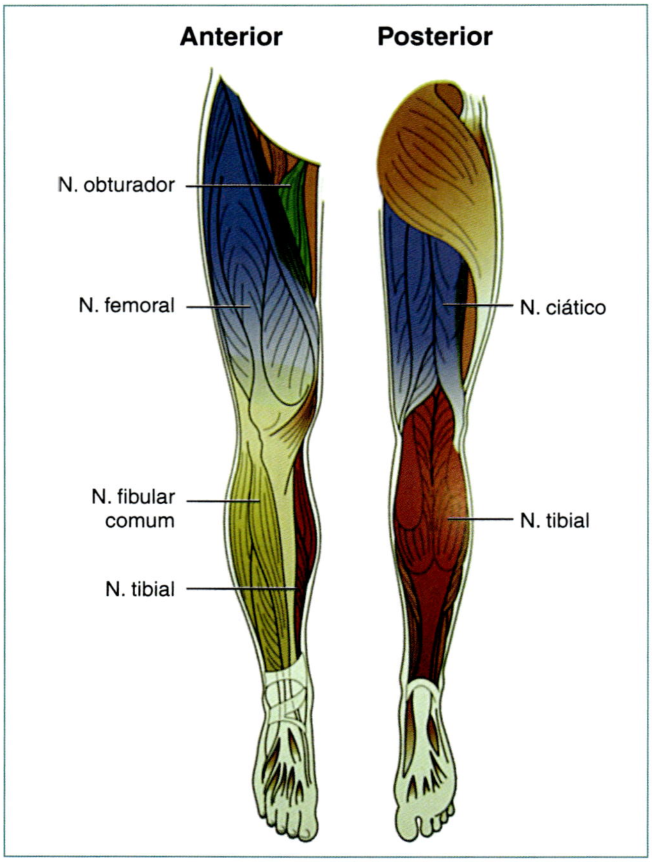

Fig. 15-8. Miótomos do membro inferior. (Extraída de Eriksson E. *Manual ilustrado de anestesia local*. Suécia: Astra, 1969.)

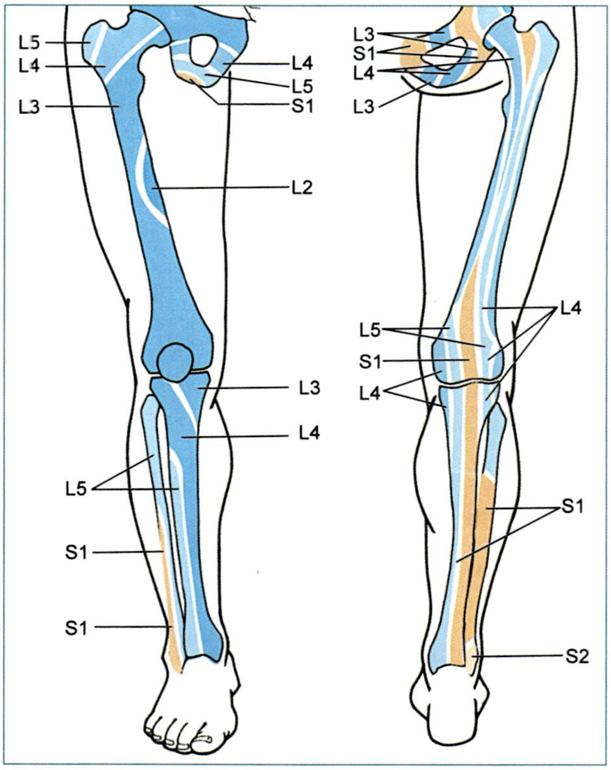

Fig. 15-9. Osteótomos do membro inferior. (Extraída de Brown DL. *Atlas of regional anesthesia*. 2ª ed. Philadelphia: WB Saunders, 1999.)

REFERÊNCIAS ÓSSEAS PARA OS BLOQUEIOS DO MEMBRO INFERIOR

Os acidentes ósseos são importantes referências na orientação dos bloqueios periféricos. Por serem fixos, sua relação com os nervos é mais constante. São com freqüência facilmente palpáveis, ou mesmo localizáveis através do toque da agulha (Figs. 15-10 a 15-13).

Fig. 15-10. Acidentes ósseos – Vista anterior. (Extraída de Rohen JW, Yokochi C. *Anatomia humana*. 2ª ed. São Paulo: Manole, 1989.)

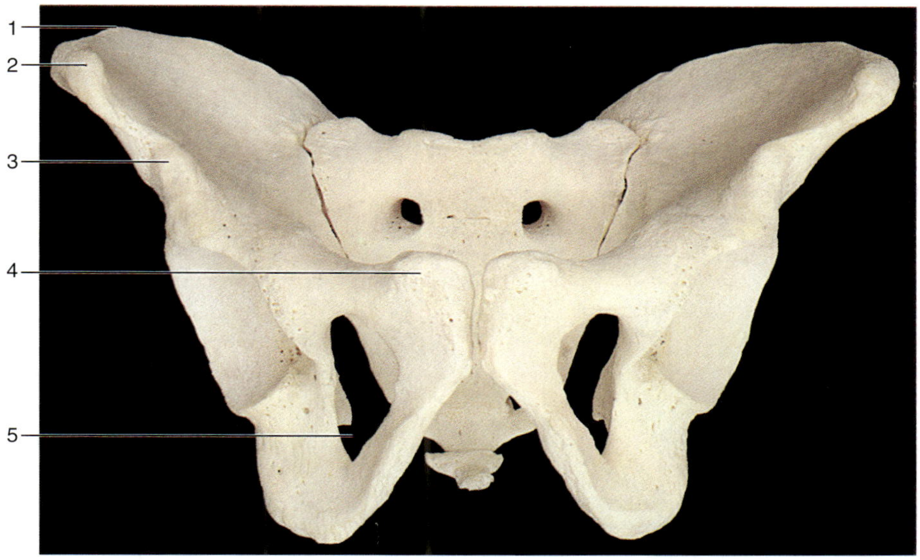

1. Crista ilíaca
2. Espinha ilíaca anterior superior
3. Espinha ilíaca anterior inferior
4. Tubérculo púbico
5. Forame obturador

Fig. 15-11. Acidentes ósseos – Vista posterior.

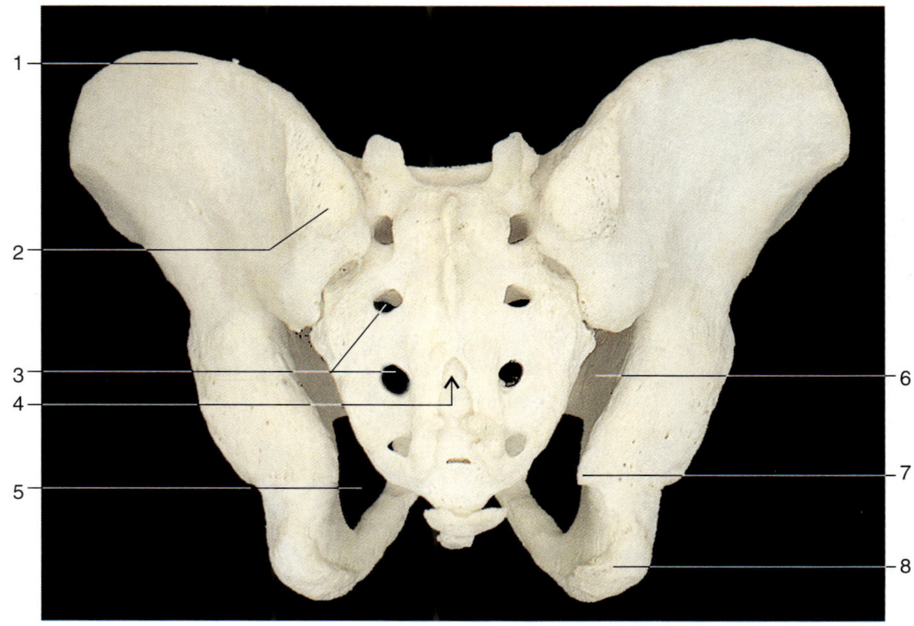

1. Crista ilíaca
2. Espinha ilíaca póstero-superior
3. Forames sacrais posteriores
4. Hiato sacro
5. Forame obturador
6. Forame ciático maior
7. Espinha isquiática
8. Tuberosidade isquiática

Fig. 15-12. Acidentes ósseos do fêmur. (Extraída de Netter FH. *Atlas de anatomia humana*. 8ª ed. Porto Alegre: Artes Médicas, 1996.)

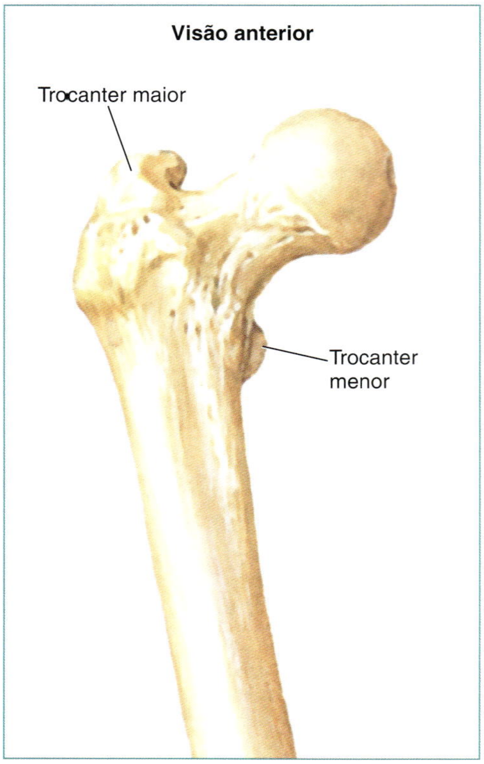

Fig. 15-13. Acidentes ósseos do joelho. (Extraída de Rohen JW, Yokochi C. *Anatomia humana*. 2ª ed. São Paulo: Manole, 1989.)

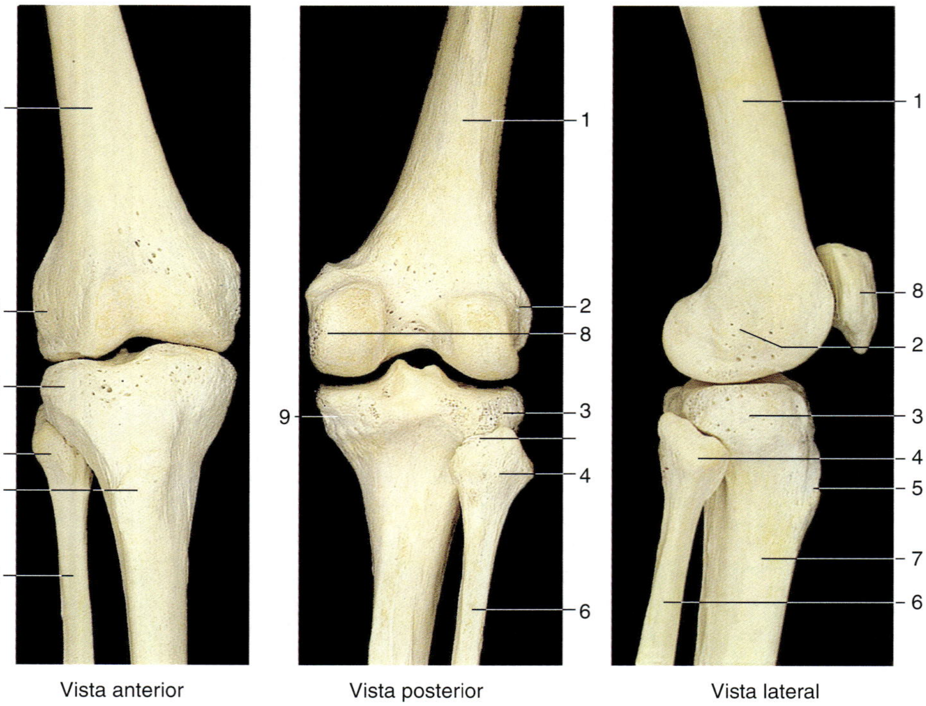

1. Fêmur
2. Epicôndilo lateral do fêmur
3. Côndilo medial da tíbia
4. Cabeça da fíbula
5. Tuberosidade anterior da tíbia
6. Fíbula
7. Patela
8. Epicôndilo medial do fêmur
9. Côndilo lateral da tíbia

CAPÍTULO 16

BLOQUEIO DO PLEXO LOMBAR

Dos 6 troncos nervosos que suprem a inervação do membro inferior, 4 originam-se do plexo lombar. Em 1973 foi proposto o bloqueio de 3 destes componentes (nervos femoral, obturador e cutâneo-femoral lateral), em abordagem única, através do denominado bloqueio 3 em 1 [Winnie, 1973]. Este, consistindo de punção paravascular inguinal, em que a solução anestésica em volumes acima de 20 ml era injetada em uma suposta bainha fascial que envolvendo o nervo femoral, serviria de conduto para sua migração cefálica, alcançando os componentes do plexo lombar próximo a sua origem. Entretanto, em estudos realizados através de dissecção em cadáveres recentes, e injeção de até 40 ml de azul de metileno junto ao nervo femoral, não foram encontradas evidências de tal bainha fascial dentro dessas características [Ritter, 1995].

Vários autores observaram que, ao utilizar-se a técnica paravascular de Winnie, apesar de haver a inclusão do nervo femoral em até 100% das vezes, a do nervo obturador mostrou-se eventual [Geuer, 2004; Geier, 2003], podendo ocorrer em somente 4% das vezes e a do nervo cutâneo femoral lateral em 63% [Lang, 1993; Atanasoff, 1996]. Certamente, os diferentes planos ocupados por estes nervos também contribuem para que não sejam alcançados conjuntamente pela solução anestésica (Figs. 15-4, 16-1 a 16-3). A tentativa de utilização de cateteres, visando a deposição mais cefálica da solução anestésica, mostrou a migração aleatória destes, sendo o posicionamento ideal atingido em apenas 23 a 40% dos pacientes [Ganapati, 1999; Capdevila, 2002].

Winnie *et al.* [Winnie, 1974] propuseram uma via de acesso lombar, na região L4-L5, com o mesmo objetivo do bloqueio 3 em 1.

Chayen *et al.* [Chayen, 1976] propuseram o que denominaram de bloqueio no compartimento do psoas. Baseava-se na crença de que pelo menos os 3 principais nervos do plexo lombar (femoral, obturador e cutâneo-femoral lateral), caminhassem no espaço existente entre os músculos psoas maior e quadrado lombar, em seu trajeto entre L3 e L5. Entretanto, estudos desenvolvidos através de cortes tomográficos [Capdevila, 2002; Farny, 1994] e dissecção em cadáveres [Farny, 1994] revelaram que o trajeto dos nervos ocorre em até 74% dos indivíduos por dentro da massa muscular do psoas maior, em posições que podem variar e, por vezes, sem um plano fascial de comunicação entre eles (Fig. 16-4). Apesar desta disposição anatômica, o índice de sucesso no envolvimento conjunto dos três nervos no bloqueio do plexo lombar por via posterior pode chegar a 85% [Biboulet, 2004].

INDICAÇÕES

Anestesia unilateral dos membros inferiores, visando procedimentos no quadril, coxa e joelho. Nestes casos, em geral, deve ser associado ao bloqueio do nervo ciático.

Analgesia pós-operatória ou pós-trauma destes segmentos, inclusive através de bloqueio contínuo.

Controle e tratamento da dor crônica de diversas origens, no membro inferior.

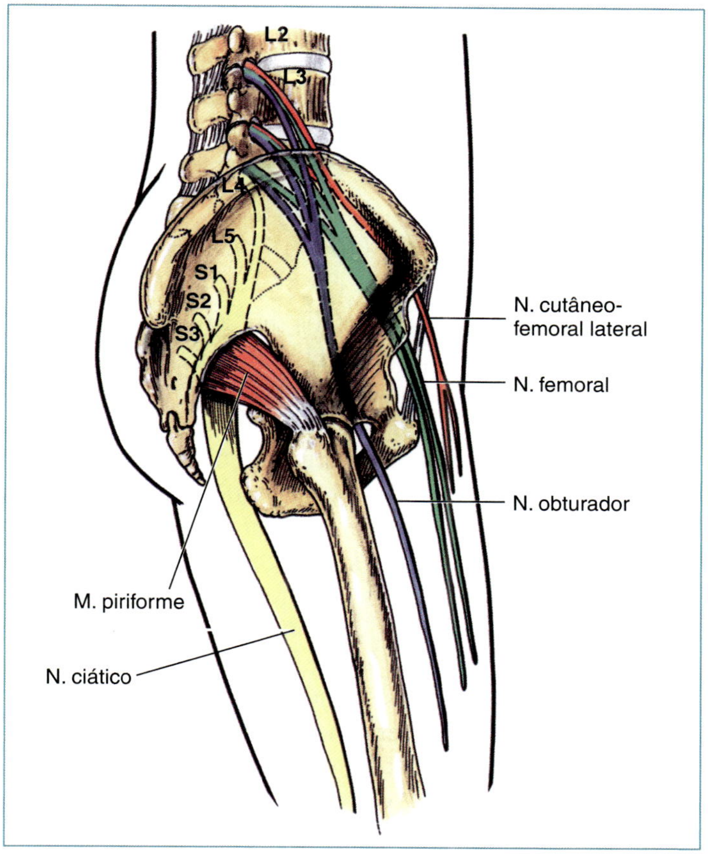

Fig. 16-1. Distribuição dos nervos do plexo lombar – Vista lateral. (Extraída de Brown DL. *Atlas of regional anesthesia*. 2ª ed. Philadelphia: WB Saunders, 1999.)

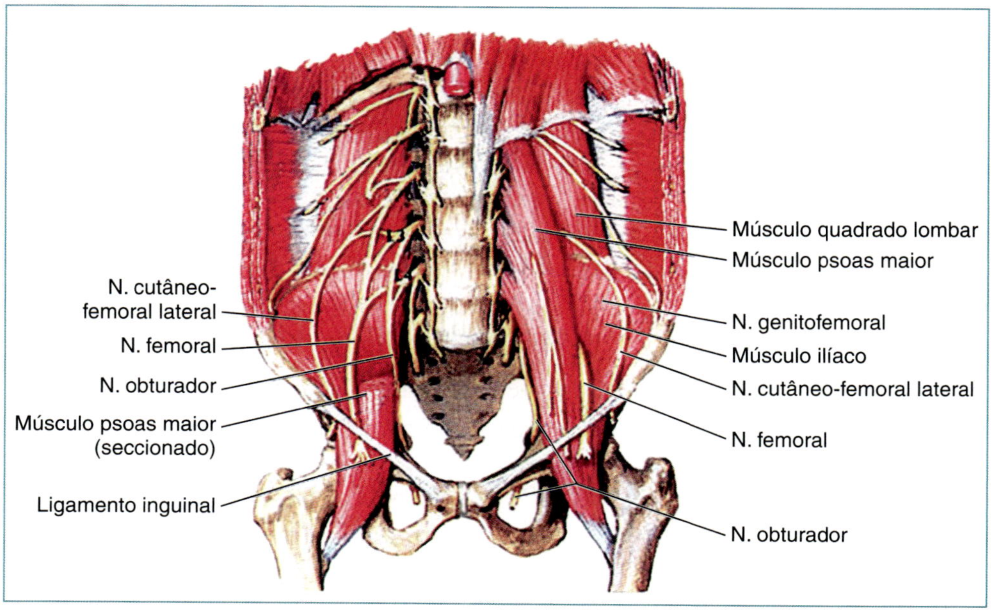

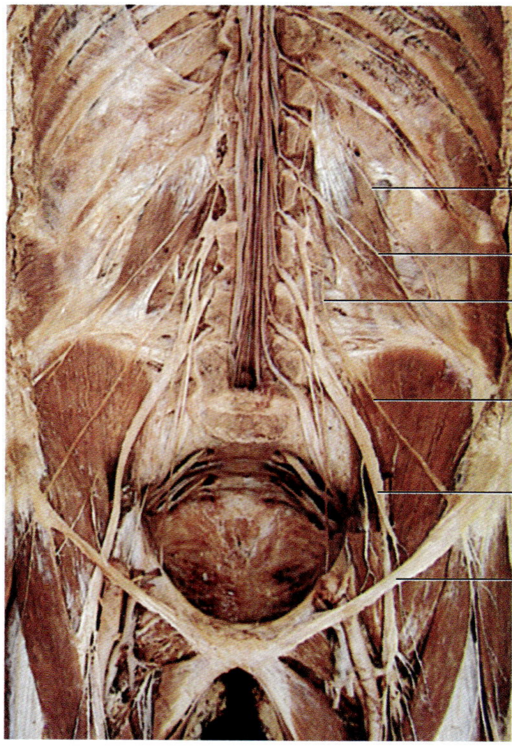

Fig. 16-3. Plexo lombar – Dissecção. (Extraído de Rohen W, Yokochi C. *Anatomia humana.* 2ª ed. São Paulo: Manole, 1989.)

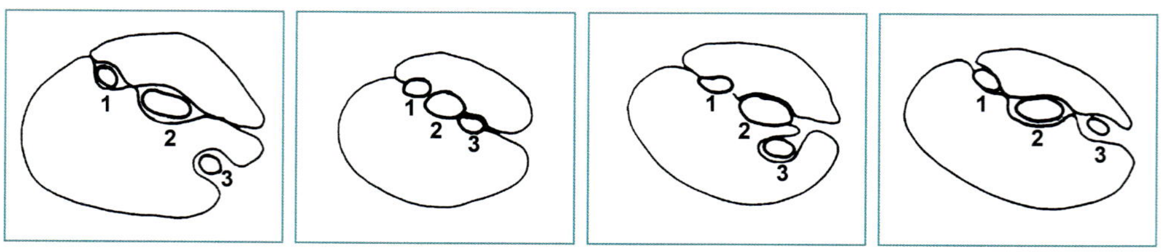

Fig. 16-4. Diferentes posicionamentos dos nervos cutâneo-femoral lateral *(1),* femoral *(2)* e obturador *(3)* no interior do músculo psoas. (Retirado de Farny, 1994.)

TÉCNICA

Abordaremos a técnica descrita por Capdevila *et al.* [Capdevila, 2002] cujas modificações introduzidas, evidenciam ter contribuído para torná-la mais segura em relação às demais propostas, até então.

Referências anatômicas

Processo espinhoso de L4, espinha ilíaca posterior superior (EIPS).

Devem ser observados, previamente, cuidados de rotina referentes à segurança, bem-estar e informação do paciente.

Posiciona-se o paciente em decúbito lateral, com o membro a ser bloqueado para cima, semelhante ao posicionamento para bloqueio espinhal. Localiza-se o processo espinhoso de L4, que se encontra normalmente a cerca de 1 cm acima da projeção da linha que liga as cristas ilíacas. Do ponto central do processo espinhoso, traça-se uma perpendicular ao eixo da coluna (Linha A) até a interseção com uma paralela à coluna (Linha B) que parte da EIPS do lado a ser bloqueado. Divi-

de-se a linha A em 3/3. Na junção dos 2/3 mediais com o terço lateral, é o ponto de punção (Fig. 16-5). Após os cuidados de assepsia e de infiltração anestésica local, introduz-se perpendicularmente à pele uma agulha isolada de 100 a 120 mm de comprimento, buscando-se contato com o processo transverso de L4. Este deverá ocorrer a uma profundidade de aproximadamente 6 a 9 cm [Farny, 1994]. Caso isto não ocorra, a agulha deverá ser redirecionada cefalicamente em pequenas angulações (5° a 10°) e, a seguir, em direção caudal, até a obtenção do mesmo, que servirá

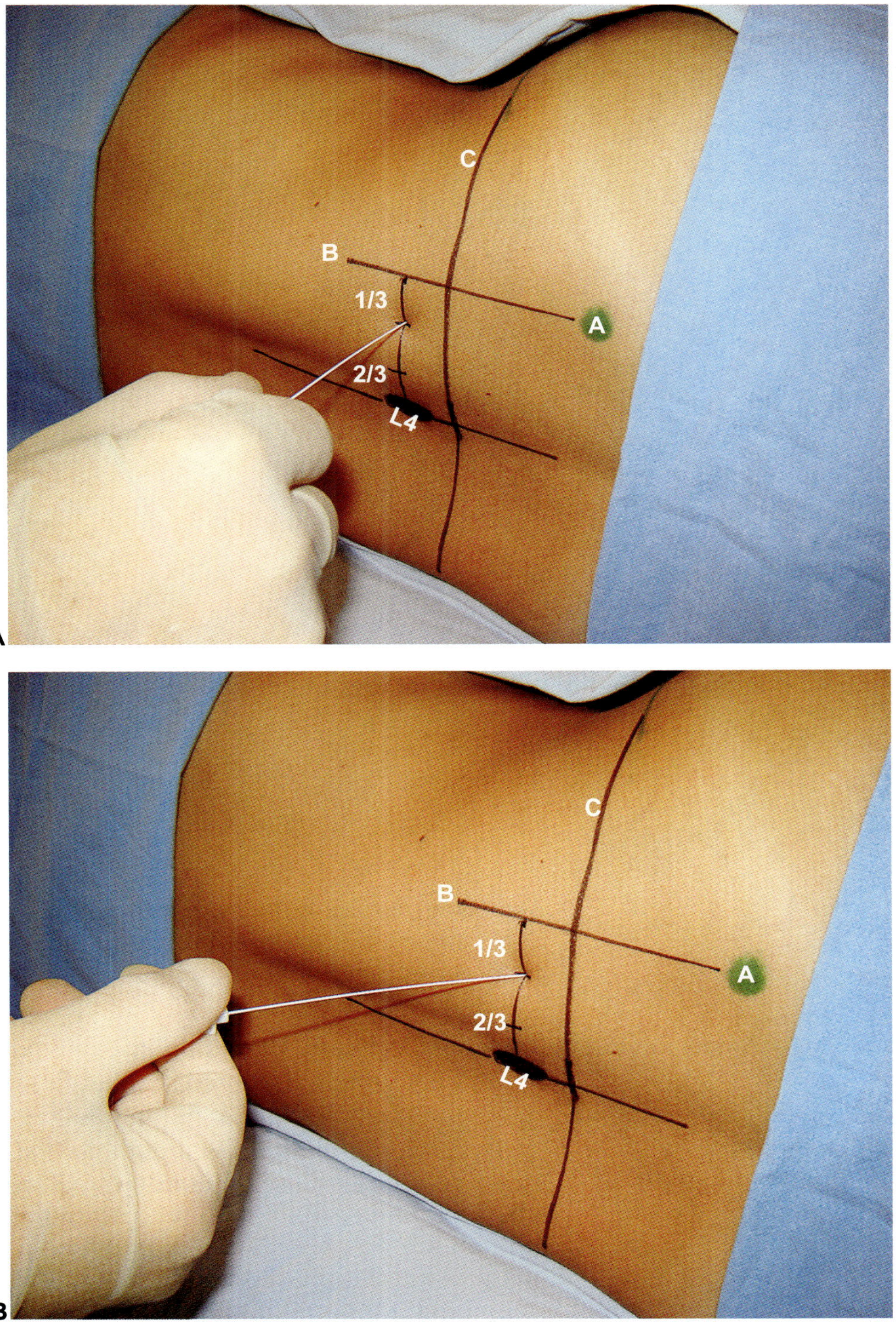

A

B

Fig. 16-5. Bloqueio de plexo lombar na altura de L4. (A) *A)* espinha ilíaca póstero-superior; *B)* linha AB paralela à linha média; *C)* linha intercristas. (B) Redirecionamento da agulha após toque no processo transverso.

de importante referência. Após obtido contato ósseo, a agulha será recuada e redirecionada caudalmente, para que tangencie a borda inferior do processo transverso. Sua introdução deve ser lenta e cuidadosa, não devendo ultrapassar a profundidade de 2 cm além deste. Procura-se, neste trajeto, a obtenção de resposta motora do quadríceps aos estímulos, cuja intensidade inicial deverá ser de 1 a 1,5 mA, com freqüência de 1 Hz e duração de 200 μs [Awad, 2005].

Para realizar-se o bloqueio na região L4-L5, a punção deve ser feita 3-4 cm em direção caudal em relação descrita anteriormente. Ao se tocar o processo transverso de L5, a agulha deve ser redirecionada cefalicamente, seguindo-se os mesmos parâmetros anteriores [Brown, 1999] (Fig. 16-6).

DOSE

Cerca de 30 ml de solução anestésica em concentração que dependerá dos objetivos propostos, devendo a massa total ser compatível com as condições físicas e clínicas do paciente.

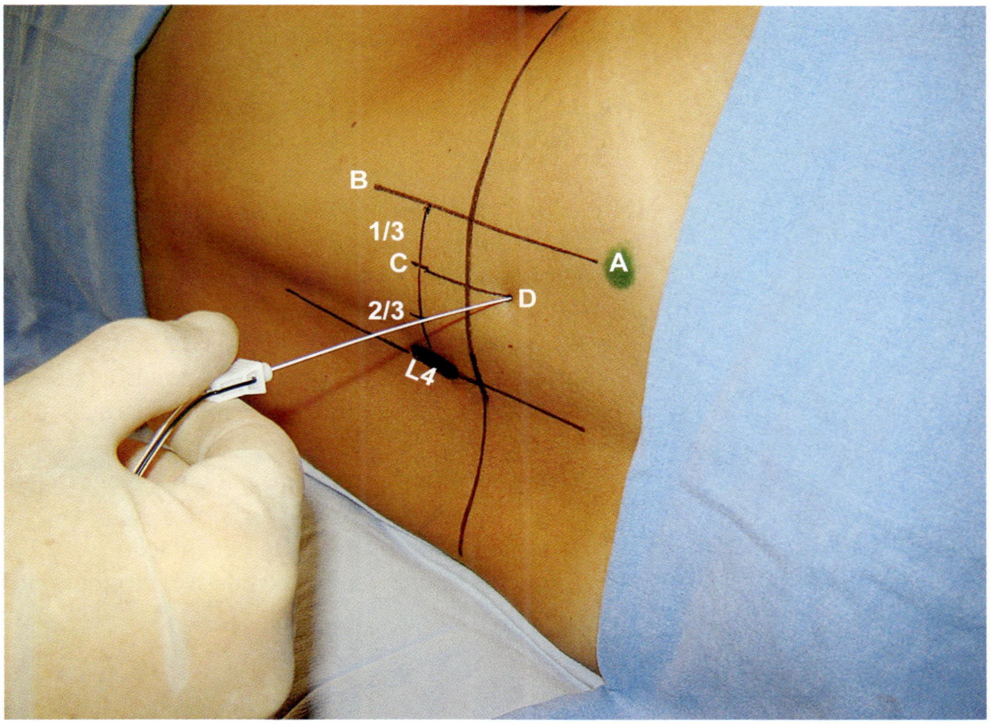

Fig. 16-6. Bloqueio de plexo lombar na altura de L5. *A)* Espinha ilíaca posterior superior; *B)* linha AB paralela à linha média; *C)* ponto de punção em L4; *D)* ponto de punção em L5.

CONSIDERAÇÕES IMPORTANTES

A agulha, em sua progressão, passará a partir do subcutâneo pelas seguintes estruturas: fáscia lombar posterior, músculos paravertebrais, fáscia lombar anterior, músculo quadrado lombar e, finalmente, na maioria das vezes, penetra no músculo psoas maior.

Apesar de a profundidade em que se encontra o plexo lombar ser variável, em função do sexo e de características anatômicas como a obesidade, a distância do processo transverso ao plexo lombar é muito constante (1,8 cm), independentemente destes fatores [Capdevila, 2002]. Veja Quadro 16-1.

Quadro 16-1. Plexo lombar – Parâmetros

Variável	*Homem*	*Mulher*	*Autor*
Profundidade PL (cm) L4	8,3 (6,1-10,1)	7,1 (5,7-9,3)	Capdevila *et al.*
Distância PT-PL (cm) L4	1,8	1,8	Capdevila *et al.*
Distância PL-PT	7,0 (± 1,3)	7,5 (± 2,2)	Farny *et al.*

PL = plexo lombar; PT = processo transverso.

EFEITOS COLATERAIS E COMPLICAÇÕES

O bloqueio do plexo lombar parece estar relacionado ao maior índice de complicações e efeitos colaterais, comparado aos demais bloqueios dos membros inferiores [Auroy, 2002; Weller, 2003; Klein, 1997; Kent, 1994].

As mais importantes são:

- *Hipotensão arterial:* pode ocorrer em virtude de extravasamento anestésico local para a cadeia simpática lombar ou sua dispersão para o espaço peridural.
- *Dispersão peridural:* pode ocorrer em 2 a 16% dos bloqueios [Farny, 1994; Parkinson, 1989]. Há uma correlação com o nível de punção, sendo em L3 mais freqüente. Estudo utilizando abordagem ao nível de L3 em crianças; relataram esta ocorrência em 90% dos casos, não sendo observado nenhum caso quando esta se deu ao nível de L4-L5 [Da Lens, 1988].
- *Injeção subaracnóide:* está relacionada ao direcionamento medial da agulha, que também poderá ocasionar injeção peridural da solução anestésica.
- *Punção renal:* pode ser seguida de hematoma. Ocorre geralmente em punções acima de L4 e é ocasionada por penetração excessiva da agulha, que pode levar também à injeção intraperitoneal, intravascular e posicionamento equivocado do cateter.
- *Hematoma retroperitoneal:* pode ocorrer em pacientes heparinizados.

CONTRA-INDICAÇÕES

- Alterações importantes de coagulação.
- Situações clínicas em que o possível bloqueio simpático extenso seja indesejado.

CAPÍTULO 17

BLOQUEIO DOS NERVOS DO PLEXO LOMBAR

NERVO FEMORAL

ANATOMIA

O nervo femoral origina-se do plexo lombar, através da união de divisões posteriores dos ramos ventrais dos 2º, 3º e 4º nervos lombares (L2, 3, 4) (Figs. 15-1, 15-2 e 17-1). A formação do nervo ocorre entre os músculos quadrado lombar e psoas maior. Após formado, este segue pelo interior do músculo psoas maior, emergindo então em um compartimento fascial entre este músculo e o músculo ilíaco (Fig. 17-2). Após emitir ramos para estes dois músculos, chegam a coxa profundamente ao ligamento inguinal, encontrando-se a este nível lateral e posterior a artéria femoral, apresentando cerca de 12 mm de largura (Figs. 17-3 e 17-4). O nervo femoral situa-se, aí, abaixo da fáscia lata e da fáscia ilíaca, enquanto a artéria e veia femorais localizam-se em um compartimento fascial distinto (Fig. 17-5). Logo abaixo do ligamento inguinal, ao atingir a coxa, o nervo femoral divide-se em duas divisões (anterior e posterior) que, em seguida, vão apresentar diversas ramificações.

- *Divisão anterior:* dá origem aos nervos cutâneos anterior e medial, que suprem, respectivamente, a inervação cutânea da região anterior e parte ou totalidade da região medial da coxa, excetuando-se seu segmento proximal. Originam ainda

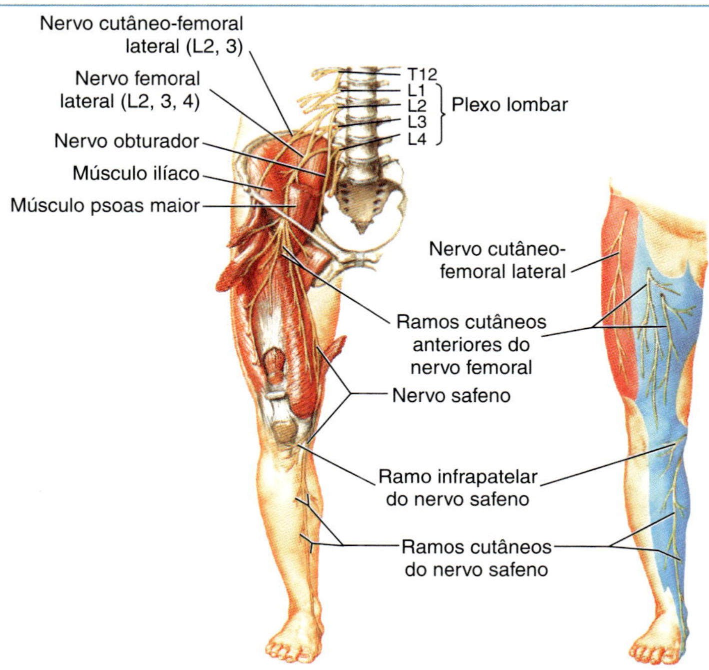

Fig. 17-1. Nervo femoral – Inervação motora e sensitiva. (Extraída de Netter FM. *Atlas de anatomia humana,* 8ª ed. Porto Alegre: Artes Médicas, 1996.)

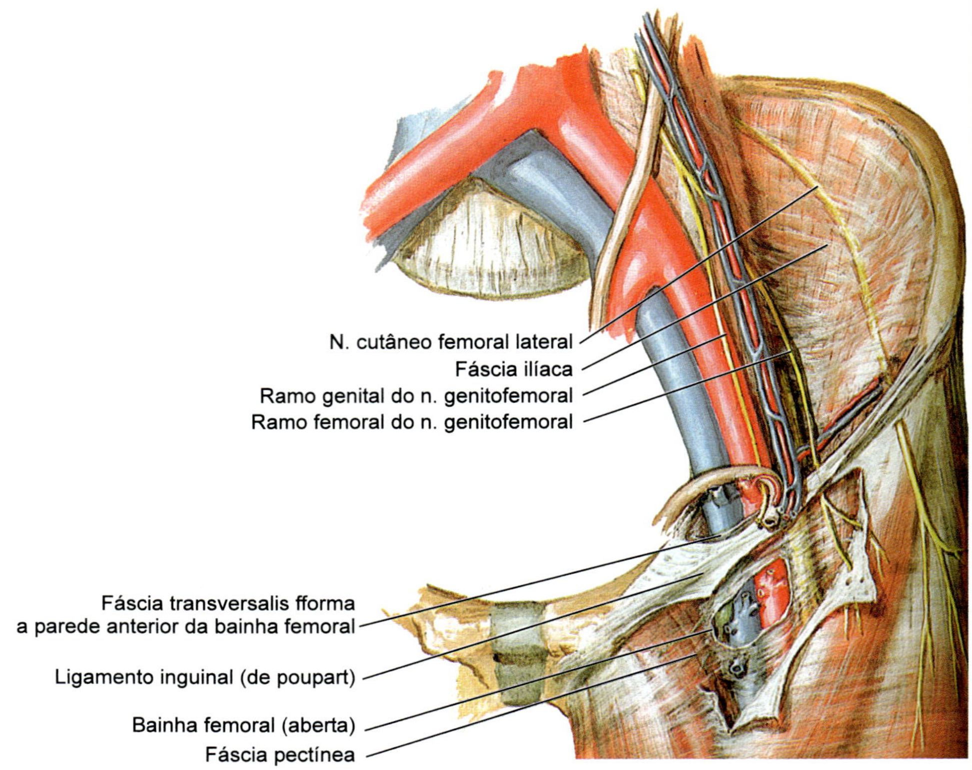

Fig. 17-2. Nervo femoral – Relação com os vasos ilíacos e planos fasciais. (Extraída de Netter FM. *Atlas de anatomia humana.* 8ª ed. Porto Alegre: Artes Médicas, 1996.)

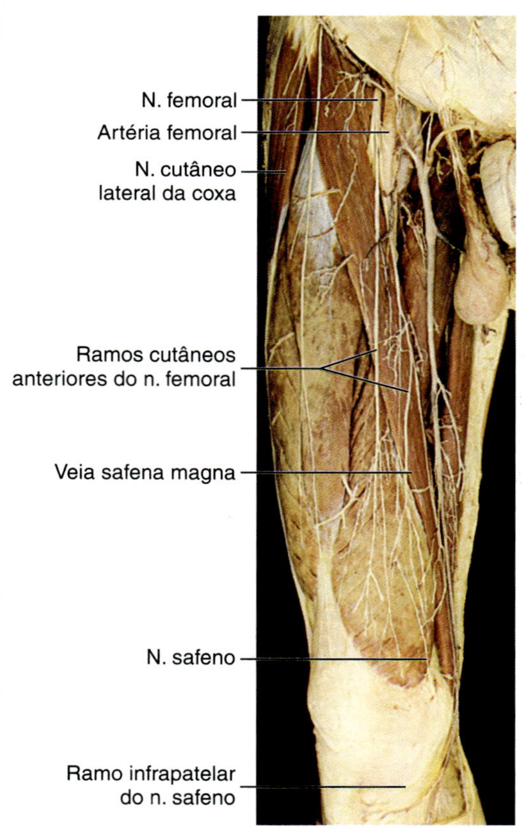

Fig. 17-3. Nervo femoral – Dissecção. (Extraída de Hoher Yokockin, Rohen W, Yokochi C. *Anatomia humana.* 2ª ed. São Paulo: Manole, 1989.)

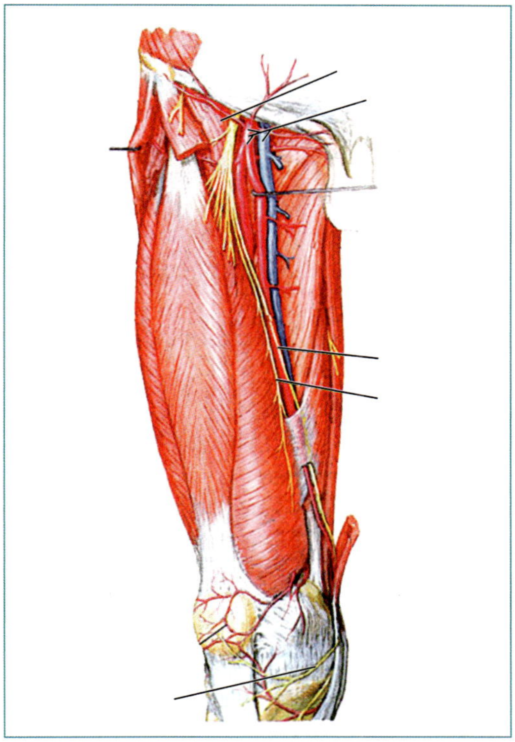

Fig. 17-4. Nervo femoral – Relações anatômicas na região inguinal. (Extraída de Netter FH. *Atlas de anatomia humana*. 8ª ed. Porto Alegre: Artes Médicas, 1996.)

desta divisão, ramos musculares que suprem os músculos sartório e pectíneo e ramos para a articulação do quadril (Fig. 17-1).

- *Divisão posterior:* dá origem ao nervo safeno, aos ramos musculares para o músculo quadríceps femoral, este composto pelos músculos reto femoral, vasto intermédio, vasto lateral e vasto medial, e aos ramos para a articulação do joelho. O nervo safeno, o maior ramo cutâneo do nervo femoral, é o único dos seus ramos a suprir área de inervação abaixo do joelho. Após emergir do canal adutor, acompanha a veia safena magna, segue distalmente pelo subcutâneo, passando ambos anteriormente ao maléolo medial. Emite um ramo cutâneo infrapatelar e supre a inervação cutânea da região ântero-medial da perna e medial do pé, podendo chegar até a articulação metatarsofalângica (Fig. 17-1).

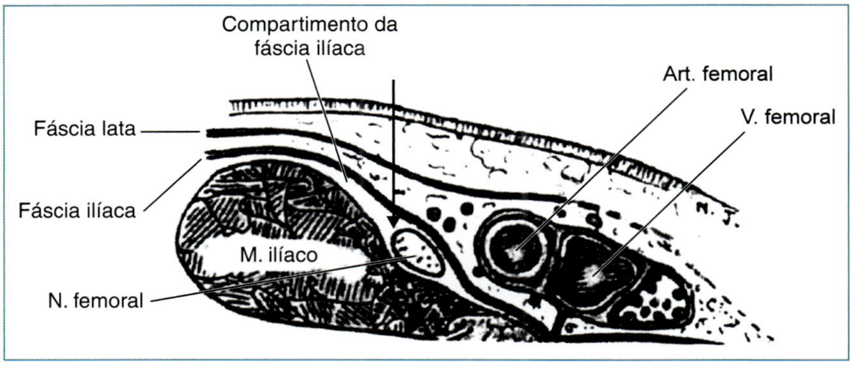

Fig. 17-5. Nervo femoral – Relação com as fáscias lata e ilíaca e vasos femorais.

BLOQUEIO DO NERVO FEMORAL

INDICAÇÕES

Cirúrgicas

- Procedimentos em geral, nos membros inferiores, a partir do terço médio da coxa, quando associadas ao bloqueio do nervo ciático e, eventualmente, a outros nervos do plexo lombar.
  - Prover área de analgesia na coxa, para possibilitar instalação de manguito pneumático.
  - Artroscopias do joelho, em associação com bloqueio intra-articular.

Terapêuticas

- Na dor aguda:
  - No tratamento da dor pré e pós-operatórias das fraturas de fêmur, em qualquer de seus segmentos.
  - No controle da dor pós-operatória das artroplastias e demais procedimentos cirúrgicos do quadril, fêmur e joelho.
- Na dor crônica:
  - Normalmente efetuado em combinação com o bloqueio do nervo ciático, quando deve-se proceder séries de 6 a 8 aplicações.
  - Na dor complexa regional Tipo I e II.
  - Na dor pós-amputação.
  - Artrose do joelho.
  - Problemas de perfusão dos membros inferiores.
  - Doença arterial oclusiva.

TÉCNICAS

ABORDAGEM INGUINAL PARAVASCULAR

Posiciona-se o paciente em decúbito dorsal com a perna a ser bloqueada levemente abduzida. Marca-se uma linha que vai da EIAP até o tubérculo púbico. A 1 a 2,0 cm (aproximadamente 1 polpa digital) lateralmente ao pulso da artéria femoral e 1 a 1,5 cm abaixo desta linha, será o ponto de punção. Após os cuidados de assepsia e de infiltração anestésica dos planos superficiais, introduz-se uma agulha de 3 a 5 cm de comprimento, preferencialmente de bisel curto, perpendicularmente ou com leve angulação cefálica em relação à pele (Fig. 17-6). O nervo deve ser encontrado a uma profundidade de 1,5 a 3 cm, quando será obtida parestesia, com irradiação para região anterior da coxa ou resposta motora do quadríceps femoral, quando o estimulador de nervos é utilizado. Após dose-teste, injeta-se a dose de bolo, com aspirações freqüentes. A injeção deve ser suave e indolor.

O nervo pode se apresentar, por vezes, em íntima relação com a artéria, o que requer adequação da técnica (Fig. 17-7).

Utilizando-se o estimulador de nervos

A resposta motora ideal de contração do quadríceps deve ser de sua porção medial. Esta se faz através dos músculos vasto intermédio e reto medial, cuja contração produzirá elevação da patela. A contração do segmento medial (músculo vasto medial) pode indicar posicionamento medial da agulha em relação ao nervo, e a contração do segmento lateral (músculo vasto lateral) pode sugerir posicionamento lateral. A localização ideal da agulha justaneural pode ser confirmada quando, uma vez obtida a resposta motora adequada para injeção (0,5 mA), a mesma se mantenha sem que estejamos exercendo qualquer tipo de pressão sobre a agulha. Respostas aparente-

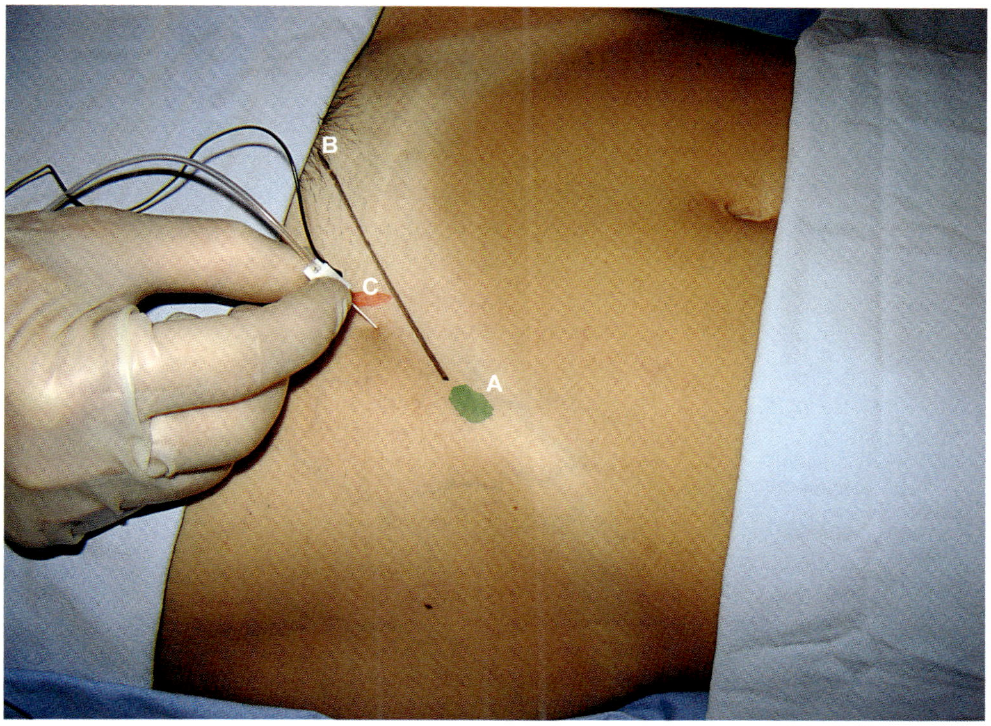

Fig. 17-6. Bloqueio do nervo femoral: *A)* espinha ilíaca anterior superior; *B)* tubérculo púbico; *C)* artéria femoral.

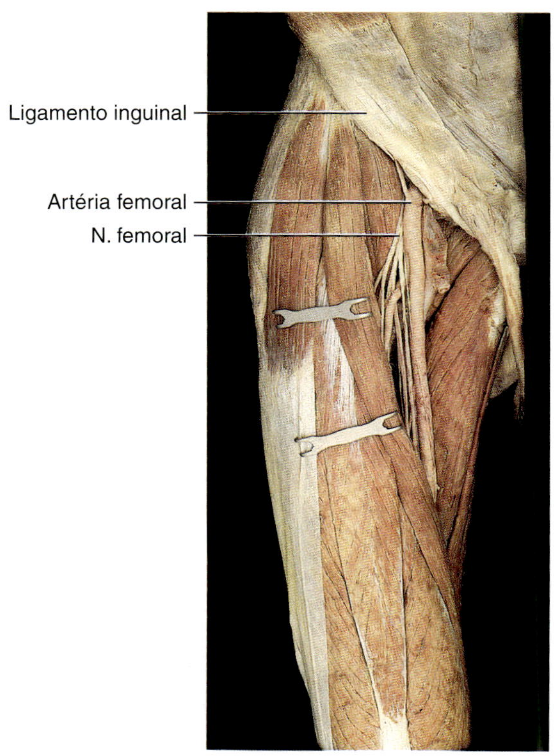

Fig. 17-7. Nervo femoral parcialmente oculto pela artéria femoral. (Extraída de Rohen JW, Yokochi C. *Anatomia humana.* 2ª ed. São Paulo: Manole, 1989.)

mente adequadas, sob este artifício, podem estar sendo obtidas através de estruturas interpostas entre a agulha e o nervo, por exemplo, a fáscia ilíaca. Tal interposição poderá dificultar ou impedir a chegada da solução anestésica ao nervo.

Utiliza-se agulha isolada de aproximadamente 5 cm de comprimento com estímulo inicial de 1,5 mA, 1-2 Hz, 100-200 µs. Obtida resposta adequada, esta deve permanecer com alguma intensidade até 0,6 a 0,3 mA.

Nos pacientes sob anestesia do neuroeixo ou sedação forte, a utilização do estimulador de nervos é mandatória, em virtude da insensibilidade dolorosa do nervo no primeiro caso e da depressão do sensorial no segundo. Este pode ser lesado na tentativa de abordá-lo às cegas. Nos pacientes sob anestesia geral em uso de relaxantes musculares não haverá respostas à estimulação do nervo.

Deve ser verificada previamente a função motora do quadríceps. Pacientes diabéticos ou com patologias neuromusculares podem ter respostas motoras diminuídas ou ausentes (Cap. 3).

DOSE

Cerca de 15 a 25 ml de solução anestésica em concentração que dependerá dos objetivos propostos, devendo a massa total ser compatível com as condições físicas e clínicas do paciente.

EFEITOS COLATERAIS E COMPLICAÇÕES

Bloqueio simpático

Parte das fibras simpáticas que inervam os membros inferiores são bloqueadas juntamente com o nervo femoral, por fazerem parte deste. Porém, este bloqueio de pequena magnitude não é suficiente para produzir hipotensão arterial e demais repercussões clínicas.

Reação tóxica sistêmica pelos anestésicos locais

Apesar de raras, por ser a região em que este bloqueio é realizado considerada de absorção relativamente lenta do anestésico local, reações tóxicas são relatadas. Estas ocorrem mais freqüentemente por injeção intravascular inadvertida (sobredose relativa). Podem ocorrer, ainda, por sobredose absoluta, em virtude de cálculo equivocado da dose permitida, principalmente quando são associados a outros bloqueios. Podem se manifestar até em torno de 1 hora após a injeção do anestésico local, quando é atingido o pico plasmático destas drogas neste bloqueio.

Hematoma

Podem ocorrer em função de punção vascular acidental. Normalmente não tem significado clínico.

Complicações neurológicas

Disestesias e parestesias residuais são raras, e normalmente com resolução espontânea em poucos dias.

- *Acometimentos neurológicos causados por fatores como:* posicionamento inadequado do paciente na mesa cirúrgica, compressão pelo torniquete, fatores cirúrgicos e síndrome compartimental podem, equivocadamente, ser atribuídos ao bloqueio.

Infecção local

Pode ocorrer principalmente nas técnicas contínuas por contaminação ou cuidados inadequados de assepsia durante o procedimento.

Rotura do cateter

Nas técnicas contínuas, a secção parcial ou total do cateter pela agulha pode ocorrer ao se tentar recuá-lo após introduzido além da ponta desta. Caso haja resistência à sua introdução, antes que esteja satisfatoriamente posicionado deve-se proceder a retirada em conjunto da agulha e cateter, sendo realizada nova punção. O mesmo pode acontecer utilizando-se outro tipo de material, ao se tentar a reintrodução da agulha na cânula condutora do cateter [Conventry, 2004].

BLOQUEIO CONTÍNUO DO NERVO FEMORAL

O bom resultado obtido na analgesia pós-operatória das cirurgias de quadril, coxa e joelho, com dose única de anestésico local nas primeiras 12 a 24 horas, têm estimulado a utilização crescente de cateteres. Estes visam prolongar a analgesia por até 72 horas, aumentando o conforto pós-operatório e facilitando a fisioterapia. Podem ser úteis por períodos ainda maiores, nos casos de tratamento de dor crônica.

Todos os cuidados referentes à segurança e informação do paciente devem ser observados (Cap. 1).

TÉCNICA

O ponto de acesso é o mesmo do bloqueio paravascular do nervo femoral. Utiliza-se agulha isolada de aproximadamente 5 cm de comprimento, com ponta curta ou de Tuohy. Após infiltração anestésica dos planos superficiais, esta deve ser introduzida com inclinação cefálica de 30° a 45° em relação à pele (Fig. 17-8A). Inicia-se com estímulo de 1,5 mA, 1 Hz, 100-200 μs, devendo algum grau de resposta motora de elevação da patela ser mantido até estímulos de pelo menos 0,6 mA. Após injeção de dose-teste, injeta-se a dose de bolo, realizando-se aspirações intermitentes freqüentes. O cateter deve ser introduzido 3 a 5 cm além da ponta da agulha e, após, fixado com adesivo transparente (Fig. 17-8B e C). Todo o procedimento deve ser realizado sob cuidados rigorosos de assepsia e anti-sepsia.

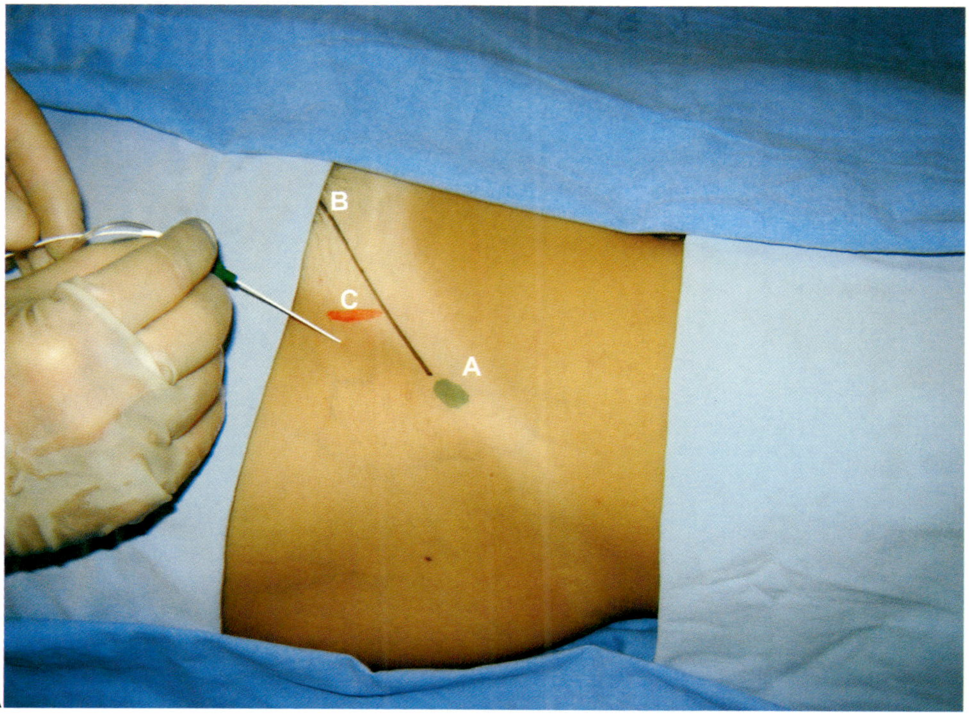

A

Fig. 17-8. (A) Bloqueio femoral contínuo – Observe a angulação da agulha para facilitar a passagem do cateter: *A)* espinha ilíaca anterior superior; *B)* tubérculo púbico; *C)* artéria femoral. *(Continua.)*

Fig. 17-8. *(Continuação)*
(B) Bloqueio femoral contínuo – Introdução do cateter.
(C) Bloqueio femoral contínuo – Cateter *in loco* – Observar filtro e adesivo transparente.

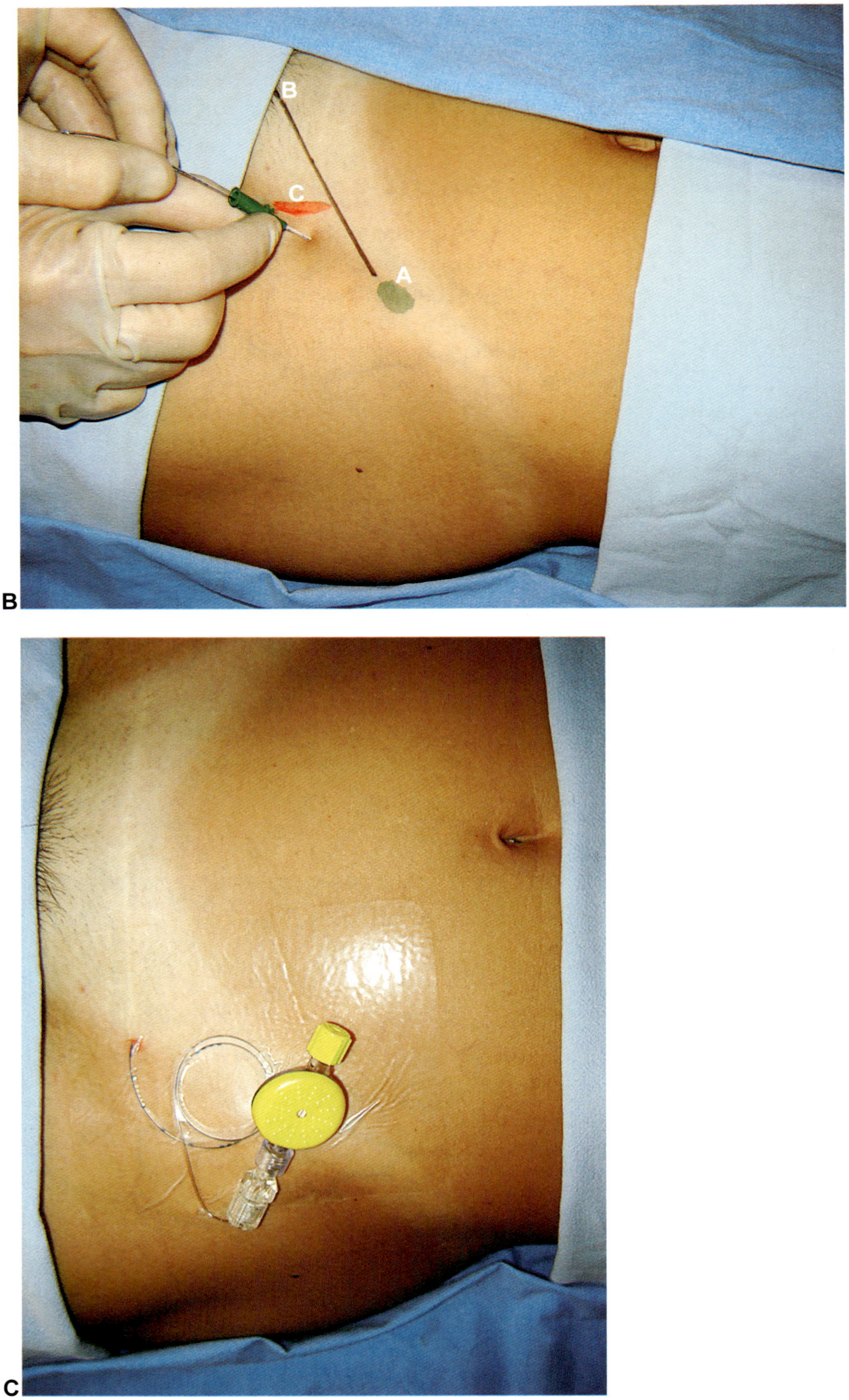

B

C

DOSE

- *Bolo:* 15 a 25 ml de solução anestésica em concentração que dependerá dos objetivos propostos, devendo a massa total ser compatível com as condições físicas e clínicas do paciente.
- *Infusão contínua*: veja Quadro 25-1 no Capítulo 25.

BLOQUEIO SOB A FÁSCIA ILÍACA

Esta técnica utiliza-se da particularidade anatômica que ocorre na região inguinal, onde o nervo femoral situa-se profundamente à fáscia lata e fáscia ilíaca, em compartimento isolado dos vasos femorais (Fig. 17-5). A solução anestésica aí depositada chega ao nervo, produzindo bloqueio do mesmo. Suas indicações de uso são as mesmas do bloqueio paravascular. Em virtude do ponto de injeção ser distante dos vasos femorais, torna-se a técnica de eleição de bloqueio de nervo femoral, quando a punção acidental da artéria femoral estiver contra-indicada; por exemplo, nas próteses vasculares e durante o uso de anticoagulantes. Como normalmente não se objetiva contato ou aproximação da agulha com o nervo, o estimulador de nervos é dispensável.

TÉCNICA

O paciente é colocado em decúbito dorsal. Traça-se uma linha a partir da espinha ilíaca ântero-superior (EIAS) até o tubérculo púbico (projeção cutânea do ligamento inguinal), que será dividida em 3/3. Na junção do terço médio com o terço lateral, 1 cm caudal, está o ponto de punção. Este ponto situa-se 2 a 3 cm lateralmente à artéria femoral. Utiliza-se agulha de aproximadamente 5 cm de comprimento, com ponta curta, ponta de lápis ou de Tuohy, para que se perceba a perfuração das fáscias. Após os cuidados de rotina e infiltração dos planos superficiais com anestésico local, a agulha é introduzida em direção cefálica, em angulação de 40° a 70° com a pele (Fig. 17-9). Durante a introdução deverão ser observadas 2 perdas consecutivas de resistência, correspondentes à perfuração das 2 fáscias. A primeira após a perfura-

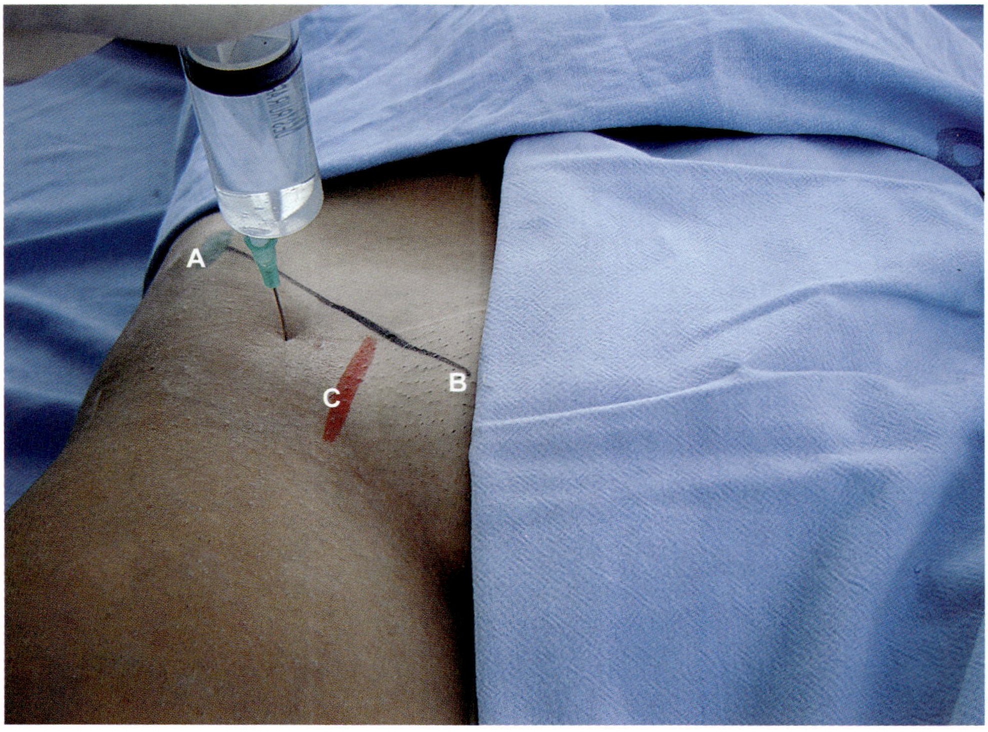

Fig. 17-9. Bloqueio do nervo femoral sob a fáscia ilíaca: *A)* espinha ilíaca anterior superior; *B)* tubérculo púbico; *C)* artéria femoral.

ção da fáscia lata, a segunda após a da fáscia ilíaca, chegando-se então ao compartimento do nervo (Fig. 17-5). A injeção da solução anestésica deverá ocorrer sem resistência.

DOSE

Cerca de 15 a 25 ml de solução anestésica em concentração que dependerá dos objetivos propostos, devendo a massa total ser compatível com as condições físicas e clínicas do paciente.

BLOQUEIO CONTÍNUO SOB A FÁSCIA ILÍACA

A abordagem é a mesma da técnica anteriormente descrita. A agulha utilizada deverá ser adequada à passagem de cateter. O conjunto para peridural contínua é boa alternativa. Após dose-teste, faz-se a injeção do bolo inicial de solução de anestésico local, que deve ocorrer sem resistência. O cateter é introduzido cerca de 5 cm além da ponta da agulha. Após testada a permeabilidade do mesmo, este deve ser fixado com adesivo transparente.

NERVO SAFENO

ANATOMIA

Veja divisão posterior do nervo femoral. Acompanha o trajeto da veia safena magna na perna (Fig. 17-10).

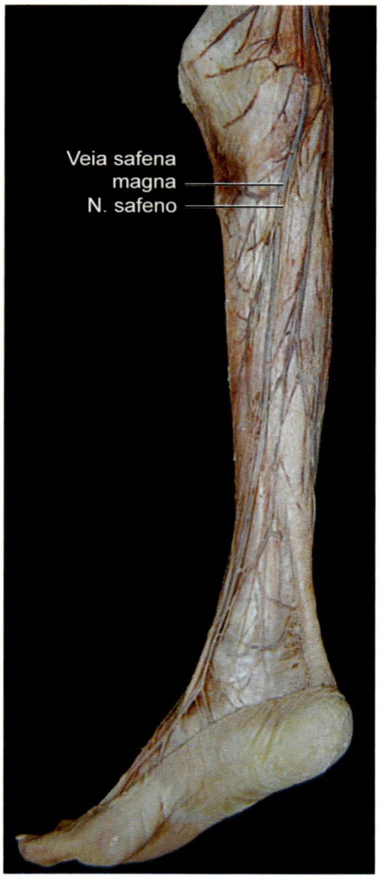

Fig. 17-10. Nervo safeno – Relação com a veia safena magna. (Extraída de Rohen W, Yokochi C. *Anatomia humana*. 2ª ed. São Paulo: Manole, 1989.)

INDICAÇÕES

Analgesia para fins cirúrgicos ou não, da perna e do pé, e nas falhas parciais envolvendo sua área, no bloqueio do nervo femoral.

Seu bloqueio é normalmente associado ao do nervo ciático ou seus ramos (Cap. 19).

BLOQUEIO EM TORNO DO JOELHO

Seu bloqueio a este nível produzirá anestesia cutânea da face medial da perna do maléolo medial, borda medial do pé, podendo atingir até a articulação metatarsofalângica do hálux, dependendo da área de influência do nervo, que é variável.

TÉCNICAS

Algumas técnicas são propostas para bloqueio do nervo safeno na região do joelho. Abordaremos 2 delas.

- Ao nível da porção inferior do côndilo medial da tíbia, com uma agulha de 3 cm de comprimento (30 × 7), injeta-se a solução anestésica nos vários planos subcutâneos, em uma linha contínua que vai desde a tuberosidade da tíbia até a borda medial do músculo gastrocnêmio (Fig. 17-11).

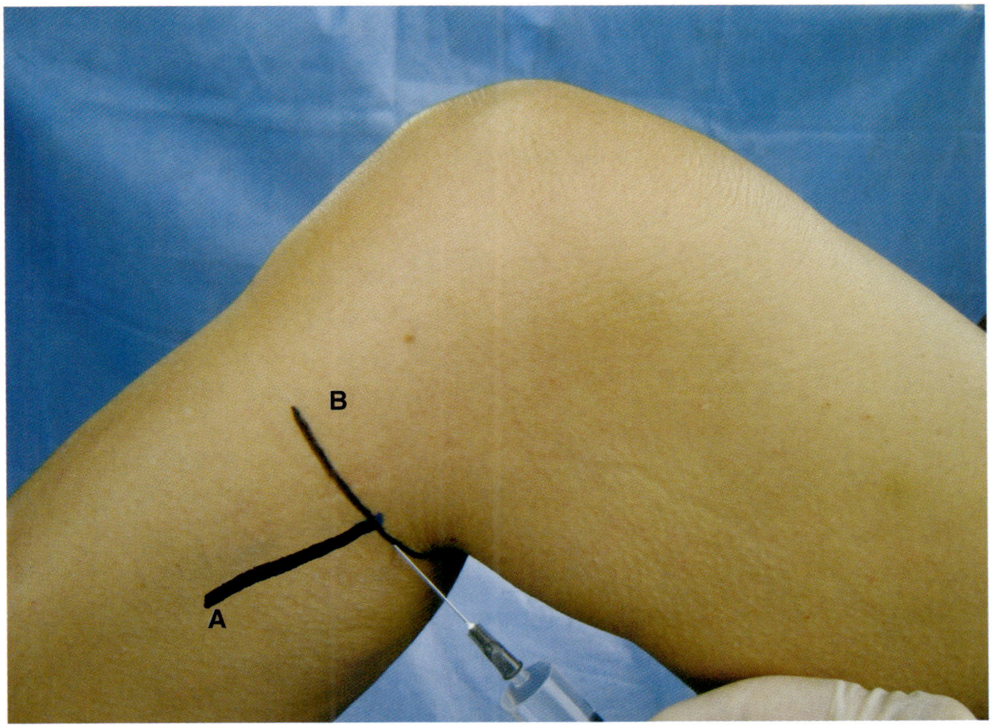

Fig. 17-11. Bloqueio do nervo safeno: *A)* veia safena; *B)* côndilo medial da tíbia – observar linha de infiltração.

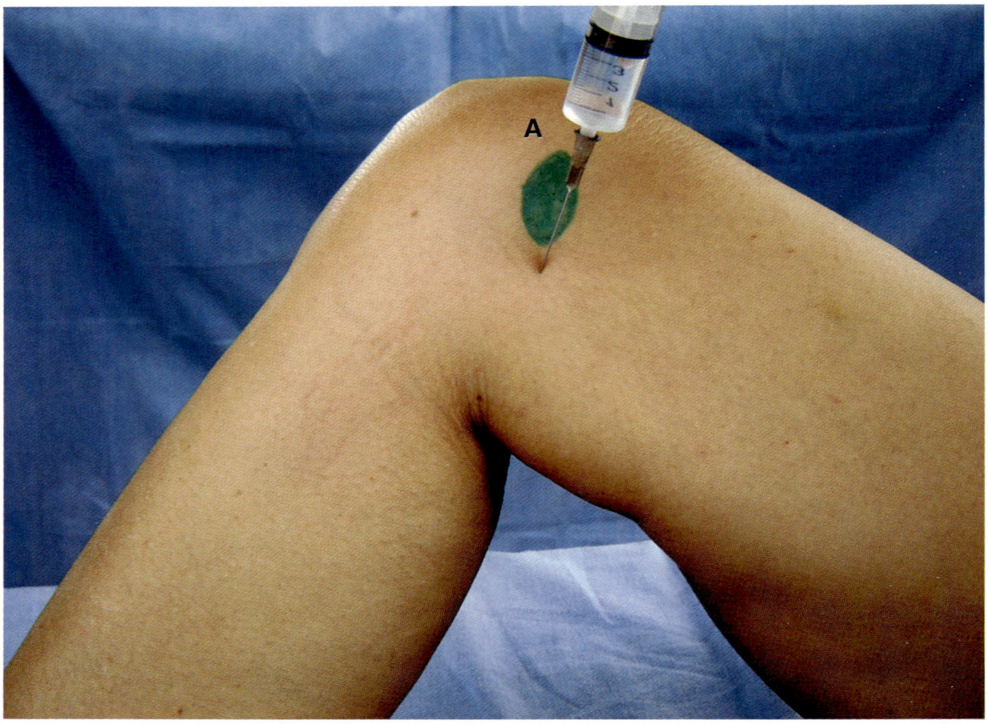

Fig. 17-12. Bloqueio do nervo safeno a partir do epicôndilo medial do fêmur: a injeção subcutânea deve cruzar o trajeto da veia safena magna: *A)* epicôndilo medial do fêmur.

- A partir do côndilo medial do fêmur: injeta-se uma barreira subcutânea de solução anestésica do côndilo ao tendão do músculo semitendinoso (Fig. 17-12).

DOSE

Cerca de 8-10 ml de solução anestésica.

BLOQUEIO EM TORNO DO TORNOZELO

Seu bloqueio a este nível produzirá anestesia cutânea da área do maléolo medial, da borda medial do pé, podendo atingir até a articulação metatarsofalângica do hálux, dependendo da área de influência do nervo, que é variável. É normalmente utilizado associado ao bloqueio de ramos terminais do nervo ciático, visando pequenos procedimentos ou analgesia do pé. A ausência de analgesia na perna, limita o uso do torniquete arterial. Este, entretanto, pode ser mais bem tolerado se posicionado no terço distal da perna.

TÉCNICA

Referências anatômicas

Maléolo medial, veia safena magna, tendão do músculo tibial anterior.

Paciente posicionado em decúbito dorsal, após os cuidados de assepsia, com uma agulha 25 ou 30 × 7 mm, injeta-se uma barreira subcutânea de solução anestésica em torno da veia safena magna, entre o maléolo medial e o tendão do músculo tibial anterior (Fig. 17-13).

DOSE

Cerca de 3 a 5 ml de solução anestésica sem adrenalina.

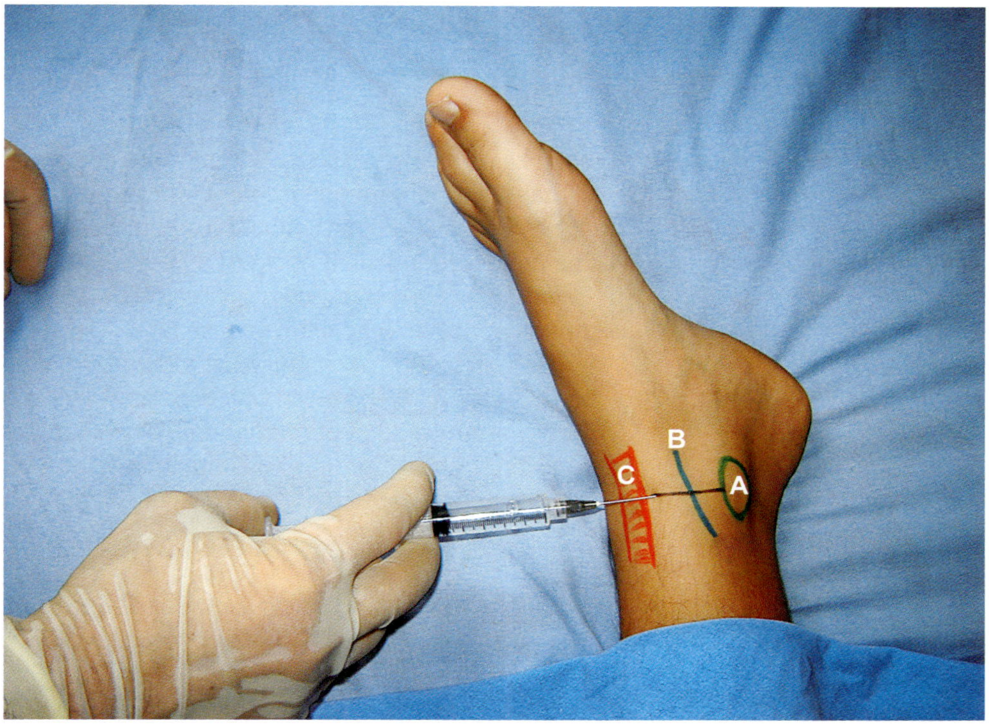

Fig. 17-13. Bloqueio do nervo safeno: *A)* maléolo medial; *B)* veia safena magna; *C)* tendão do músculo tibial anterior.

NERVO CUTÂNEO-FEMORAL LATERAL

ANATOMIA

É componente do plexo lombar, exclusivamente sensitivo, formado por fibras da divisão posterior dos ramos primários anteriores do 2º e 3º nervos lombares (L2 e L3) (Figs. 15-1 e 15-2). Emergem a borda lateral do músculo psoas maior, corre pela superfície do músculo ilíaco coberto pela fáscia ilíaca. Dirige-se à região da espinha ilíaca ântero-superior (EIAS), localizando-se a cerca de 1 cm medialmente a esta, passando através ou abaixo do ligamento inguinal para chegar à coxa.

Situado abaixo da fáscia lata, divide-se nos ramos anterior e posterior, cujas áreas de inervação são variáveis. O ramo anterior supre, freqüentemente, a inervação cutânea da região ântero-lateral da coxa, podendo chegar até a altura do joelho, contribuindo na formação do plexo patelar. O ramo posterior inerva a região cutânea lateral da coxa, desde a área do grande trocanter do fêmur até seu terço médio (Figs. 15-5 e 17-1).

INDICAÇÕES

- Cirurgias em sua área de inervação, como biópsias e retirada de enxerto de pele.
- Analgesia pós-operatória de intervenções nesta área cutânea e nas cirurgias do fêmur, quando deve ser acompanhado do bloqueio do nervo femoral.
- Diagnóstico e tratamento das neuralgias na região da coxa, como a meralgia parestésica; esta produzida por distensão ou compressão do nervo cutâneo-femoral lateral nas hiperlordoses que ocorrem, por exemplo, na obesidade e gestação.

- Deve ser incluído nas cirurgias abertas do joelho, sob bloqueios periféricos, em virtude de sua contribuição na formação do plexo patelar.

TÉCNICA

Localiza-se a EIAS. Marca-se um ponto cerca de 2 cm (2 polpas digitais) em direção caudal e 2 cm medial a esta. Uma agulha de 3 a 4 cm de comprimento e ponta curta é introduzida perpendicularmente à pele, buscando-se a perfuração da fáscia lata, que é reconhecida por perda de resistência ou sensação da perfuração desta (Fig. 17-14). Não são buscadas parestesias. A injeção da solução anestésica deve ser em leque, abaixo e acima da fáscia lata.

Em outra alternativa técnica, introduz-se a agulha no mesmo ponto anteriormente descrito, em direção levemente medial e cefálica. Após tocar o osso ilíaco em um ponto medial e imediatamente abaixo da EIAS, a injeção é realizada em leque em sentido medial. O estimulador de nervos, visando respostas motoras, não é utilizado por tratar-se de nervo exclusivamente sensitivo.

DOSE

Cerca de 10-15 ml de solução anestésica em concentração que dependerá dos objetivos propostos. Deve-se optar por soluções diluídas, por se tratar de um nervo delgado.

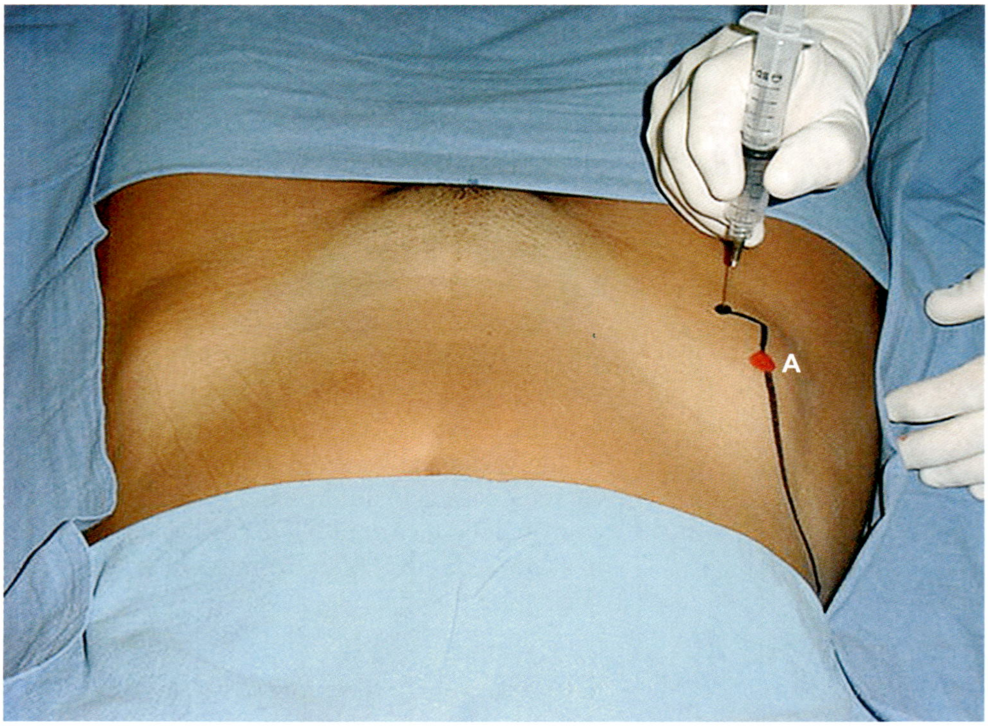

Fig. 17-14. Bloqueio do nervo cutâneo-femoral lateral: *A)* espinha ilíaca anterior superior.

NERVO OBTURADOR

ANATOMIA

O nervo obturador (L2, 3, 4) é um ramo do plexo lombar, formado dentro do músculo psoas pelas divisões anteriores dos 2º, 3º e 4º nervos lombares. Após emergir deste músculo, segue sobre sua porção medial, passando atrás dos vasos ilíacos para alcançar a pelve e o forame obturador (Fig. 17-15). Em sua emergência na coxa através do canal obturador, divide-se em 2 ramos: anterior e posterior.

Divisão anterior

Através de seus 3 ramos, contribui para inervação dos músculos adutores e da articulação do quadril. É responsável, também, pela inervação cutânea da face medial distal da coxa ou da área medial superior da região poplítea (Figs. 17-16 e 17-17). Esta área de inervação sensitiva é variável e inconstante, podendo estar ausente em mais da metade dos indivíduos [Bouaziz, 2002].

Divisão posterior

Acompanha a artéria femoral e poplítea até o joelho. Divide-se em 2 ramos, um muscular para os músculos obturador externo e adutor magno, e o outro sensitivo para a articulação do joelho (Fig. 17-16).

INDICAÇÕES

- Cirurgias na região do joelho, associado ao bloqueio dos nervos femoral e ciático.
- Cirurgias urológicas endoscópicas próximas ao trajeto do nervo.
- Cirurgias do membro superior sob bloqueio periférico, em que o torniquete deverá permanecer na coxa por tempo prolongado.
- Localização e tratamento de dores na articulação do joelho.
- Tratamento de espasmos da musculatura adutora.

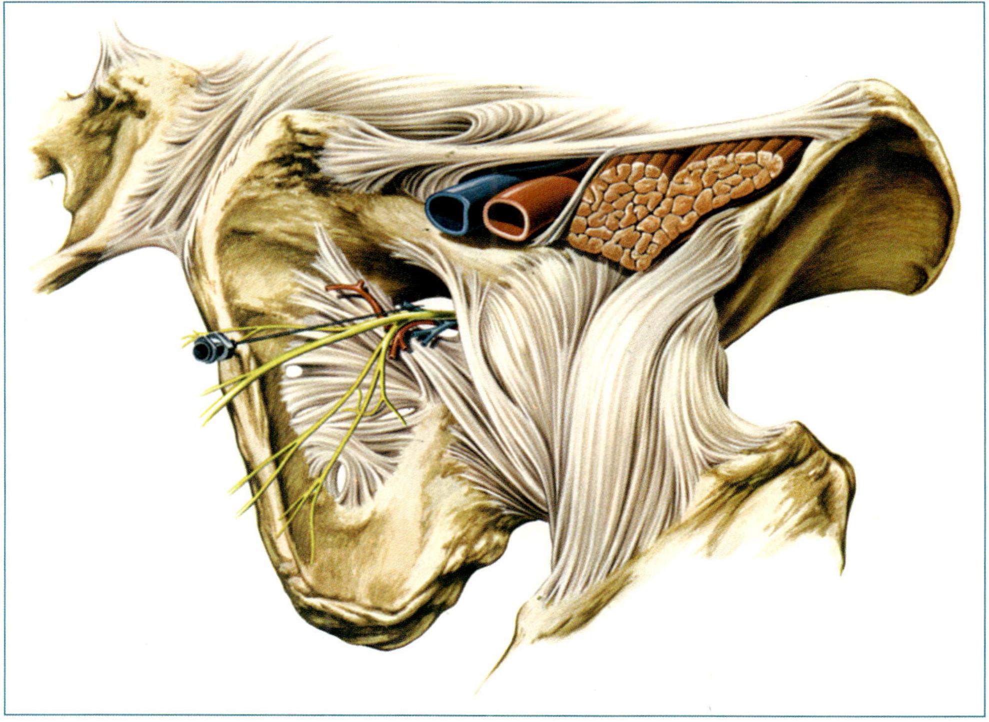

Fig. 17-15. Nervo obturador – Relações anatômicas na emergência do forame obturador. (Extraída de Eriksson E. *Manual ilustrado de anestesia local.* Suécia: Astra, 1969.)

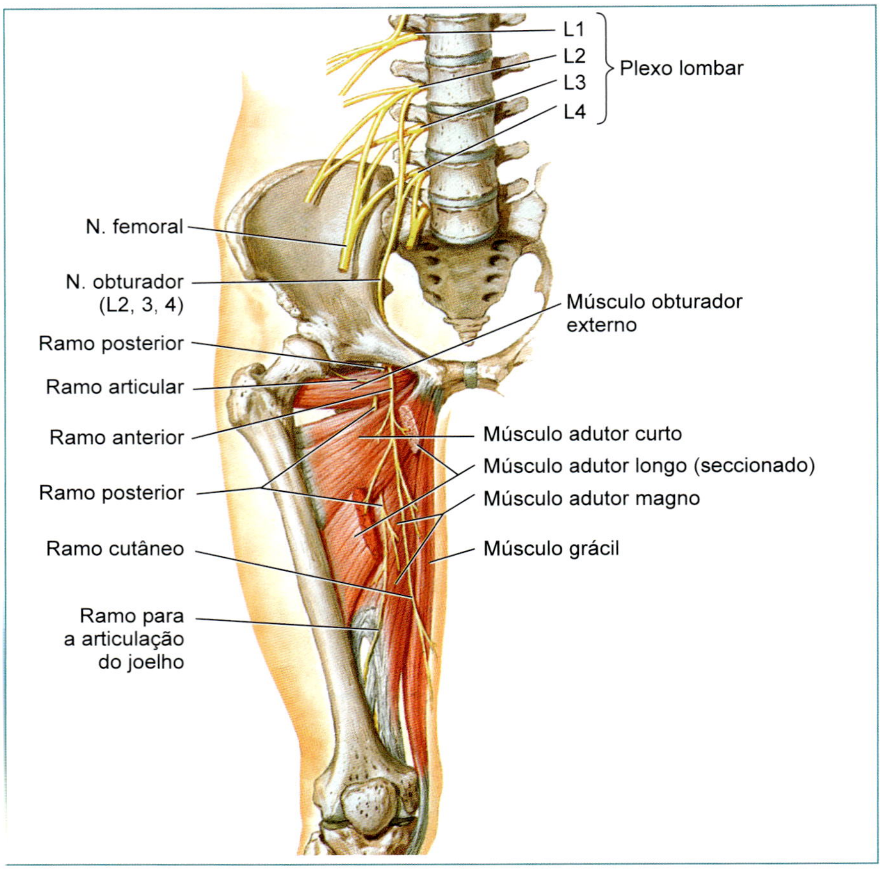

Fig. 17-16. Nervo obturador – Inervação motora e articular. (Extraída de Netter FM. *Atlas de anatomia humana*. 8ª ed. Porto Alegre: Artes Médicas, 1996.)

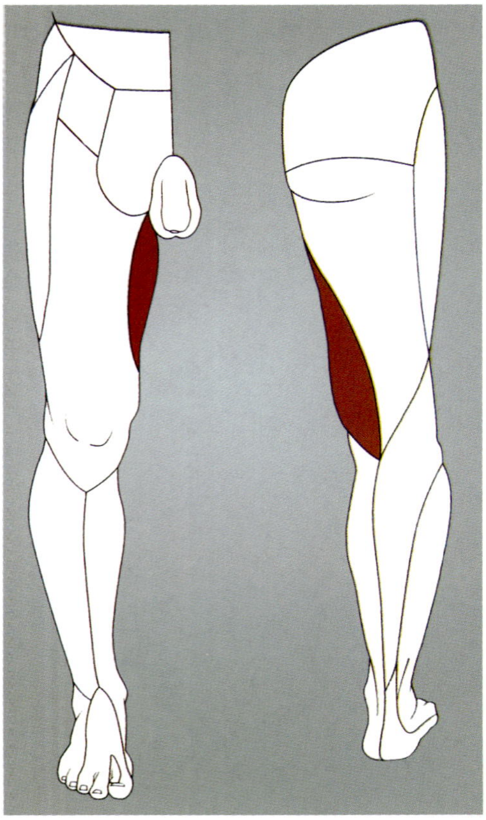

Fig. 17-17. Nervo obturador – Inervação sensitiva-cutânea. (Extraída de Jankovic D. *Regional nerve blocks and infiltration therapy*. 3ª ed. Massachussets: Blackwell Publishing Ltda, 2004.)

TÉCNICA

O bloqueio deve ser executado com o auxílio de um estimulador de nervos, uma vez que o componente sensitivo, para busca de parestesias, é inconstante.

Paciente em decúbito supino, perna levemente abduzida. Palpa-se o tubérculo púbico. O ponto de punção é marcado 1 a 2 cm abaixo e 1 a 2 cm lateral a este. Uma agulha isolada, de cerca de 7 cm de comprimento, é introduzida perpendicularmente à pele até o contato ósseo com a parte superior do ramo inferior do púbis. Este deve ocorrer a uma profundidade de 1,4 a 4 cm, dependendo das características anatômicas. A agulha é então recuada e avançada lateralmente, em direção levemente cefálica e caudal, de modo a passar imediatamente abaixo do ramo superior do púbis (Fig. 17-18). Pode-se optar por, voluntariamente, tocar neste, para então recuar e redirecionar a agulha para que o tangencie por baixo. A entrada do canal obturador, onde o nervo deverá ser encontrado, situa-se de 2 a 3 cm deste ponto de contato ósseo. Os estímulos iniciais deverão ser de 1,5 mA (1 Hz), 100-200 μs. Busca-se resposta motora da musculatura adutora da coxa, que deverá permanecer até 0,5 mA. A injeção da solução anestésica deve ser acompanhada de aspirações freqüentes para pronta detecção de posicionamento intravascular.

DOSE

15 a 25 ml de solução anestésica em concentração que dependerá dos objetivos propostos, devendo a massa total ser compatível com as condições físicas e clínicas do paciente.

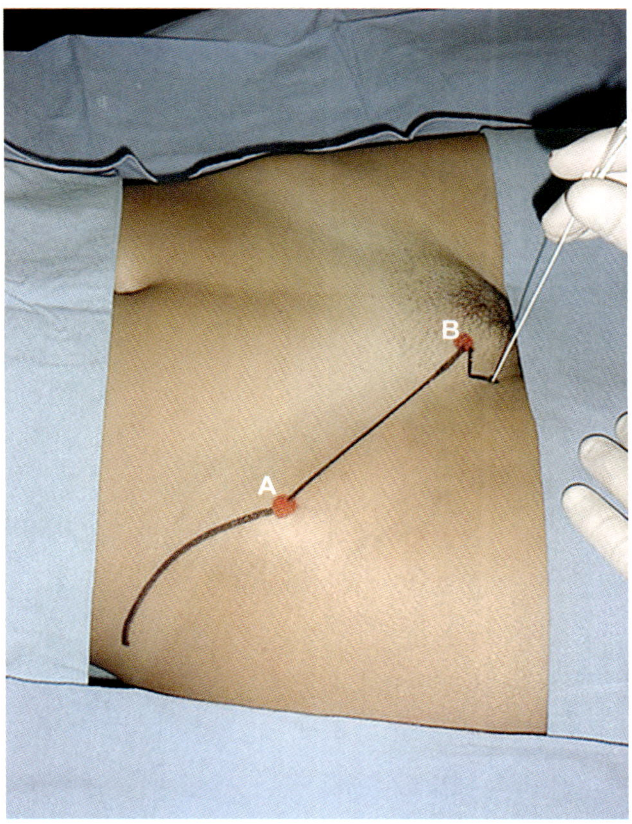

Fig. 17-18. Bloqueio do nervo obturador: *A)* espinha ilíaca anterior superior; *B)* tubérculo púbico.

COMPLICAÇÕES

- Reação tóxica sistêmica pelo anestésico local – pode ocorrer por injeção intravascular inadvertida, já que a região é muito vascularizada. A sobredose absoluta no bloqueio isolado é improvável, pela pouca massa de anestésico local utilizada, porém pode ocorrer quando associada a outros bloqueios.
- Hematoma.
- Perfuração da bexiga, vagina e reto.

Observação: técnica recentemente descrita [Oliver, 2005] propõe via de acesso ao nervo obturador no terço medial da prega inguinal. Segundo os autores, esta via proporciona menor desconforto ao paciente e facilidade de execução.

BLOQUEIO PARAVERTEBRAL DAS RAÍZES LOMBARES

ANATOMIA

Os nervos espinhais, logo após sua saída pelos forames intervertebrais, dividem-se em ramo ventral (anterior) e ramo dorsal (posterior). Os pequenos ramos dorsais dirigem-se posteriormente e inervam a pele e músculos da área paravertebral. Os ramos ventrais dos primeiros 4 nervos lombares, com a contribuição do 12º nervo torácico, formam o plexo lombar. Este é conectado ao segmento lombar da cadeia simpática, através de 2 ou 3 ramos comunicantes longos (Fig. 17-19).

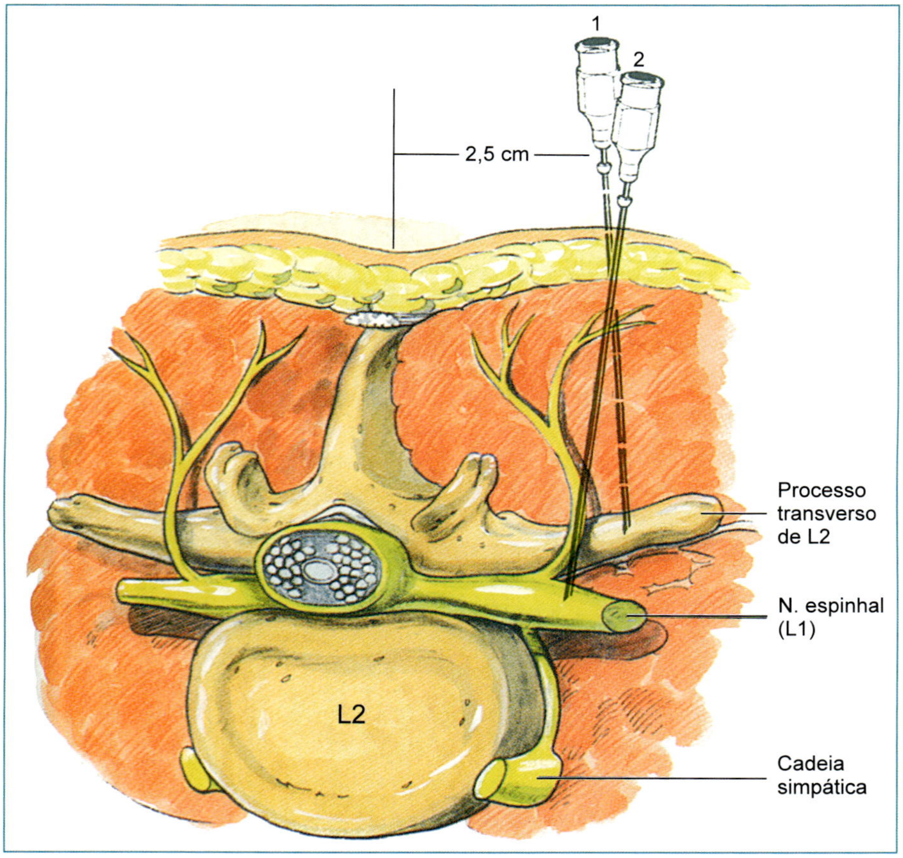

Fig. 17-19. Bloqueio paravertebral lombar: visão esquemática – após o toque no processo transverso, a agulha é redirecionada para alcançar o nervo espinhal. (Extraída de Brown DL. *Atlas of regional anesthesia*. 2ª ed. Philadelphia: WB Saunders, 1999.)

INDICAÇÕES

- Cirurgias na região dos dermátomos equivalentes.
- Nas cirurgias de membro inferior, não costuma ser utilizado em virtude da grande quantidade de dermátomos envolvidos, ao contrário das cirurgias da região inguinal, por exemplo.
- No diagnóstico diferencial e localização de condições dolorosas dos membros inferiores e região lombar.
- No tratamento da dor nas regiões lombar, inguinal e da coxa, quando devem ser utilizados série de 6 a 7 bloqueios.

Busca-se a abordagem do nervo espinhal imediatamente depois de formado, em sua emergência do neuroeixo pelo forame intervertebral. Bloqueiam-se, assim, os ramos dorsais e ventrais, além dos ramos comunicantes simpáticos branco e cinzento, produzindo analgesia segmentar unilateral. Sua execução deve ser supervisionada ou realizada por anestesiologista experiente.

TÉCNICA

O paciente é colocado em decúbito ventral, com um travesseiro na região abdominal, para desfazer a lordose lombar. A posição de decúbito lateral ou sentada pode ser utilizada.

Marca-se o pólo superior das apófises espinhosas das vértebras correspondentes aos nervos a serem bloqueados. A partir daí, uma linha perpendicular à linha média, de 3-5 cm, é traçada em direção ao lado da intervenção sendo o ponto de punção na extremidade da mesma. Uma agulha de raquianestesia nº 22 ou 24 com 8 a 12 cm de comprimento é introduzida perpendicularmente à pele até contato ósseo com o processo transverso, que deverá ocorrer à profundidade de 3 a 5 cm, dependendo das condições anatômicas. Esta profundidade é marcada. A agulha é então recuada até o subcutâneo e redirecionada caudalmente 15 a 20°, passando abaixo do processo transverso, avançando 2 a 2,5cm além do ponto em que este foi tocado anteriormente (Figs. 17-20 e 17-21). A obtenção da parestesia indica posicionamento correto da agulha. Porém, quando não é obtida, a injeção pode ser realizada, pois a dispersão da solução anestésica normalmente produzirá bloqueio adequado.

Alguns aspectos devem ser observados:

- Não havendo contato ósseo com o processo transverso até a profundidade de 5 cm, a agulha deve ser recuada e redirecionada na busca de obtê-lo.
- Observar para que a agulha não se posicione muito medialmente, pois há risco de perfuração da dura-máter do manguito dural ou injeção peridural.
- A injeção deve ser intermitente, com freqüentes aspirações, visando detectar líquor ou sangue.

COMPLICAÇÕES

- Reações tóxicas sistêmicas pelo anestésico local, principalmente por injeção intravascular.
- Injeção subaracnóide ou peridural.
- Injeção intra-abdominal retro ou intraperitoneal.

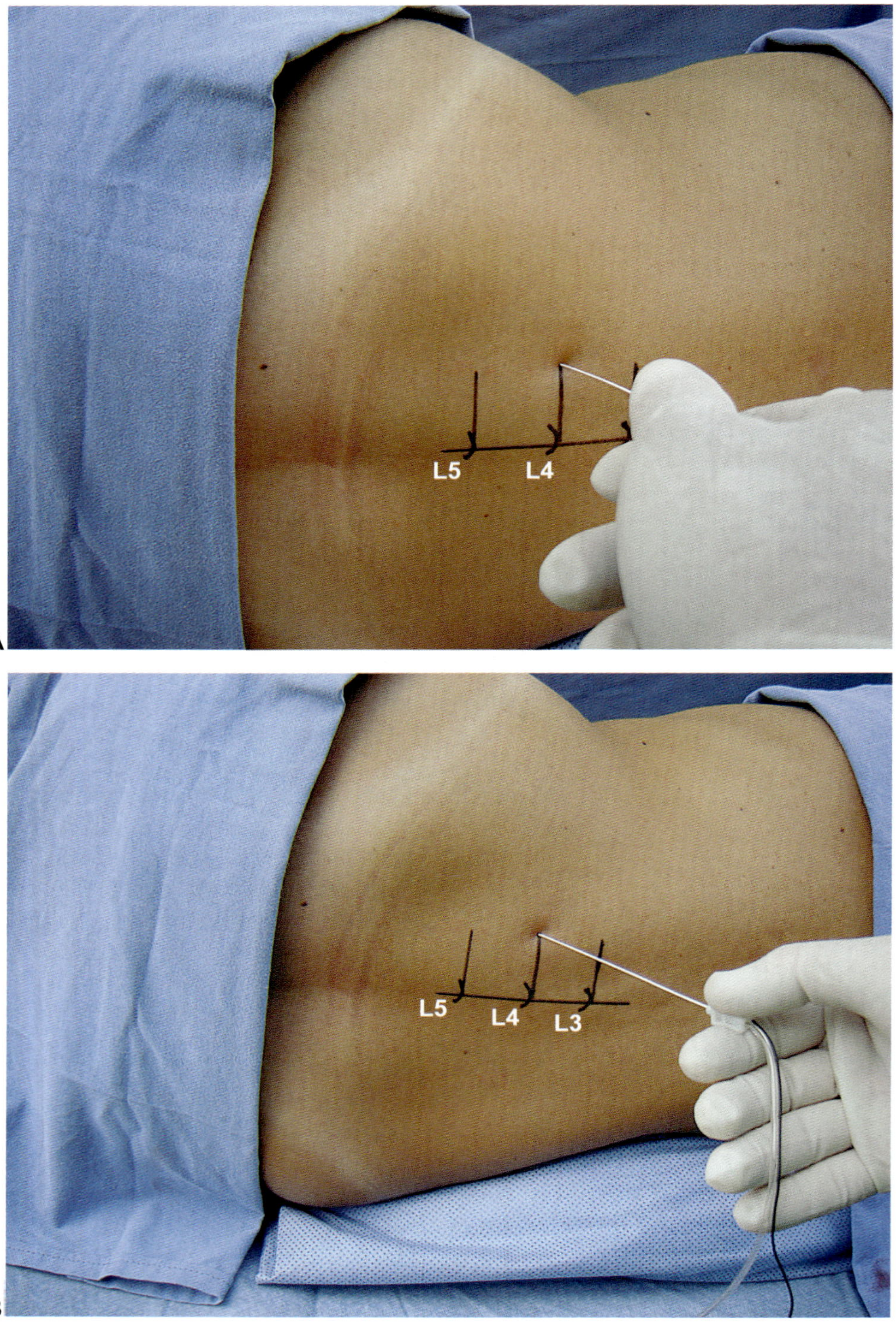

A

B

Fig. 17-20. (**A**) Bloqueio paravertebral lombar – Decúbito lateral. (**B**) Bloqueio paravertebral lombar – redirecionamento da agulha após toque no processo transverso.

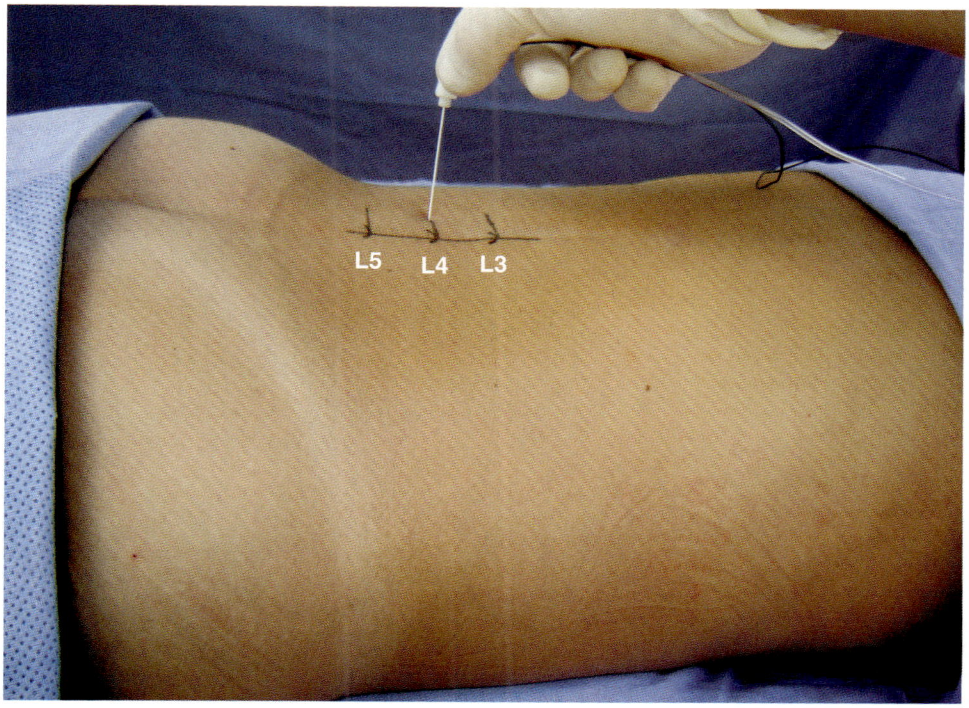

A

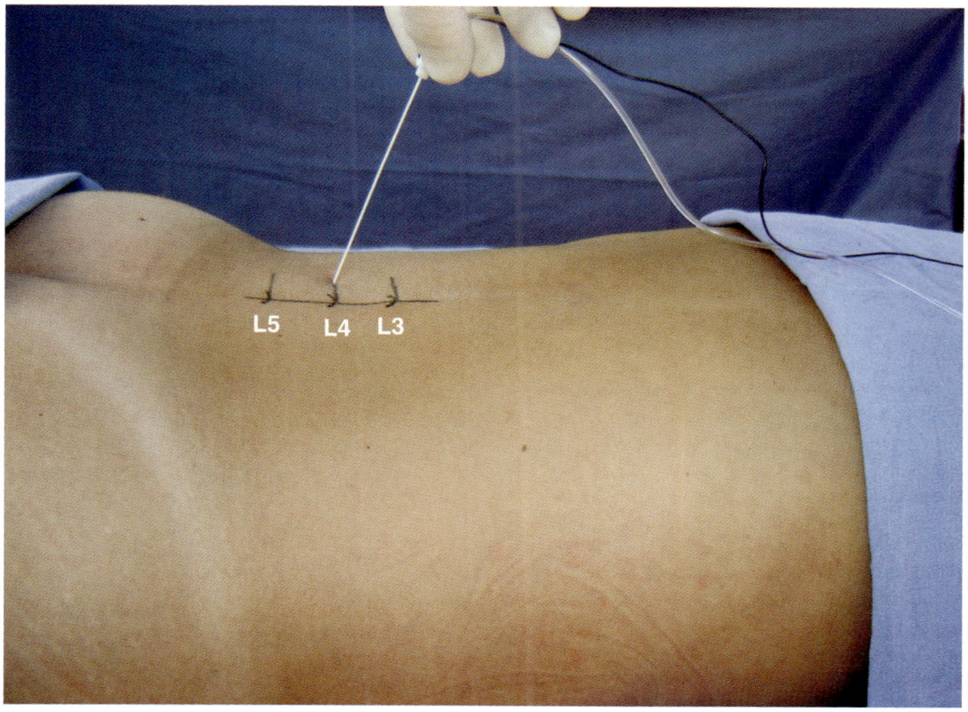

B

Fig. 17-21. (**A**) Bloqueio paravertebral lombar – Decúbito ventral. Orientação inicial da agulha. (**B**) Bloqueio paravertebral lombar – redirecionamento da agulha após toque no processo transverso.

EFEITOS COLATERAIS

- Bloqueio simpático com hipotensão arterial por dispersão do anestésico local para a cadeia simpática, pode ocorrer após bloqueio dos dois primeiros nervos lombares ou injeção muito profunda.
- Impotência motora no membro omolateral deve ser esperada, para a qual o paciente deve ser alertado.

DOSE

Devem ser aplicados 5 ml de solução anestésica por segmento dermatomérico.

CAPÍTULO 18

O PLEXO SACRO – NERVO CIÁTICO E SEUS RAMOS

O plexo sacro é formado no interior da pelve, através da fusão dos ramos ventrais do 4º e 5º nervos lombares e dos 3 ou 4 primeiros nervos sacros. Os ramos ventrais de L4 e L5 são comuns aos plexos lombar e sacro, formando o segmento de suas raízes que se destinam ao plexo sacro, o tronco lombossacro. Dos 12 ramos do plexo sacro, 5 são distribuídos no interior da pelve e 7 emergem desta para distribuírem-se na região glútea e membros inferiores. Seus componentes mais importantes, no que diz respeito à inervação dos membros inferiores, são os nervos ciático e seus ramos terminais, e o nervo cutâneo femoral posterior.

NERVO CIÁTICO

ANATOMIA

É originado pelos ramos ventrais de L4, L5, S1, S2, S3. É constituído por 2 componentes distintos no aspecto anatômico e funcional: o nervo tibial e o nervo fibular comum (Figs. 15-1 e 15-3), sendo o primeiro formado pela fusão das divisões anteriores L4-L5, S1, S2 e S3, e o segundo pela fusão das divisões posteriores destes mesmos nervos.

O nervo ciático emerge da pelve através do forame ciático maior, abaixo do músculo piriforme, apresentando largura de 1,5 a 2,0 cm em sua porção inicial. Seu componente tibial encontra-se situado medialmente, enquanto o fibular comum lateralmente. Corre entre a tuberosidade isquiática e o grande trocanter, seguindo pela coxa em direção à fossa poplítea, passando posteriormente ao pequeno trocanter do fêmur. Situa-se na superfície posterior do músculo adutor magno, no compartimento póstero-medial da coxa, profundamente ao bíceps femoral (Figs. 18-1 e 18-2). Na região proximal da fossa poplítea, o nervo ciático encontra-se envolvido pela fáscia poplítea, em posição póstero-lateral aos vasos poplíteos, sendo a veia poplítea medial ao nervo e a artéria anterior a este localizada junto à superfície posterior do fêmur. Ainda na região proximal da fossa poplítea, normalmente ocorre a divisão do nervo ciático, separando-se seus dois componentes: o nervo tibial e o nervo fibular comum (Fig. 18-3). Esta divisão pode ocorrer a uma distância que varia de 3 a 9 cm da prega de flexão poplítea. Variações maiores podem ocorrer.

O nervo ciático emite ramos para a articulação do quadril. Seus ramos musculares suprem os músculos bíceps femoral, semimembranoso, semitendinoso e parte do adutor magno. As inervações motora e sensitiva da perna e pé, com exceção da face medial, são supridas por seus ramos: os nervos tibial e fibular comum. Estes originam respectivamente os nervos cutâneo sural medial e cutâneo sural lateral, que formam o nervo sural (Fig. 18-1). O nervo fibular comum exerce seu suprimento através de seus ramos fibular superficial e profundo (Fig. 18-4).

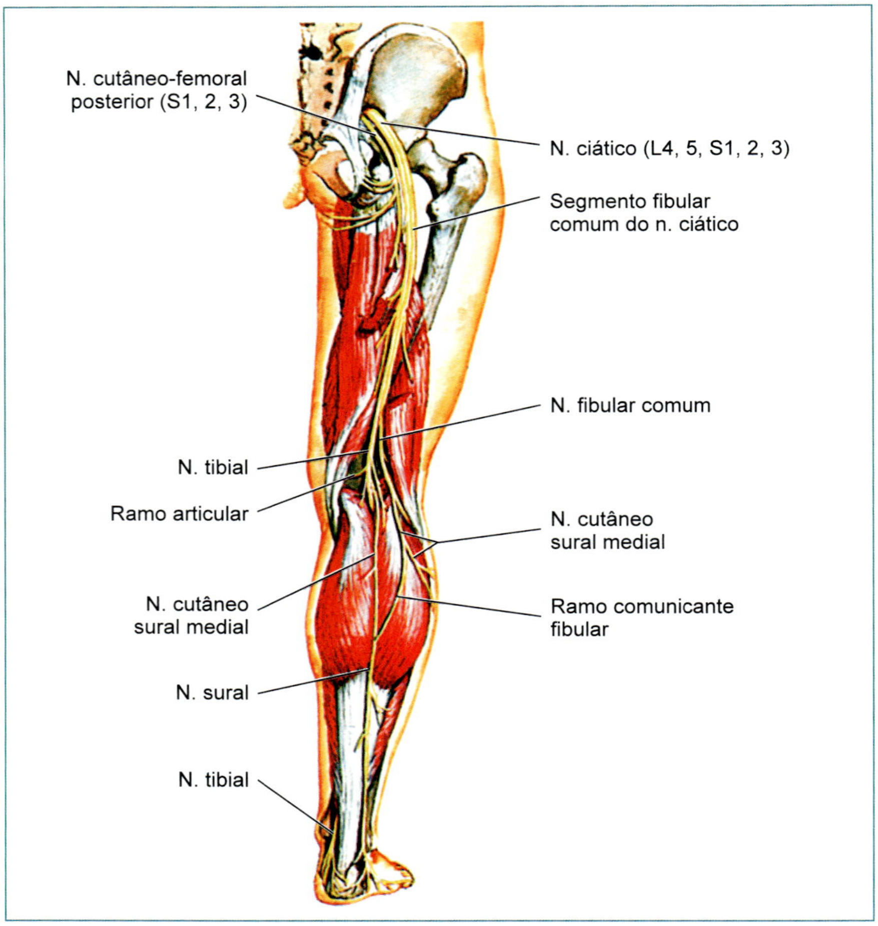

Fig. 18-1. Nervo ciático – Inervação motora. (Extraída de Netter FH. *Atlas de anatomia humana.* 8ª ed. Porto Alegre: Artes Médicas, 1996.)

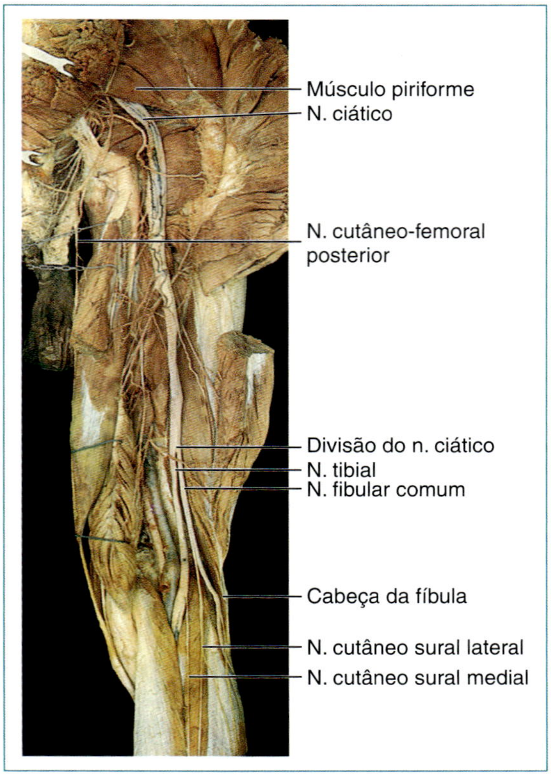

Fig. 18-2. Nervo ciático – Dissecção. (Extraída de Rohen JW, Yokochi C. *Anatomia humana.* 2ª ed. São Paulo: Manole, 1989.)

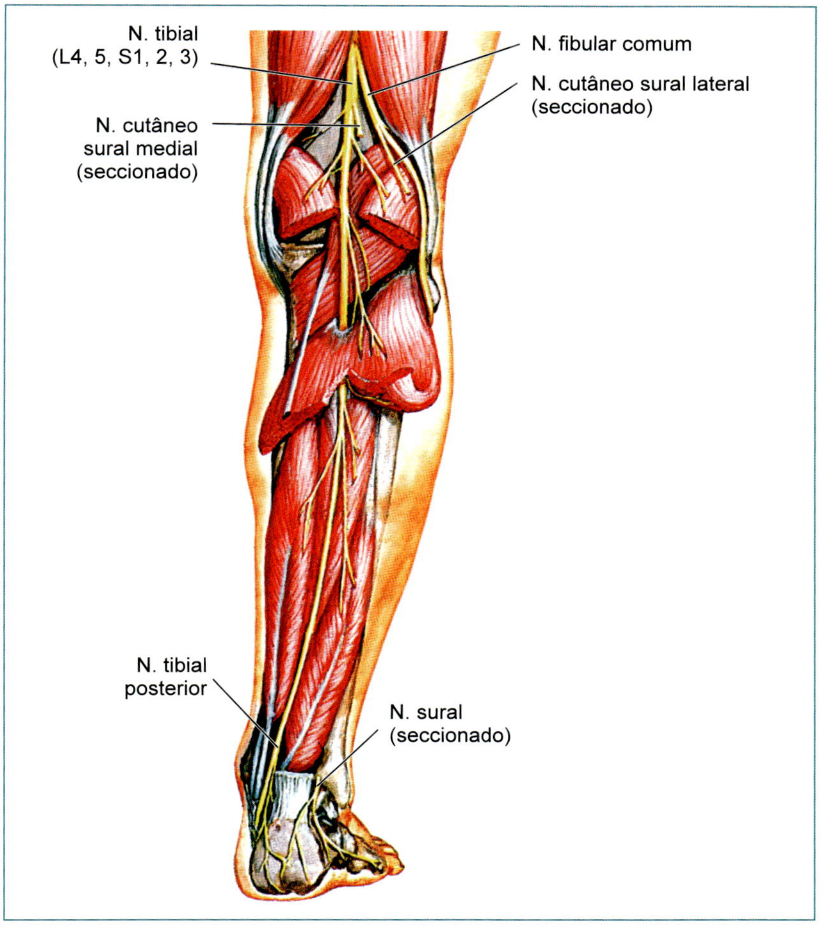

Fig. 18-3. Nervo ciático – Divisão dos nervos tibial e fibular comum. (Extraída de Netter FH. *Atlas de anatomia humana.* 8ª ed. Porto Alegre: Artes Médicas, 1996.)

NERVO TIBIAL

É formado pela fusão das divisões anteriores de L4-L5, S1, S2 e S3.

É o maior ramo do nervo ciático, com quase o dobro da espessura do nervo fibular comum. Segue distalmente a direção do nervo ciático, pela linha média da fossa poplítea, mantendo-se em posição posterior e levemente lateral em relação aos vasos poplíteos. Na porção inferior da fossa poplítea, emite ramos para os músculos gastrocnêmio e sóleo. Segue pela superfície posterior do músculo tibial posterior, avançando distalmente junto aos vasos tibiais posteriores. No tornozelo, este feixe vasculonervoso passa abaixo do retináculo flexor, e ao chegar à planta do pé ou pouco antes, o nervo tibial divide-se em seus dois ramos terminais: os nervos plantar medial e plantar lateral, que suprem a inervação sensitiva da região plantar do pé.

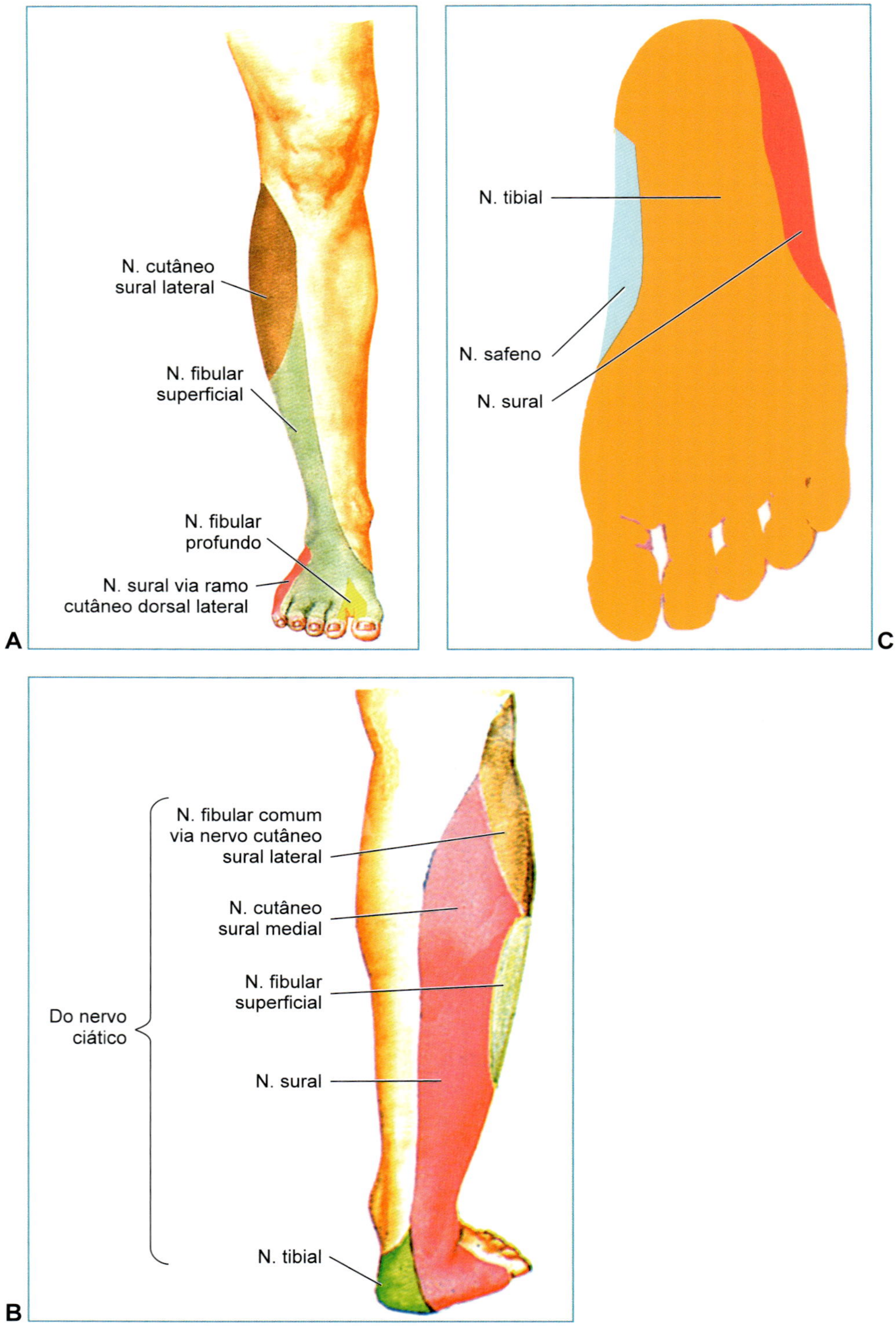

Fig. 18-4. (**A**) Ramos do nervo ciático: inervação cutânea – Vista anterior. (**B**) Ramos do nervo ciático: inervação cutânea – Vista posterior. (**C**) Ramos do nervo ciático e nervo safeno: inervação cutânea – Vista plantar do pé. (Extraída de Netter FH. *Atlas de anatomia humana.* 8ª ed. Porto Alegre: Artes Médicas, 1996.)

NERVO FIBULAR COMUM

É formado pela fusão das divisões posteriores de L4-L5, S1, S2 e S3. Após sua origem, segue junto à porção medial do bíceps femoral, passando posteriormente à cabeça da fíbula. Neste ponto, costuma ser palpável, sendo revestido apenas pelo tecido subcutâneo, por isso, facilmente sujeito a traumatismos. Emite ramos para as articulações do joelho e tíbio fibular. Ao contornar o colo da fíbula, em sua superfície lateral, o nervo fibular comum divide-se em seus 2 ramos terminais: o nervo fibular profundo e o nervo fibular superficial (Fig. 18-5).

NERVO FIBULAR PROFUNDO

Segue distalmente pela membrana interóssea, acompanhado da artéria tibial anterior. Nervo e artéria chegam ao tornozelo entre os tendões dos músculos extensor longo do hálux e tibial anterior. Emerge no dorso do pé, entre os dois músculos anteriormente citados, situando-se o nervo lateralmente à artéria pediosa dorsal. O nervo fibular profundo é essencialmente motor, suprindo a musculatura extensora do pé responsável pela sua dorsiflexão. Supre somente a área sensitiva do espaço e faces de contato entre o 1º e 2º dedos (Figs. 18-4A e 18-5).

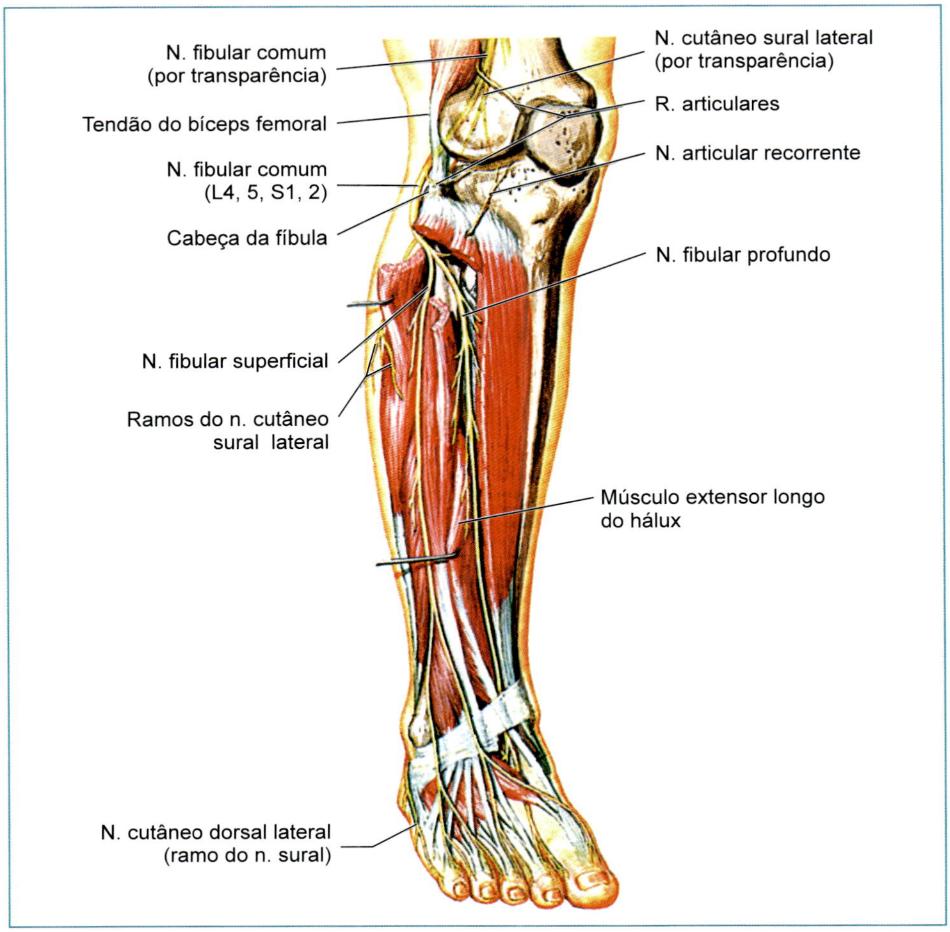

Fig. 18-5. Nervo fibular – Inervação motora. (Extraída de Netter FH. *Atlas de anatomia humana*. 8ª ed. Porto Alegre: Artes Médicas, 1996.)

NERVO FIBULAR SUPERFICIAL

Segue distalmente pelo compartimento lateral, entre os músculos fibular longo e curto. Após suprir a inervação destes músculos (eversores do pé), emerge entre eles e supre a inervação cutânea da borda lateral da metade distal da perna. No terço distal da perna, penetra na fáscia crural. Adiante, na região subcutânea ou, ainda, subfascial, divide-se em ramos cutâneos dorsais, que vão suprir a sensibilidade cutânea do dorso do pé e dos dedos (Figs. 18-4A e 18-6).

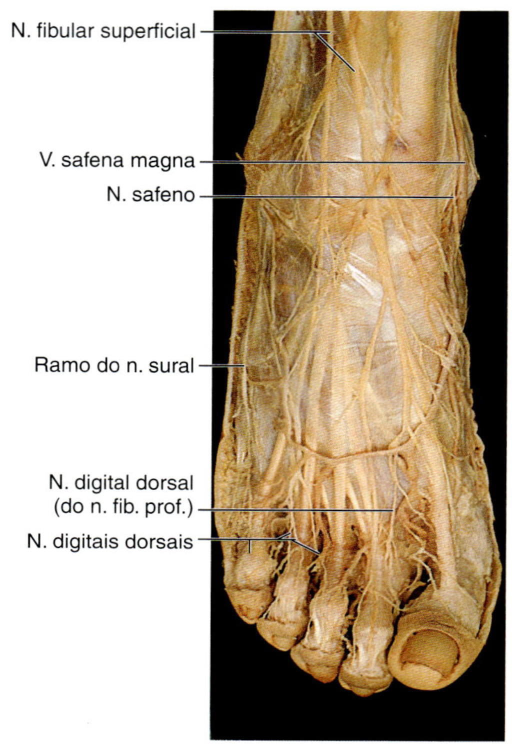

Fig. 18-6. Inervação superficial do dorso do pé. (Extraída de Rohen JW, Yokochi C. *Anatomia humana*. 2ª ed. São Paulo: Manole, 1989.)

NERVO SURAL

É formado a partir da união do nervo cutâneo sural medial (ramo do n. tibial) com o nervo cutâneo sural lateral (ramo do n. fibular comum), através do ramo comunicante fibular. Caminha pela superfície posterior do músculo gastrocnêmio, dirigindo-se lateralmente, passando posteriormente ao maléolo lateral para chegar à borda lateral do pé (Fig. 18-7). O nervo sural e seus ramos formadores são apenas sensitivos. O nervo cutâneo sural lateral supre a face lateral proximal da perna. O nervo cutâneo sural medial supre a região cutânea póstero-lateral proximal da perna. O nervo sural, através de seus ramos terminais, supre a região cutânea póstero-lateral distal da perna, incluindo a face lateral do tornozelo e parte da cápsula articular e a borda lateral do pé (Fig. 18-4B e C).

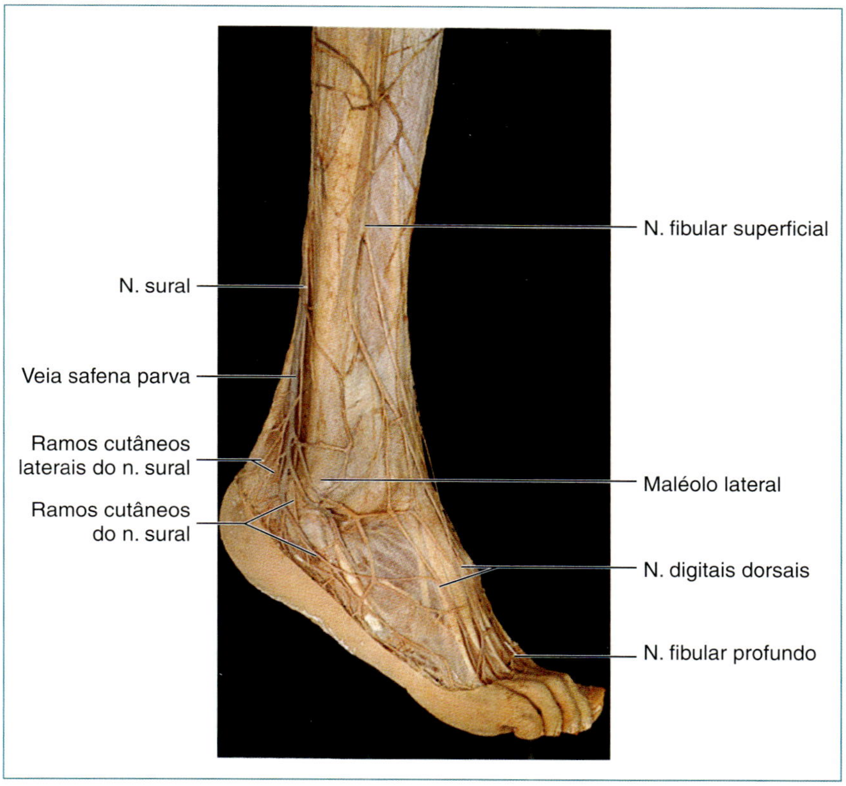

Fig. 18-7. Inervação superficial da face lateral da perna. (Extraída de Rohen JW, Yokochi C. *Anatomia humana*. 2ª ed. São Paulo: Manole, 1989.)

CAPÍTULO 19

BLOQUEIO DO NERVO CIÁTICO

Várias técnicas são propostas para abordagem de nervo ciático. Estas permitem que seu bloqueio seja possível em diversos níveis e com variedades posturais do paciente. Citaremos algumas delas e sua aplicação deverá obedecer a critérios como: áreas em que se deseja obter bloqueio motor e sensitivo, características anatômicas, inconveniência de mudança postural do paciente e utilização de cateter para bloqueios contínuos.

INDICAÇÕES

Cirúrgicas

Cirurgias de perna, tornozelo e, principalmente, do pé. Quando envolvendo o aspecto medial destes segmentos, deve ser associado ao bloqueio do nervo femoral ou safeno.

Analgésicas

No controle da dor pré e pós-operatórias em cirurgias da perna, tornozelo e pé. Nas cirurgias de joelho, associa-se ao bloqueio do nervo femoral.

No controle e terapia da dor crônica dos segmentos citados, seja de origem vascular (déficit de perfusão), simpática (dor complexa regional tipos I e II) ou nervosa.

ACESSO CLÁSSICO POSTERIOR TRANSGLÚTEO (LABAT)

Proposto por Labat em 1924, modificado por Winnie em 1975. É ainda a mais utilizada das abordagens proximais. O bloqueio do nervo cutaneofemoral posterior normalmente ocorre de forma concomitante, pois a este nível, situa-se medialmente ao nervo ciático, em íntima relação com este. Assim, a área sensitiva cutânea incluída atinge a face posterior da coxa, póstero-lateral da perna e o pé, excetuando-se sua borda medial (Fig. 19-1).

Referências anatômicas

Grande trocanter do fêmur, espinha ilíaca ântero-posterior (EIAP) e hiato sacro. Devem ser observados, cuidados de rotina em relação à segurança, bem-estar e informação do paciente (Cap. 1).

O paciente é posicionado em decúbito lateral, inclinado anteriormente, com o membro a ser bloqueado voltado para cima. Este deve estar flexionado com o joelho encostado no colchão e o pé sobre a perna de baixo, que deverá estar esticada (posição de Sims) (Fig. 19-2). Traça-se uma linha que vai do grande trocanter do fêmur à EIAP, com a qual o fêmur deve estar alinhado. Esta linha deve unir a borda destes acidentes ósseos para que se tenha a distância mais curta entre eles. Uma segunda linha, de 4-5 cm, perpendicular a esta, é traçada em seu ponto médio. Na extremidade desta, é o ponto de punção. Este deve situar-se sobre uma linha proposta por Winnie, que une o grande trocanter ao hiato sacro (Fig. 19-3).

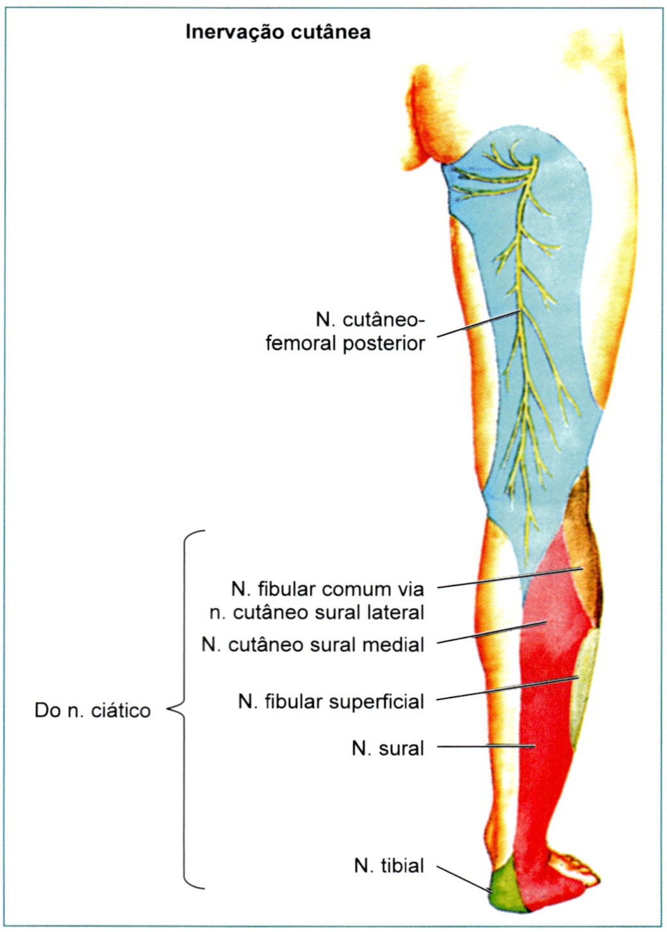

Fig. 19-1. Abrangência cutânea do bloqueio do nervo ciático (acesso glúteo). (Extraída de Netter FH. *Atlas de anatomia humana*. Porto Alegre: Artes Médicas, 1996.)

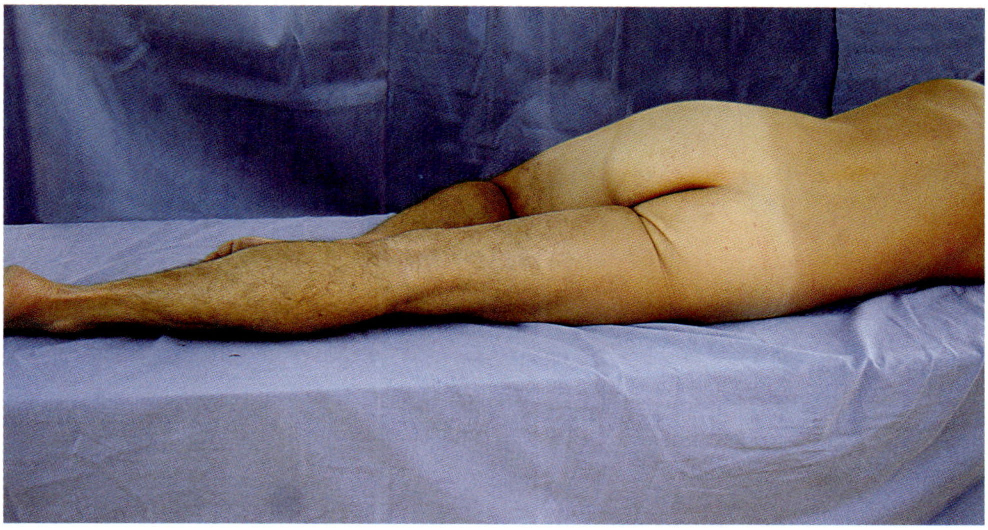

Fig. 19-2. Posição de Sims.

Após os cuidados de assepsia e de infiltração anestésica local, uma agulha de 10 cm é introduzida perpendicularmente ao plano glúteo. O nervo deve ser encontrado a uma profundidade de 5 a 8 cm, com referência de parestesias na perna e pé. Utilizando-se o estimulador de nervos (EN), o que é o mais recomendado, as respostas motoras podem ser com flexão plantar e ou inversão do pé, quando o componente tibial do nervo é estimulado, ou flexão dorsal e/ou eversão do pé, quando o estímulo ocorrer no componente fibular. Respostas motoras de músculos da região posterior da coxa podem ser consideradas adequadas, pois os ramos que os inervam deixam o nervo ciático distalmente a este ponto de abordagem. O mesmo não se aplica às respostas motoras da musculatura glútea. Inicia-se

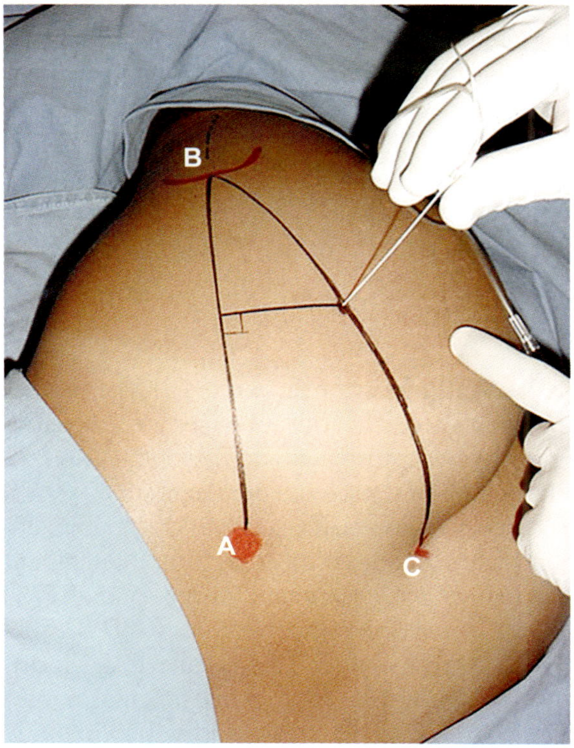

Fig. 19-3. Bloqueio do nervo ciático via glútea: *A)* espinha ilíaca posterior superior; *B)* trocanter maior do fêmur – borda superior; *C)* hiato sacro.

com estímulos de 1,5 mA, 1-2 Hz, 100-200 μs, que devem ser mantidos de 0,5 a 0,2 mA.

Após introduzida a agulha, não se identificando o nervo na profundidade esperada, esta deve ser recuada até o tecido subcutâneo e então redirecionada 15 a 20° medialmente. Permanecendo o insucesso, a mesma manobra deve ser repetida em direção lateral. Problemas com o equipamento de estimulação devem ser afastados, assim como de marcação equivocada do ponto de punção. O toque da agulha em superfície óssea, sem ocorrência de resposta motora, deve indicar punção acima do nível adequado.

DOSE

Cerca de 15 a 25 ml de solução anestésica em concentração que dependerá dos objetivos propostos, devendo a massa total ser compatível com as condições físicas e clínicas do paciente.

ACESSO PARAVERTEBRAL SACRO (MANSOUR)

Descrita por Mansour [Mansour, 1993], esta via aborda o nervo ciático próximo a sua emergência pelo forame ciático maior, na área de sua formação. A solução anestésica aí depositada entra em contato com as raízes formadoras do nervo. Por isso a técnica pode ser considerada como um bloqueio do plexo sacro, pois os demais nervos formados por estas mesmas raízes, como o pudendo, os glúteos e o cutâneo-femoral posterior também serão envolvidos no bloqueio. A dispersão da solução anestésica pode levar, ainda, à inclusão dos nervos esplâncnicos pélvicos, à porção terminal da cadeia simpática, do plexo hipogástrico inferior e do nervo obturador. Todos em íntima relação com o plexo sacro [Enneking, 2005]. Estudo em 400 pacientes submetidos a esta técnica para procedimentos em membros inferiores revelou índice de sucesso de 94% [Ripart, 2005].

INDICAÇÕES

São semelhantes às da técnica clássica de Labat. Procedimentos no quadril, joelho, face medial da perna e borda medial do pé. Quando se pretende a colocação do torniquete arterial na coxa, deve ser associado ao bloqueio do nervo femoral ou do plexo lombar.

A técnica é adequada à instalação de cateter para bloqueio contínuo, que pode ser utilizado no controle da dor pós-operatória, ou de origens diversas como vascular, simpática e traumática.

TÉCNICA

Referências anatômicas

Espinha ilíaca posterior superior (EIPS) e tuberosidade isquiática.

Devem ser observados, previamente, cuidados de rotina referentes a segurança, bem-estar e informação do paciente (Cap. 1).

Posiciona-se o paciente em decúbito lateral, com o lado a ser bloqueado para cima, a perna flexionada ao nível do quadril e do joelho mantendo-se a perna dependente esticada (posição de Sims), semelhante à utilizada no acesso transglúteo de Labat. Traça-se uma linha que vai da EIPS à tuberosidade isquiática. Sobre esta linha, cerca de 6 cm distalmente à EIPS, está o ponto de punção. Após os cuidados de assepsia e de infiltração anestésica local, introduz-se uma agulha isolada de 10 cm de comprimento, perpendicularmente à pele (Fig. 19-4). Esta deverá tocar a borda superior do forame ciático maior. Após recuo da mesma, deve ser

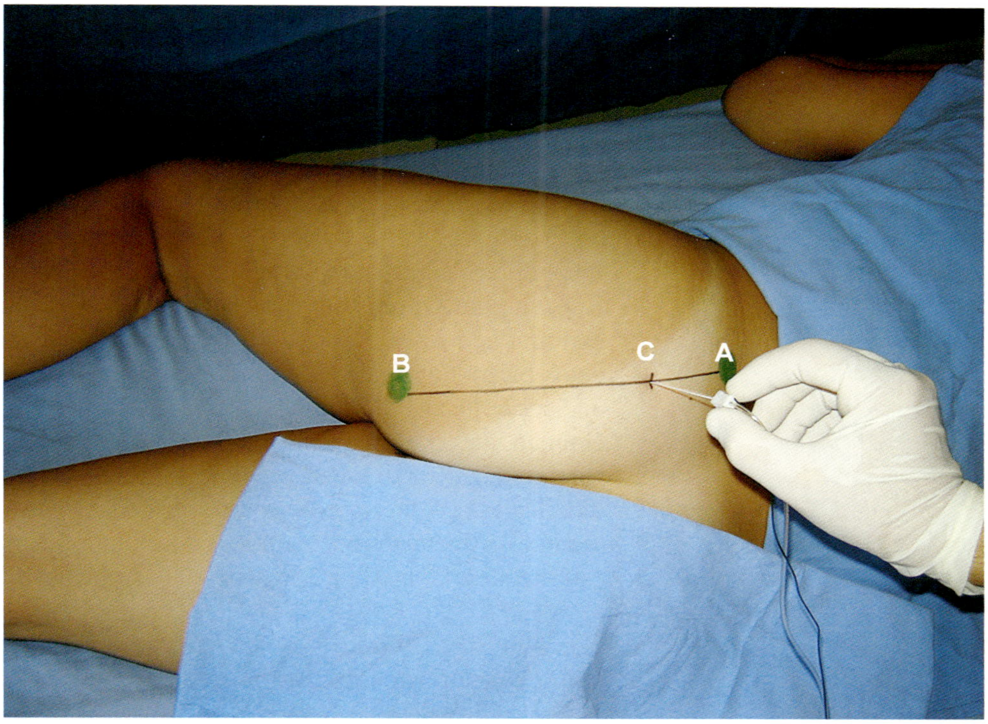

Fig. 19-4. Bloqueio do nervo ciático – Acesso paravertebral sacro (Mansour): *A)* espinha ilíaca posterior superior; *B)* tuberosidade isquiática; *C)* ponto de punção (6 cm distalmente ao ponto A).

reintroduzida em direção caudal o suficiente para penetrar no forame ciático maior, tangenciando sua borda superior. A agulha não deverá penetrar mais de 2,5 a 3 cm além da profundidade em que houve o contato ósseo prévio. Este contato é importante que ocorra para que sirva de referência para a subseqüente progressão da agulha. Não havendo resposta motora aos estímulos, devem ser afastados fatores relativos ao equipamento de estimulação e revista a marcação do ponto de punção. Não havendo contato ósseo, a punção deve ser refeita 1 cm em direção cefálica.

O estimulador de nervos deverá liberar um estímulo inicial de 1,5 mA de intensidade, 1-2 Hz, 100-200 μs com respostas motoras presentes até 0,5 a 0,2 mA. Respostas de flexão dorsal ou plantar do pé e/ou de contração da musculatura posterior da coxa são consideradas adequadas.

DOSE

Cerca de 15 a 25 ml de solução anestésica em concentração que dependerá dos objetivos propostos, devendo a massa total ser compatível com as condições físicas e clínicas do paciente.

ACESSO SUBGLÚTEO (DI BENEDETTO)

A abordagem subglútea proposta por di Benedetto [di Benedetto, 2001] permite a utilização de cateter, quando desejado. O nervo cutâneo-femoral posterior é envolvido no bloqueio do nervo ciático, nesta região, na maioria das vezes. Em 50 pacientes estudados pelo autor, submetidos a bloqueios contínuos, não foi observada qualquer dificuldade na instalação ou funcionalidade dos cateteres que foram introduzidos 4-5 cm [di Benedetto, 2001].

TÉCNICA

Referências anatômicas

Grande trocanter do fêmur e tuberosidade isquiática.

Devem ser tomados, previamente, cuidados de rotina em relação à segurança, bem-estar e informação do paciente (Cap. 1).

Paciente posicionado em decúbito lateral, com inclinação anterior, e o membro a ser bloqueado para cima. Este deve estar flexionado, o joelho encostado no colchão e o pé sobre a perna de baixo, que deverá estar esticada (posição de Sims modificada). Uma linha é traçada unindo o grande trocanter do fêmur à tuberosidade isquiática. Em seu ponto médio, uma perpendicular de 4 cm é traçada em direção caudal. Na extremidade desta, é o ponto de punção que deve coincidir com o sulco entre os músculos bíceps femoral e semitendinoso. Após os cuidados de assepsia e infiltração anestésica local, uma agulha de 10 cm é introduzida perpendicularmente à superfície cutânea, ou com angulação caudal de 70 a 80°, quando se pretende a utilização de cateter (Fig. 19-5). Esta deve avançar até a obtenção de contato com nervo, a profundidade de 4 a 6 cm, através de parestesia na perna e pé ou resposta motora de flexão plantar ou dorsal do pé, quando o estimulador de nervos for utilizado. Inicia-se com estímulos de 1,5 mA, 1 a 2 Hz, 100-200 μs, que deverão ser mantidos até 0,5 a 0,7 mA.

DOSE

Cerca de 15 a 25 ml de solução anestésica em concentração que dependerá dos objetivos propostos, devendo a massa total ser compatível com as condições físicas e clínicas do paciente.

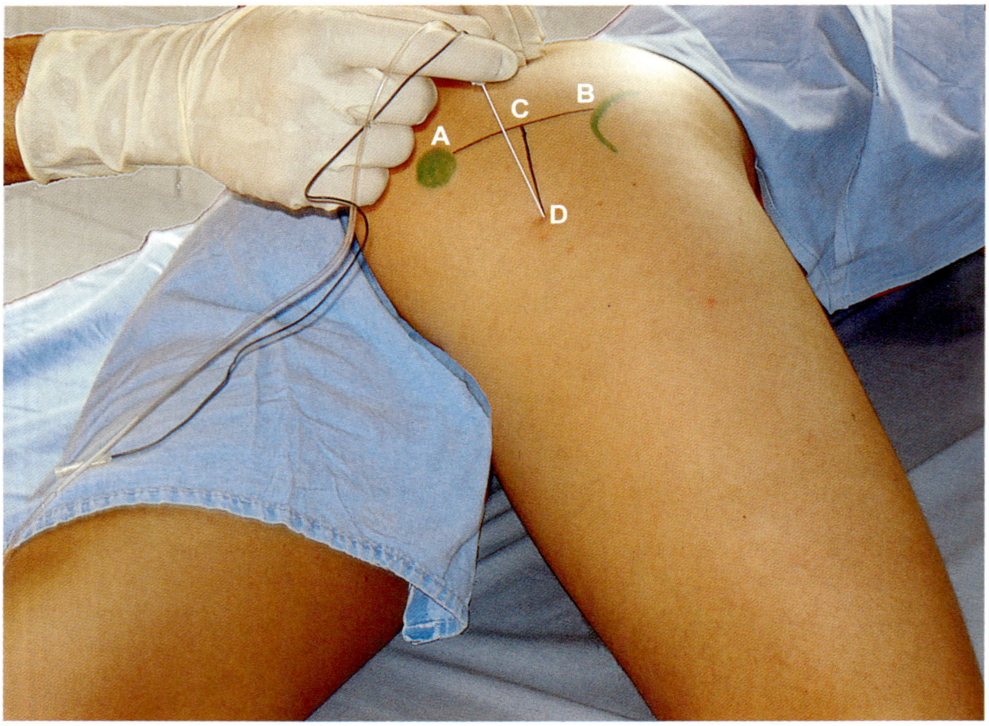

Fig. 19-5. Bloqueio do nervo ciático – Acesso subglúteo (di Benedetto): *A)* tuberosidade isquiática; *B)* borda do trocanter maior do fêmur; *C)* ponto médio da linha AB; *D)* ponto de punção (distância CD 4 cm).

ACESSO SUBGLÚTEO (RAJ)

Este acesso proposto por Raj [Raj, 1975] apresenta como vantagem a permanência do paciente em decúbito dorsal, porém, a necessidade de elevação do membro para execução da técnica requer a participação de um auxiliar. O envolvimento do nervo cutâneo-femoral posterior é esperado.

TÉCNICA

Referências anatômicas

Grande trocanter do fêmur e tuberosidade isquiática.

Devem ser tomados, previamente, cuidados de rotina em relação à segurança, bem-estar e informação do paciente (Cap. 1).

Posicionar o paciente em decúbito dorsal e o membro a ser bloqueado deve ser elevado e fletido ao nível do quadril de 90 a 120°, assim sendo mantido por um assistente ou dispositivo de litotomia. Traça-se uma linha da borda posterior do grande trocanter do fêmur até a tuberosidade isquiática. No meio desta está o ponto de punção (Fig. 19-6). Após os cuidados de assepsia e infiltração anestésica local, uma agulha de 8 a 10 cm é introduzida perpendicularmente à superfície cutânea. O nervo deve ser encontrado à profundidade de 3 a 6 cm. Com o uso do EN, obtêm-se respostas motoras de flexão dorsal ou plantar do pé. Inicia-se com estímulos de 1,5 mA, 1 a 2 Hz, 100-200 μs, que deverão ser mantidos até 0,5 a 0,7 mA.

DOSE

Cerca de 15 a 25 ml de solução anestésica em concentração que dependerá dos objetivos propostos, devendo a massa total ser compatível com as condições físicas e clínicas do paciente.

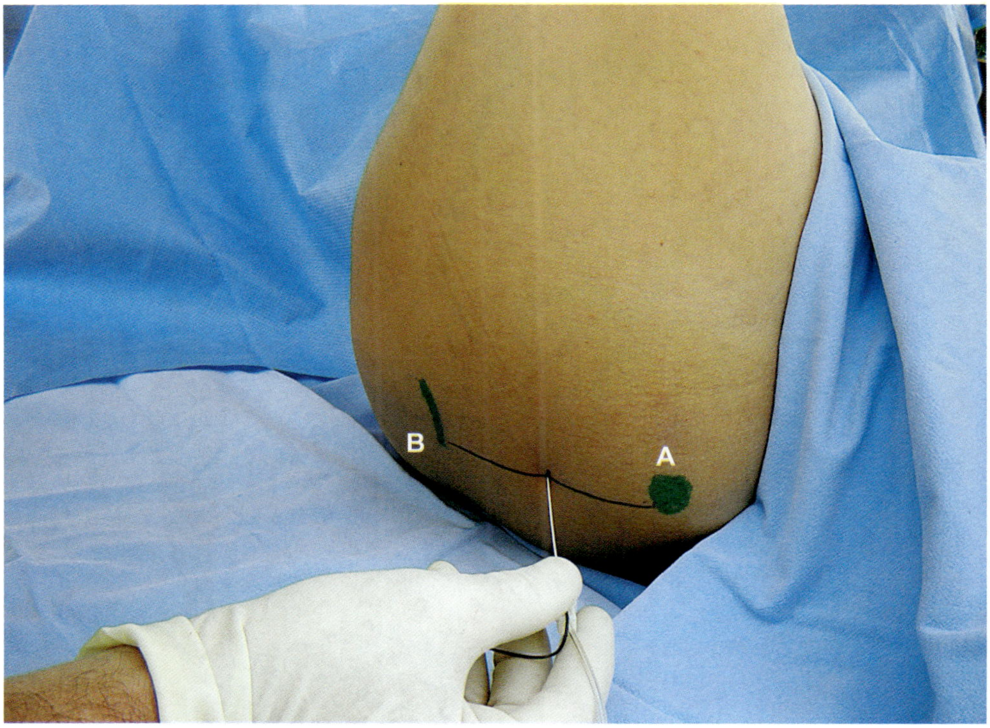

Fig. 19-6. Bloqueio do nervo ciático – Acesso subglúteo (Raj): *A)* tuberosidade isquiática; *B)* borda do trocanter maior do fêmur. Punção do ponto médio da linha AB.

ACESSO ANTERIOR

Descrito inicialmente por Beck [Beck, 1963] e modificado por Chelly, [Chelly 1999], apresenta como vantagem a permanência do paciente em decúbito dorsal. Facilita ainda a associação ao bloqueio do nervo femoral, quando desejado, pela proximidade de acesso. Não são incluídos nesta abordagem o nervo cutâneo femoral posterior, assim como os ramos do nervo ciático para a articulação do quadril. Portanto, sua área de bloqueio sensitivo se restringe à perna e ao pé (Fig. 19-7). Também não é adequada para utilização de cateter, visando bloqueio contínuo.

TÉCNICA

Referências anatômicas

Espinha ilíaca anterior superior (EIAS), tubérculo púbico e grande trocanter do fêmur.

Devem ser tomados, previamente, cuidados de rotina em relação à segurança, bem-estar e informação do paciente (Cap. 1).

Com o paciente posicionado em decúbito dorsal traça-se uma linha unindo a EIAS ao tubérculo púbico (projeção do ligamento inguinal). Após dividi-la em 3/3, uma perpendicular é traçada a partir da junção do terço médio com o terço medial. O ponto de intersecção desta com uma paralela a 1ª linha, partindo do grande trocanter, é o ponto de punção (Fig. 19-8).

Após os cuidados de assepsia e infiltração anestésica local, uma agulha isolada de 12 a 15 cm é introduzida perpendicularmente ou com pequena inclinação medial (Fig. 19-9), buscando-se tocar a superfície óssea (superfície anterior do fêmur ou trocanter menor). A agulha é então recuada até o subcutâneo e levemente redirecio-

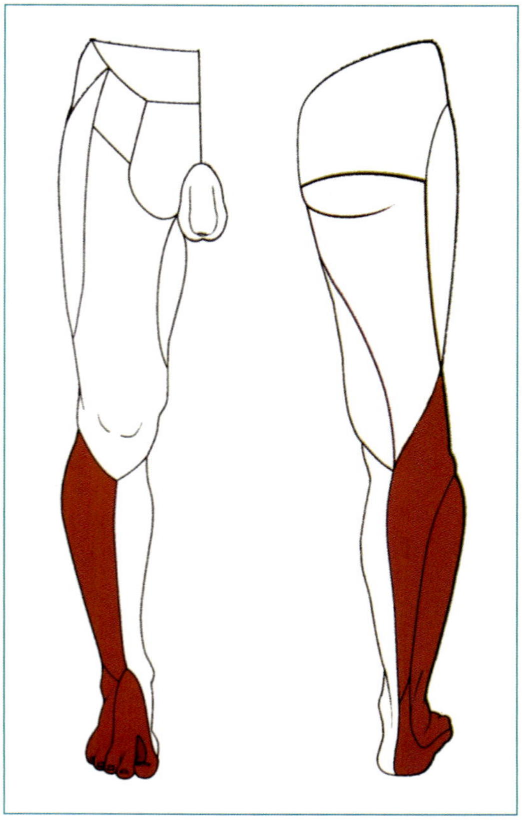

Fig. 19-7. Abrangência cutânea do bloqueio do nervo ciático – Acesso anterior e demais acessos distais. (Extraída de Jan Kovic C. *Regional nerve blocks and infiltration therapy*. 3ª ed. Massachussets: Blackwell Publishing Ltda, 2004.)

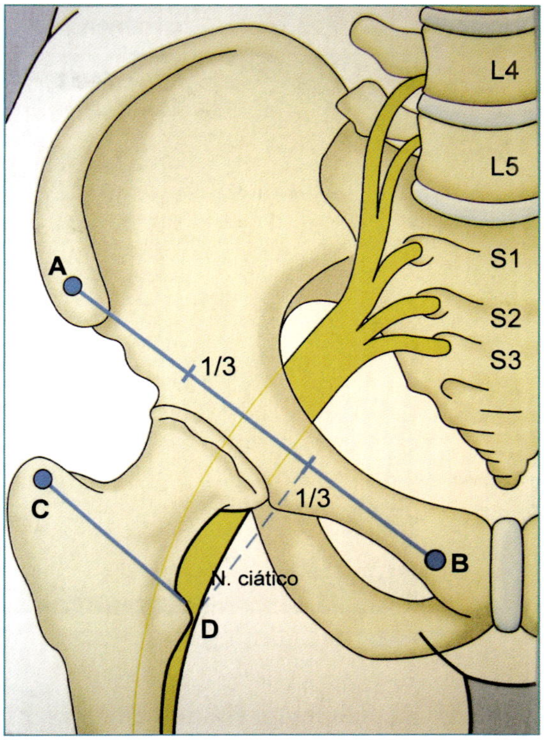

Fig. 19-8. Referências para o acesso anterior do nervo ciático: *A)* espinha ilíaca anterior superior; *B)* tubérculo púbico; *C)* trocanter maior do fêmur; *D)* trocanter menor do fêmur. (Extraída de Jankovic D. *Regional nerve blocks and infiltration therapy*. 3ª ed. Massachussets: Blackwell Publishing Ltda, 2004.)

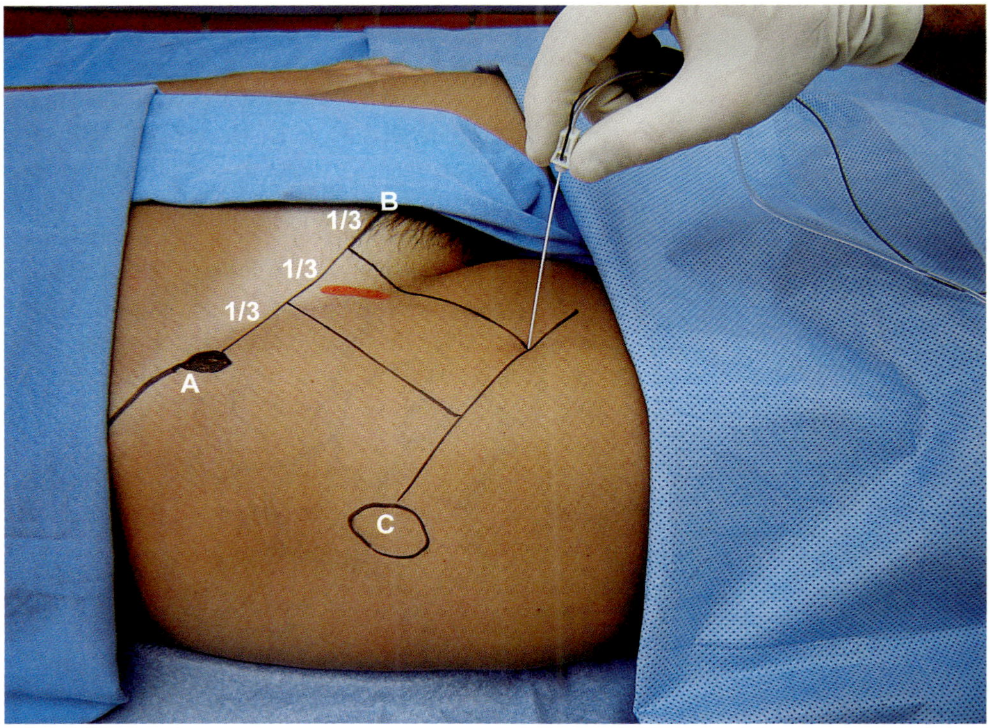

Fig. 19-9. Bloqueio do nervo ciático – Via anterior: *A)* espinha ilíaca anterior superior; *B)* tubérculo púbico; *C)* trocanter maior do fêmur.

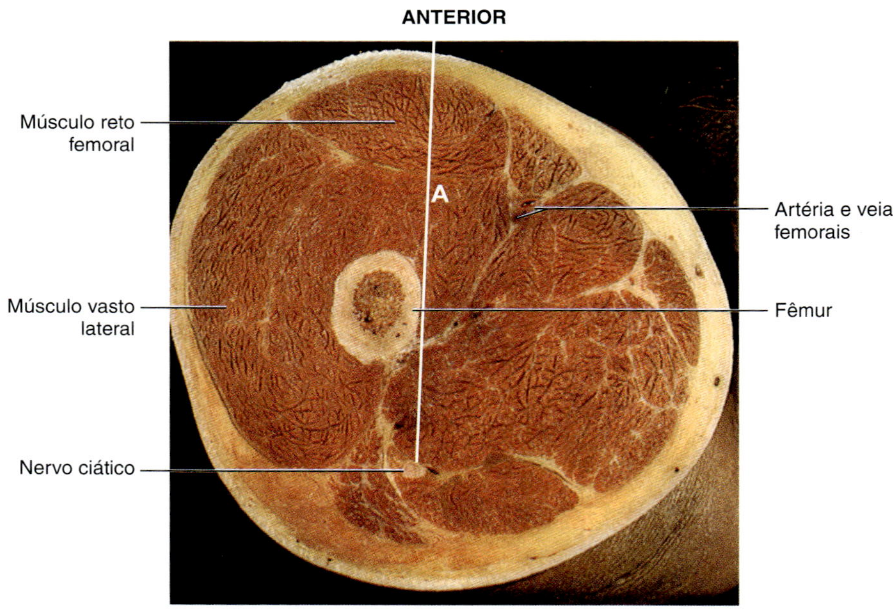

Fig. 19-10. Posição do nervo ciático no segmento proximal da coxa. Observar relação com o fêmur e o direcionamento da agulha (A). (Extraída de Winnie AP. *Anestesia de plexos.* Barcelona: Salvat, 1987.)

nada cefálica e medialmente, visando tangenciar o fêmur. O nervo deverá ser encontrado 5 a 6 cm além da profundidade em que ocorreu o toque na superfície óssea (Fig. 19-10). Busca-se obter movimentos de flexão dorsal ou plantar do pé. Inicia-se com estímulos de 1,5 mA, 1-2 Hz, 100 μs. Caso não se obtenham respostas motoras, a agulha deve ser recuada até o tecido subcutâneo e redirecionada 10 a 15° medialmente e, depois, lateralmente. Falhas no equipamento e estimulação nervosa devem ser descartadas, assim como marcação equivocada de pontos anatômicos.

Em virtude de o nervo ciático, nesta região, encontrar-se situado posteriormente ao trocanter menor em 65% dos indivíduos [Ericksen, 2002], sua abordagem pode ser dificultada. Moore [Moore, 2004] observou, através de ressonância magnética, que a rotação interna da coxa facilita o acesso ao nervo na maioria dos indivíduos. Foi proposto, ainda por Ericksen [Ericksen, 2002], a realização da punção 4 cm distalmente à abordagem de Beck, pois nesta região o nervo está oculto pelo fêmur em apenas 5% dos indivíduos. Devem ser evitadas múltiplas reinserções da agulha, pois podem causar hematoma por punções vasculares.

Não se deve associar vasopressor à solução de anestésico local quando for prevista colocação de torniquete arterial na coxa, por aumentar o risco de isquemia prolongada do nervo.

DOSE

Cerca de 15 a 25 ml de solução anestésica em concentração que dependerá dos objetivos propostos, devendo a massa total ser compatível com as condições físicas e clínicas do paciente.

ACESSO PROXIMAL LATERAL

Descrito inicialmente por Ischiyanagi, em 1959, variáveis da técnica foram propostas por Raj [1975] e Guardini [1985]. Apresenta como vantagem sua realização em decúbito dorsal e a possibilidade de utilização de cateter para bloqueio contínuo.

Descreveremos a técnica proposta por Guardini, modificada por Pandin [Pandin, 2002]. A área bloqueada é semelhante a das demais técnicas de abordagem proximal. O nervo cutâneo-femoral posterior é envolvido em 83% dos bloqueios [Pandin, 2002]. O nervo ciático é abordado imediatamente caudal aos músculos glúteos, onde passa em um espaço adiposo, o que facilita a colocação de cateter.

TÉCNICA

Referência anatômica

Grande trocanter do fêmur.

Devem ser tomados, com antecedência, cuidados de rotina referentes a segurança, bem-estar e informação do paciente (Cap. 1).

O paciente é posicionado em decúbito dorsal, com o lado a ser bloqueado na borda lateral da mesa. Localizar o grande trocanter do fêmur. O ponto de punção é 3 cm distal e 1 cm em direção posterior em relação a borda inferior deste. Após os cuidados de assepsia e infiltração anestésica local, uma agulha isolada de 10 a 12 cm de comprimento é introduzida com angulação anterior de 20° e de 45° cefálica (Fig. 19-11). O nervo deve ser localizado a uma profundidade de 7 a 10 cm, onde se situa posteriormente a epífise femoral proximal.

DOSE

Cerca de 15 a 25 ml de solução anestésica em concentração que dependerá dos objetivos propostos, devendo a massa total ser compatível com as condições físicas e clínicas do paciente.

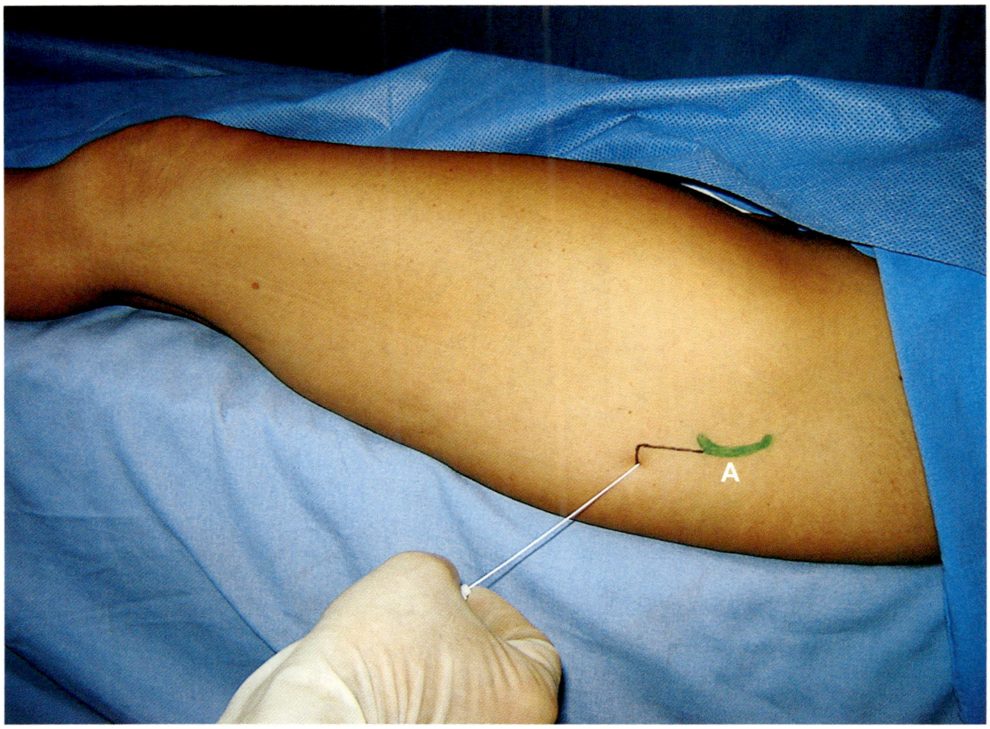

Fig. 19-11. Bloqueio do nervo ciático – Abordagem proximal lateral: *A)* borda inferior do trocanter maior do fêmur.

ACESSO MEDIOFEMORAL

Proposto por Pham Dang [Pham Dang, 1999], é uma alternativa ao bloqueio do nervo ciático, com o paciente permanecendo em decúbito dorsal. O bloqueio inclui as áreas de suprimento sensitivo e motor do nervo a partir do joelho, já que, nesta região, ainda não ocorreu a divisão nos segmentos tibial e fibular.

TÉCNICA

Paciente em decúbito dorsal com a perna a ser operada em posição neutra, sobre um travesseiro. Marca-se a borda inferior do grande trocanter. A partir daí, traça-se uma linha em direção ao joelho, paralela ao eixo do fêmur. No ponto médio da coxa, uma agulha de 100 mm é introduzida na projeção desta linha, perpendicularmente à pele (Fig. 19-12), buscando-se manifestações motoras do pé. Estas deverão ocorrer a uma profundidade de 3 a 8 cm.

DOSE

Cerca de 15 a 25 ml de solução anestésica em concentração que dependerá dos objetivos propostos, devendo a massa total ser compatível com as condições físicas e clínicas do paciente.

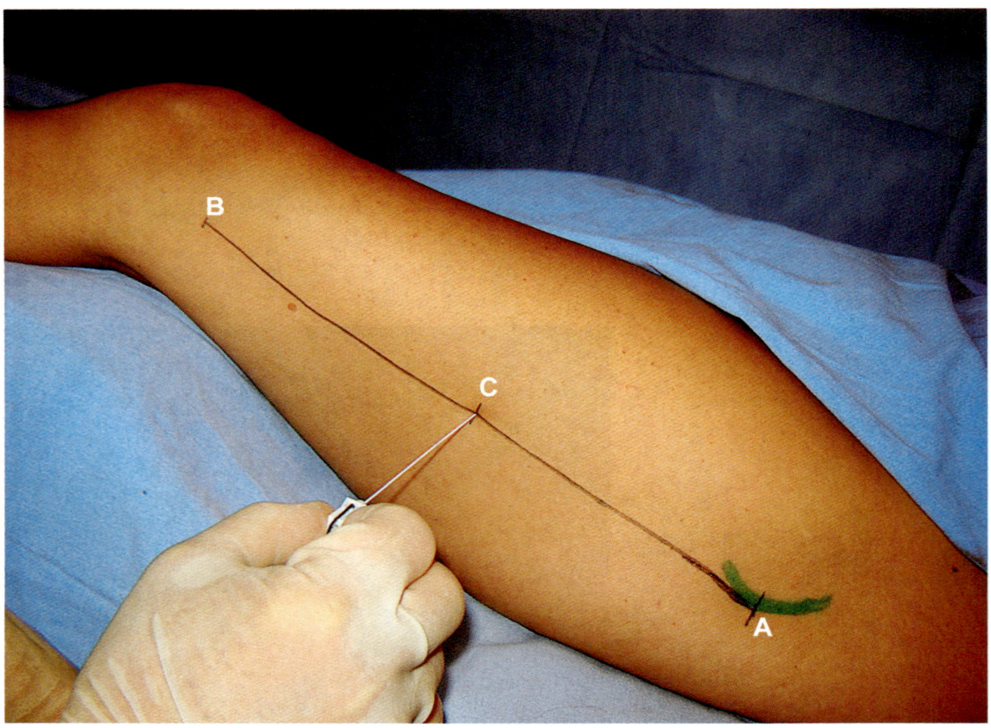

Fig. 19-12. Bloqueio do nervo ciático – Acesso mediofemoral: *A)* borda inferior do trocanter maior do fêmur; *B)* epicôndilo lateral do fêmur; *C)* ponto médio da linha AB.

ACESSO POPLÍTEO

Neste nível, objetiva-se a abordagem do nervo ciático imediatamente antes de sua divisão nos nervo tibial e fibular comum (Fig. 18-3). Encontra-se situado nesta região, lateral e superficialmente à artéria e veia poplítea, estando envolvido em compartimento fascial próprio, que permanece além de sua bifurcação [Vloka, 1997]. Seu bloqueio produz anestesia dos 2/3 inferiores da perna, do tornozelo e do pé, excetuando-se o aspecto medial destes segmentos, suprido pelo nervo safeno.

TÉCNICAS

Via posterior

Paciente é posicionado classicamente em decúbito ventral, com os pés livres, fora da mesa de cirurgia, para observação de movimentos. A uma distância de 7 a 10 cm da prega de flexão poplítea, palpa-se a fenda entre os músculos bíceps femoral e semitendinoso. Após os cuidados de assepsia e infiltração anestésica local, uma agulha isolada de 5 a 8 cm de comprimento é introduzida junto a borda do bíceps femoral, com inclinação cefálica (45 a 60°) (Fig. 19-13). Esta, fundamental caso se pretenda colocação de cateter para bloqueio contínuo (Fig. 19-14A e B). O nervo deve ser encontrado, dependendo das condições anatômicas, a uma profundidade de 2 a 7 cm (média 4,3 cm) [Borgeat, 2006]. Não havendo sucesso em sua localização, a agulha deve ser recuada até o subcutâneo e dirigida cerca de 5° lateralmente. Permanecendo o insucesso, o procedimento é repetido e a agulha dirigida medialmente em pequenas angulações. Falhas no equipamento de estimulação e na marcação das referências anatômicas devem ser afastadas. Havendo toque da agulha na superfície posterior do fêmur, deve-se observar que o nervo geralmente localiza-se à meia distância entre a superfície cutânea e a face posterior do fêmur. Uma vez localizado o nervo, pode-se, com leve deslocamento medial ou lateral da agulha, dependendo da resposta encontrada, verificar a presença de seus dois componentes. Isto nos certifica de que sua divisão ainda não se efetivou, o que favorece um bloqueio adequado. O componente tibial situa-se medialmente e o fibular lateralmente.

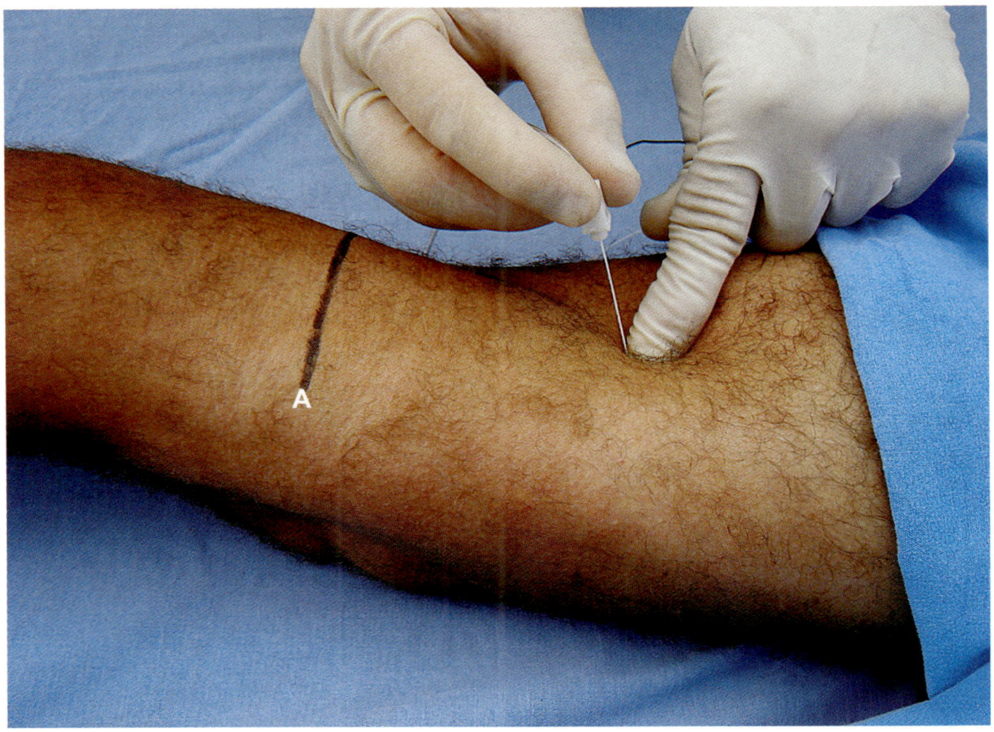

Fig. 19-13. Bloqueio do nervo ciático – Acesso poplíteo (decúbito ventral): *A)* prega de flexão do joelho.

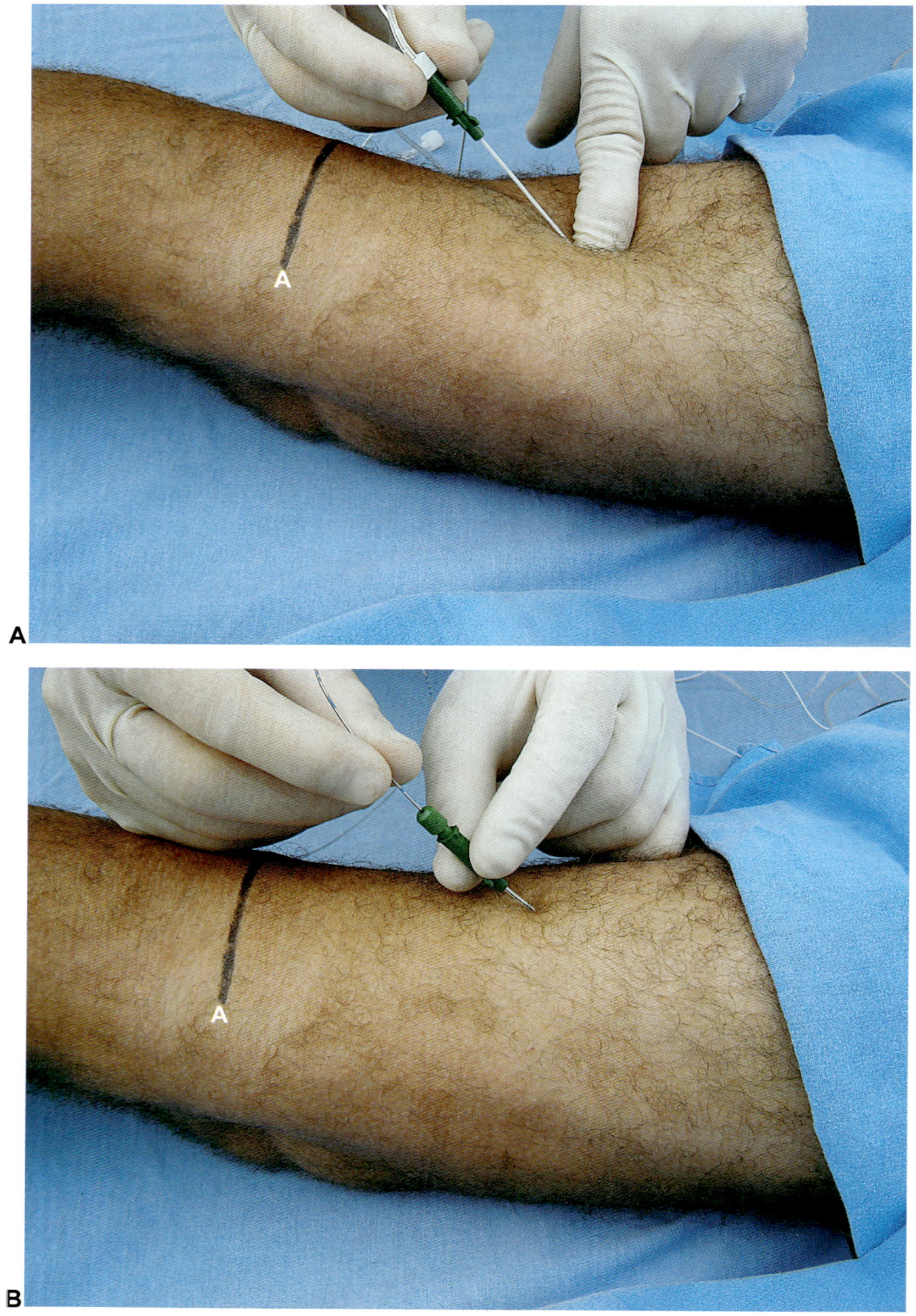

Fig. 19-14. (**A**) Bloqueio contínuo do nervo ciático – Acesso poplíteo (decúbito dorsal): *A)* prega de flexão do joelho. Observar inclinação da agulha. (**B**) Bloqueio contínuo do nervo ciático – Acesso poplíteo (decúbito dorsal) – Passagem do cateter.

Esta via de acesso pode ainda ser abordada com o paciente posicionado em decúbito dorsal (Fig. 19-15), sendo a perna mantida elevada por um auxiliar ou dispositivo próprio, formando um ângulo com a coxa de cerca de 120°; o decúbito lateral também pode ser utilizado mantendo-se o membro a ser bloqueado voltado para cima, e a coxa fletida cerca de 45° (Fig. 19-16). Nos pacientes portadores de grande flacidez

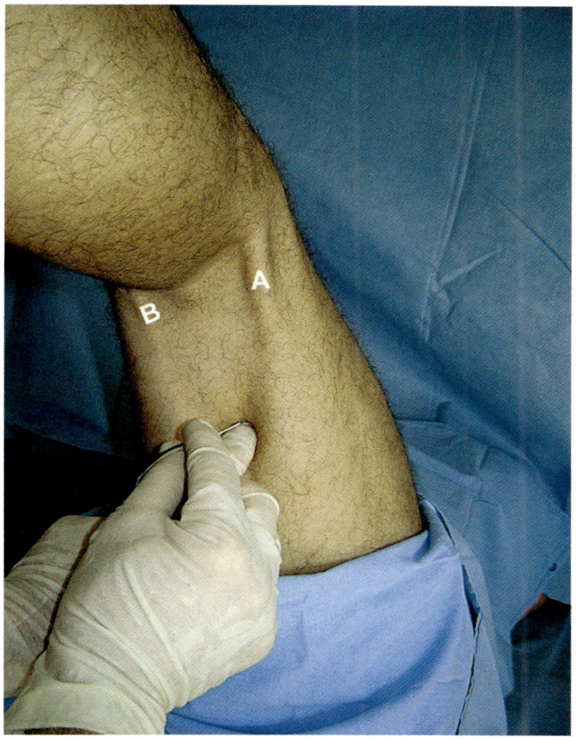

Fig. 19-15. Bloqueio do nervo ciático – Acesso poplíteo (decúbito lateral): *A)* tendão do músculo bíceps femoral; *B)* tendão do músculo semimembranoso.

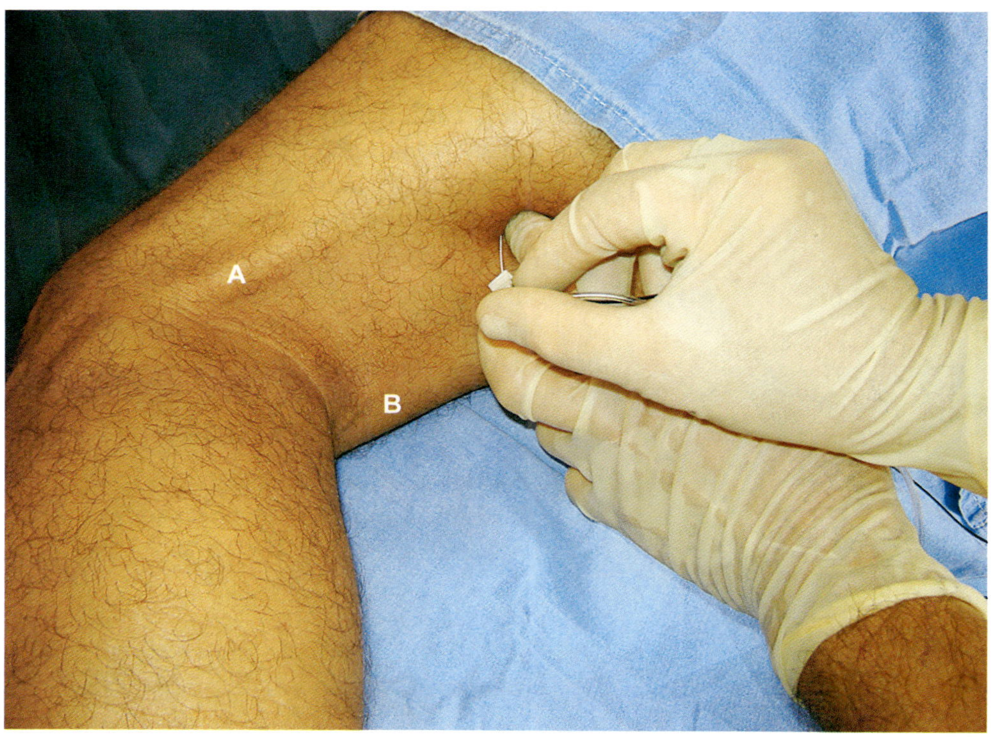

Fig. 19-16. Bloqueio do nervo ciático na região poplítea – Acesso em decúbito lateral: *A)* tendão do músculo bíceps femoral; *B)* tendão do músculo semimembranoso.

muscular do membro, como pode ocorrer nos idosos, o "desabamento" das estruturas de referência anatômica pode dificultar a localização do nervo neste decúbito.

DOSE

Cerca de 20-30 ml de solução anestésica em concentração que dependerá dos objetivos propostos, devendo a massa total ser compatível com as condições físicas e clínicas do paciente.

Via lateral

Citaremos a técnica proposta por Vloka [Vloka, 1996]. Tem como vantagem a permanência do paciente em decúbito dorsal. É adequada a utilização de cateter para bloqueio contínuo, permitindo sua instalação e fixação distantes da região articular.

Referências anatômicas

Epicôndilo lateral do fêmur, músculos vasto lateral e bíceps femoral.

Devem ser tomados previamente cuidados de rotina, referentes à segurança, bem-estar e informação do paciente (Cap. 1).

TÉCNICA

Com o paciente posicionado em decúbito dorsal, marca-se o epicôndilo lateral do fêmur, situado a cerca de 1 cm acima da prega de flexão poplítea. A partir desta, 7 cm em direção cefálica, no sulco entre os músculos vastos laterais e bíceps femoral, será o ponto de punção. Após os cuidados de assepsia e de infiltração anestésica local, uma agulha isolada de 100 mm de comprimento é introduzida no plano horizontal até contato com o fêmur, o que deverá ocorrer a cerca de 2 cm de profundidade. Esta é então recuada até o subcutâneo e reintroduzida em direção posterior com angulação de 30° (Fig. 19-17A e B). O nervo deve ser alcançado a uma profundidade de 5 a 7 cm. Sua estimulação por esta via se dá normalmente através de seu componente fibular comum, em virtude de seu posicionamento lateral em relação ao componente tibial. Não havendo localização do nervo, a agulha deverá ser recuada e reintroduzida 5 a 10° mais posteriormente. Permanecendo o insucesso, a técnica deve ser refeita com o ponto de punção 1 cm mais posterior com relação ao ponto inicial, após descartadas falhas no equipamento de estimulação e na marcação das referências anatômicas. Havendo punção de vasos poplíteos, é indicativo de posicionamento anterior da agulha.

No trajeto em direção ao nervo, a agulha passa através do músculo bíceps femoral, podendo produzir respostas motoras do mesmo. Estas, ao cessarem com a progressão da agulha, indicam a chegada desta à fossa poplítea e, conseqüentemente, à proximidade do nervo. A partir daí, a agulha deve ser avançada no máximo 2 cm, sob risco de punção dos vasos poplíteos. Caso não se obtenha estímulo do nervo, a agulha deverá ser redirecionada conforme descrito acima.

Respostas motoras da musculatura da panturrilha não devem ser consideradas como satisfatórias porque alguns destes ramos musculares correm fora da bainha do nervo a este nível (Fig. 18-3).

DOSE

Cerca de 20-30 ml de solução anestésica em concentração que dependerá dos objetivos propostos, devendo a massa total ser compatível com as condições físicas e clínicas do paciente.

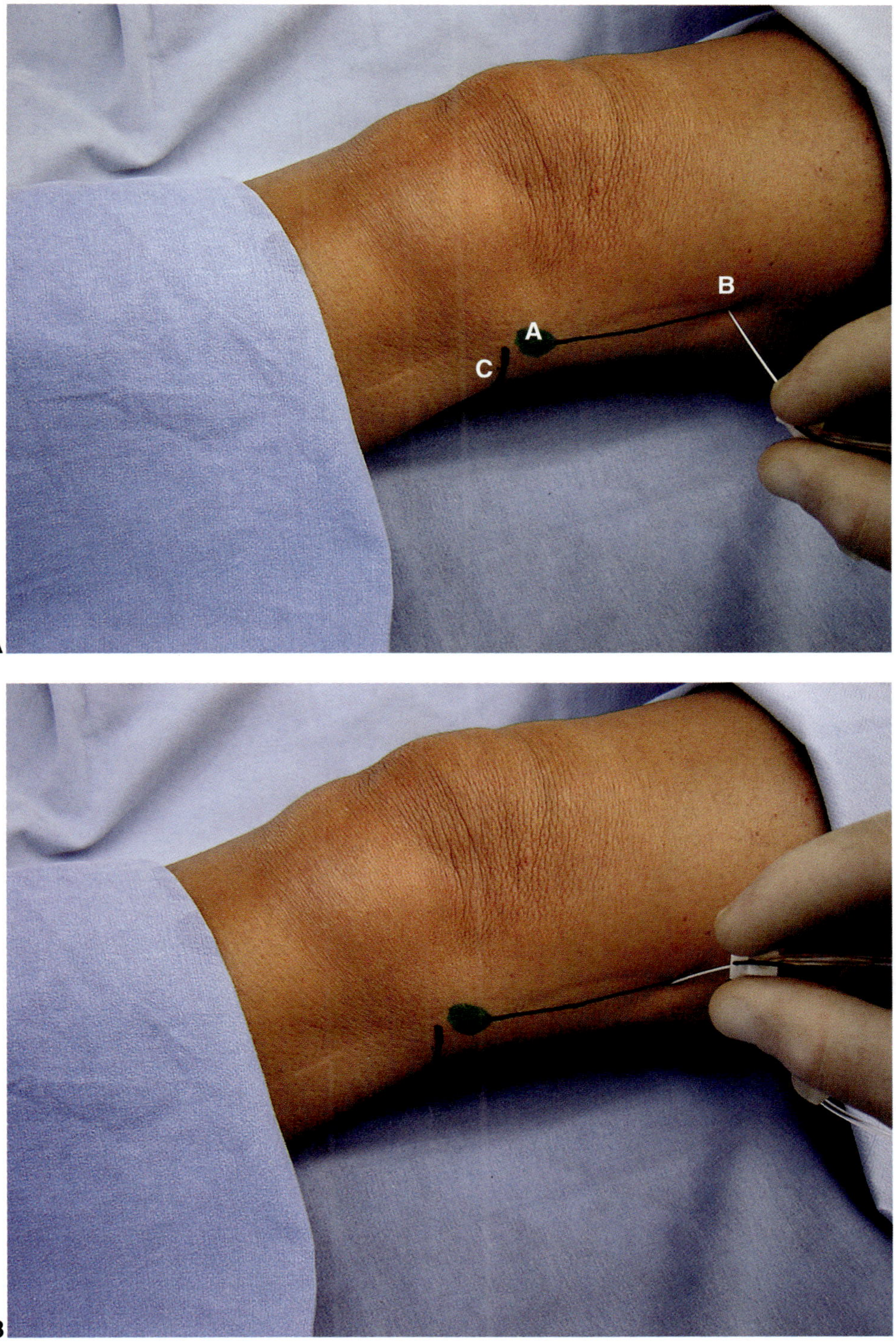

A

B

Fig. 19-17. (**A**) Bloqueio do nervo ciático na região poplítea – Acesso lateral: *A)* epicôndilo lateral do fêmur; *B)* ponto de punção (AB = 7 cm); *C)* prega de flexão do joelho. (**B**) Bloqueio do nervo ciático na região poplítea – Acesso lateral: redirecionamento posterior da agulha após toque no fêmur.

CAPÍTULO 20

BLOQUEIO DOS RAMOS DO NERVO CIÁTICO

A partir do joelho, 6 ramos originários dos troncos fibular e tibial do ciático (fibular superficial, fibular profundo, tibial, cutâneo sural medial e lateral e sural) e 1 ramo do nervo femoral (safeno), são encarregados do suprimento nervoso da perna e do pé (Cap. 17). Estes podem ser abordados em torno do joelho, visando anestesia dos 2/3 distais da perna e do pé, e em torno do tornozelo para anestesia do pé. No joelho, é abordado o nervo fibular comum (que em seguida dará origem aos nervos fibular superficial e profundo).

BLOQUEIOS EM TORNO DO JOELHO

O bloqueio isolado dos nervos tibial e fibular comum a este nível não é muito difundido porque o bloqueio do nervo ciático em seu segmento distal, antes de originá-los, é uma opção mais lógica. Entretanto, em algumas eventualidades, a abordagem em separado é uma opção válida.

INDICAÇÕES

- Procedimentos no tornozelo e pé.
- Como complemento a falhas parciais do bloqueio do nervo ciático.
- Como auxiliares terapêuticos e diagnósticos nas afecções dolorosas da perna e do pé.

Na execução destas técnicas, todos os cuidados de rotina em relação a segurança, bem-estar e informação do paciente devem ser observados (Cap. 1).

BLOQUEIO DO NERVO TIBIAL

Seu bloqueio produzirá anestesia da região plantar do pé e bloqueio motor do grupo muscular encarregado da flexão plantar do pé.

INDICAÇÕES

- Como complemento das falhas do componente tibial, no bloqueio do nervo ciático.
- Como meio diagnóstico nas miotonias da perna.
- Auxiliar na fisioterapia para tratamento de deformidades em eqüino, em crianças.

TÉCNICA

Referências anatômicas

Côndilos lateral e medial do fêmur.

Paciente posicionado em decúbito ventral, traça-se uma linha unindo os 2 côndilos femorais. No ponto médio desta linha, que corre sobre a prega de flexão do joelho, traça-se uma perpendicular de 5 cm, em direção cefálica. Na extremidade

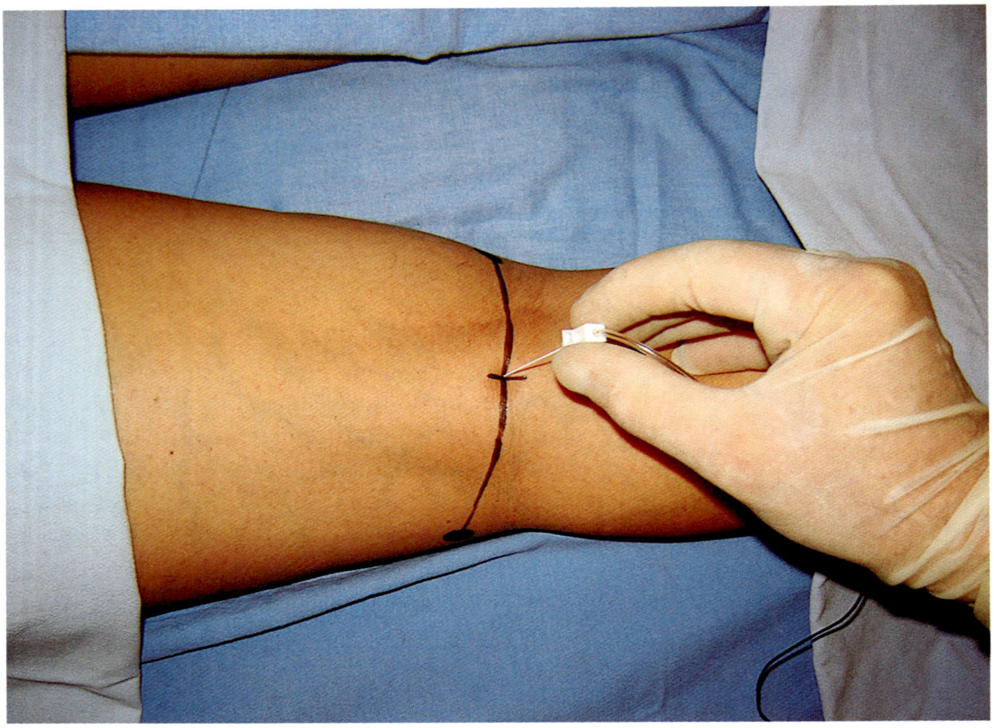

Fig. 20-1. Bloqueio do nervo tibial – Punção no ponto médio da linha entre os epicôndilos femorais sobre a prega de flexão do joelho.

desta está o ponto de punção. Também pode ser obtido tomando-se como referência o ponto médio entre os tendões dos músculos semimembranoso e bíceps, sobre a prega de flexão do joelho (Fig. 20-1).

Após os cuidados de assepsia e de infiltração anestésica local, introduz-se uma agulha de 5 a 7 cm de comprimento, com angulação cefálica de 45 e 60° em relação a pele. Parestesias ou respostas motoras aos estímulos, com uso de EN, podem ser obtidas a partir de 1,5 cm de profundidade. O nervo, nestes pontos, deve encontrar-se a meia distância entre a pele e a superfície posterior do fêmur, superficialmente aos vasos poplíteos.

O decúbito lateral ou dorsal, a exemplo das posições utilizadas para o bloqueio do nervo ciático, em seu segmento distal, pode aqui ser aplicado.

DOSE

10 a 15 ml de solução anestésica em concentração que dependerá dos objetivos propostos, devendo a massa total ser compatível com as condições físicas e clínicas do paciente.

BLOQUEIO DO NERVO FIBULAR COMUM

Seu bloqueio, neste nível, produzirá anestesia do dorso do pé, nas áreas supridas pelos nervos fibular superficial (dorso do pé) e fibular profundo (face de contato entre o hálux e o 2º dedo) (Fig. 18-4A), e também bloqueio motor do grupo muscular encarregado da flexão dorsal do pé. Sua abordagem, posterior à cabeça da fíbula, ou no colo desta, é facilitada por encontrar-se superficial e, freqüentemente, palpável a este nível.

INDICAÇÕES

- Procedimentos superficiais no dorso do pé.
- Como complemento às falhas do segmento fibular do bloqueio do nervo ciático.
- Associado aos bloqueios na região do tornozelo dos nervo tibial, sural e safeno, para procedimentos no pé.

BLOQUEIO NO COLO DA FÍBULA

TÉCNICA

Referências anatômicas

Cabeça e colo da fíbula.

Paciente posicionado em decúbito dorsal, com a perna a ser bloqueada mantida flexionada. Palpa-se a cabeça da fíbula na região lateral da perna – 1 a 2 cm abaixo e posteriormente a esta, na altura do colo da fíbula, o nervo é freqüentemente palpável. Após os cuidados de assepsia e de infiltração anestésica local, uma agulha 25 ou 30 × 7 mm é introduzida póstero-lateralmente, devendo a solução anestésica ser injetada lateral e medialmente ao nervo (Fig. 20-2), quando este apresenta-se palpável. Utilizando-se o estimulador de nervos, respostas de flexão dorsal do pé deverão ser obtidas. A busca de parestesias deve ser evitada ou realizada com extrema delicadeza, pois este nervo é bastante susceptível à ocorrência de neurites [Amaral, 1995; Raj, 1991].

Contribui para isto estar apoiado sobre a superfície óssea, facilitando sua lesão pela percussão da agulha. Em virtude do espessamento do epineuro a este nível, a latência do bloqueio, pode ser de até 30 minutos, quando utiliza-se anestésicos de longa duração.

DOSE

Cerca de 5 a 8 ml de solução anestésica.

EFEITOS COLATERAIS

Sua utilização para bloqueios do pé, em substituição ao bloqueio em separado dos seus ramos (fibular superficial e profundo) em torno do tornozelo, leva à incapacidade de flexão dorsal do pé, o que deve ser considerado quando se pretende alta precoce [Zugliani, 2005].

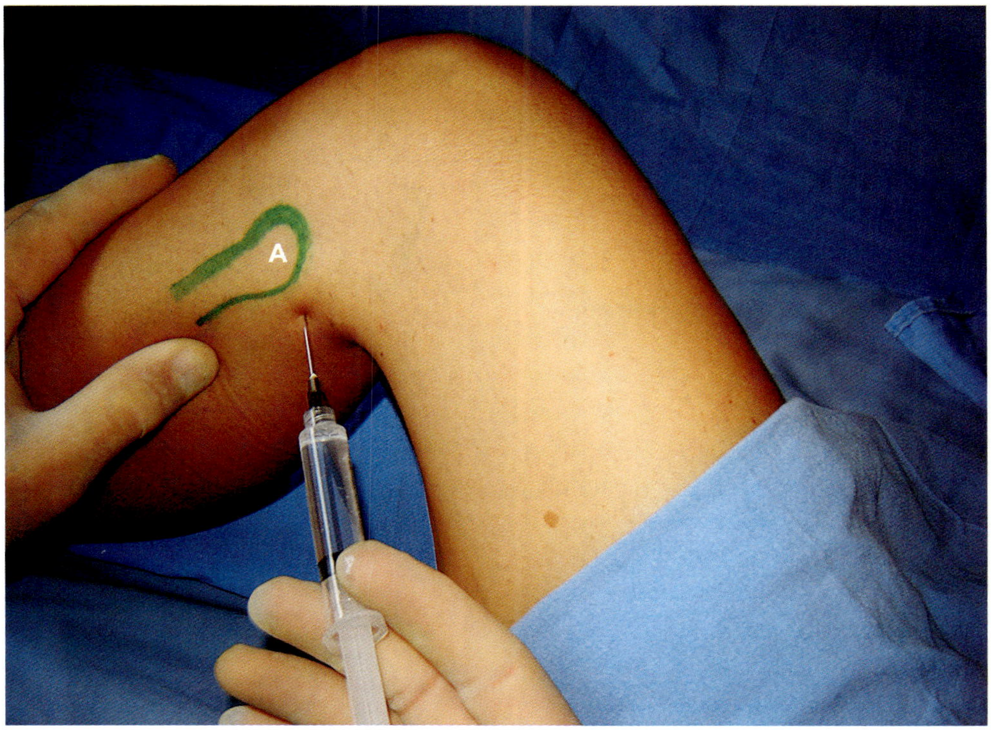

Fig. 20-2. Bloqueio do nervo fibular comum posteriormente à cabeça da fíbula: *A)* cabeça da fíbula.

BLOQUEIO NA REGIÃO POPLÍTEA

É uma via alternativa ao bloqueio do nervo fibular comum, porém menos utilizada. Seu ponto de acesso é cerca de 1 cm lateral ao ponto descrito anteriormente para a abordagem do nervo tibial, acima da prega de flexão do joelho.

BLOQUEIO DO NERVO SAFENO

É normalmente associado ao bloqueio dos demais ramos do nervo ciático nos procedimentos do pé. Por ser ramo do nervo femoral, a descrição da técnica de seu bloqueio a este nível encontra-se no Capítulo 17.

BLOQUEIOS EM TORNO DO TORNOZELO

A anestesia total do pé é conseguida neste nível, através do bloqueio dos 5 nervos que o suprem (Fig. 20-3A e B), também chamado pentabloqueio. A restrição ao pé da área anestesiada poderá causar desconforto quando o procedimento cirúrgico necessitar de garroteamento arterial, pois este será instalado em área de sensibilidade preservada. Esta intercorrência pode ser minimizada, posicionando-se o garrote na região distal da perna, acima do tornozelo. A compressão exercida nesta área predominantemente tendinosa é mais bem tolerada, ao contrário do que ocorre no segmento mais proximal, onde é maior a presença de massa muscular.

Os nervos a serem bloqueados devem obedecer à necessidade cirúrgica, porém não devemos nos ater a limites rígidos de áreas de inervação sensitiva, pois no pé estas apresentam variações individuais freqüentes, além de anastomoses de diferentes nervos e superposições parciais de inervação. Pode ocorrer, ainda, que planos mais profundos sejam supridos por outro nervo, que não o da área cutânea, onde ocorrerá a incisão cirúrgica. Portanto, na maioria das vezes, é prudente que os 5 nervos sejam bloqueados [Delgado-Martinez, 2001]. Estes bloqueios têm em comum a relativa simplicidade técnica e a baixa morbidade. O pico plasmático de concentração de anestésicos locais, mesmo em procedimentos bilaterais, é baixo e ocorre somente após cerca de 90 minutos [Mineo, 1992].

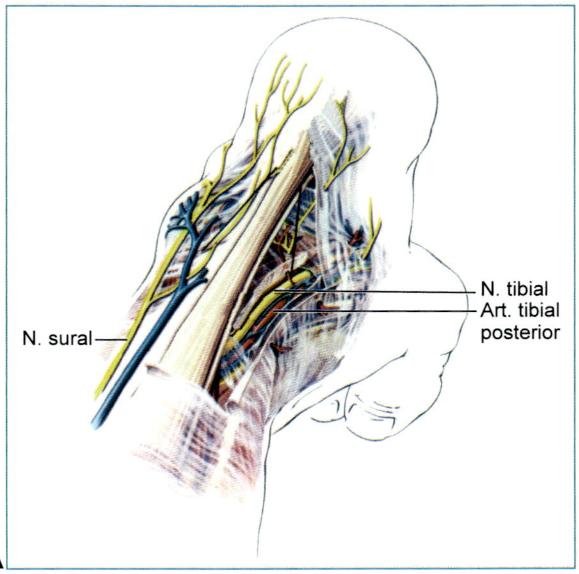

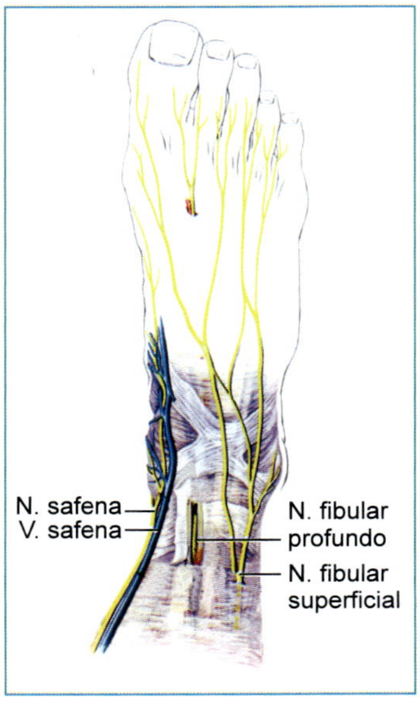

Fig. 20-3. (A) Distribuição da inervação do pé (vista posterior). (B) Distribuição da inervação do pé (vista anterior).

INDICAÇÕES

- Procedimentos cirúrgicos do médio e antepé, de até 1 hora de duração. Procedimentos de maior porte ou duração, ou quando há necessidade de colocação do garrote arterial no terço médio da perna, o bloqueio distal do n. ciático é mais adequado.
- Analgesia pós-operatória de cirurgias do pé.

Todos os cuidados de rotina relativos a segurança, bem-estar e informação do paciente devem ser observados na realização destes bloqueios (Cap. 1).

BLOQUEIO DO NERVO FIBULAR SUPERFICIAL

Seu bloqueio produzirá anestesia no dorso do pé e dos dedos, à exceção das falanges distais e das faces de contato entre o hálux e o 2º dedo (Fig. 18-4A).

TÉCNICA

Referências anatômicas

Maléolo lateral e tendão do músculo extensor do hálux.

Com o paciente posicionado em decúbito dorsal, após os cuidados de assepsia, com uma agulha 30 × 7 mm, injeta-se uma barreira subcutânea de solução anestésica, entre a porção média do maléolo lateral e o tendão do músculo extensor longo do hálux (Fig. 20-4).

Uma alternativa técnica é a infiltração subcutânea a partir da porção superior do maléolo lateral até a borda anterior da tíbia.

DOSE

Cerca de 4 a 6 ml de solução anestésica sem adrenalina.

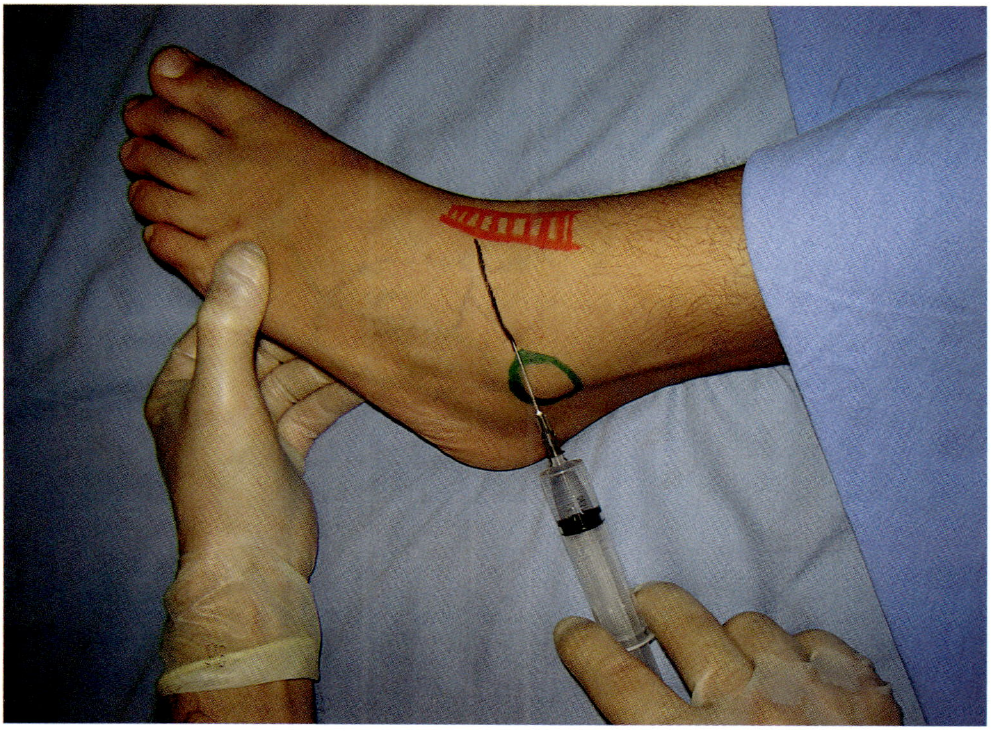

Fig. 20-4. Bloqueio do nervo fibular superficial – Observar linha de infiltração.

BLOQUEIO DO NERVO FIBULAR PROFUNDO

Seu bloqueio produzirá anestesia no espaço interdigital e nas faces de contato entre o hálux e o 2º dedo.

TÉCNICA

Referências anatômicas

Tendão dos músculos extensor longo do hálux e tibial anterior.

Paciente posicionado em decúbito dorsal, palpa-se o espaço entre os tendões dos músculos extensor longo do hálux e o tibial anterior, na projeção da linha que passa pela borda superior dos maléolos. Após os cuidados de assepsia, uma agulha 25 × 7 mm é introduzida perpendicularmente em direção à tíbia, injetando-se no trajeto a solução anestésica (Fig. 20-5).

DOSE

Cerca de 3 a 5 ml de solução anestésica sem adrenalina.

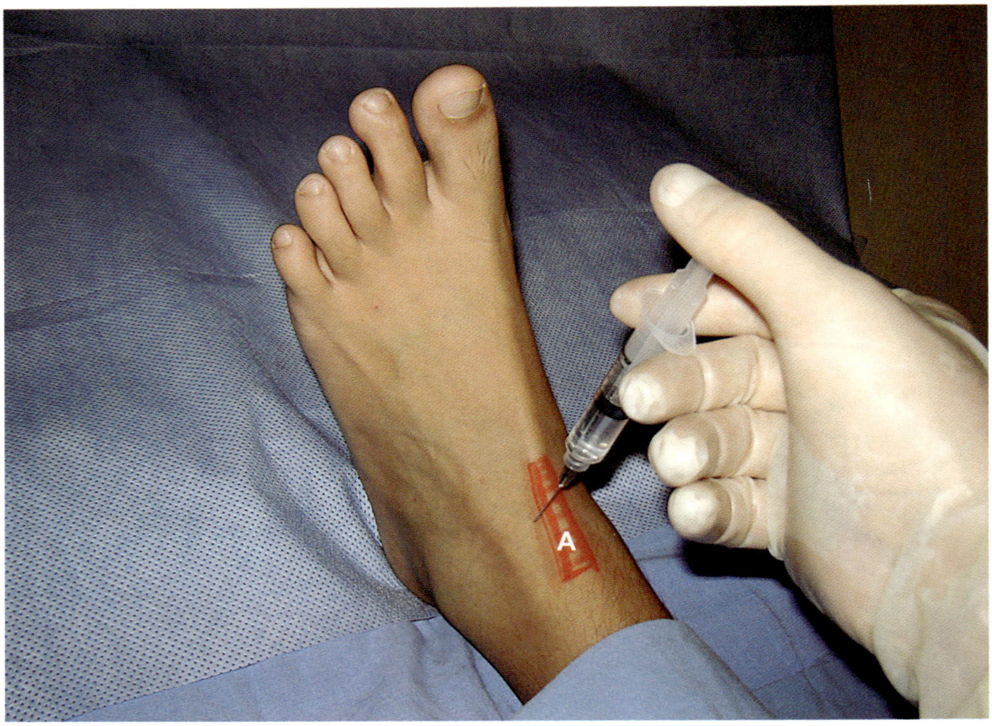

Fig. 20-5. Bloqueio do nervo fibular profundo: *A)* tendão do músculo extensor longo do hálux.

BLOQUEIO DO NERVO SAFENO (RAMO DO N. FEMORAL)

É normalmente associado ao bloqueio dos demais ramos do nervo ciático nos procedimentos do pé. Por ser ramo do nervo femoral, a descrição da técnica de seu bloqueio a este nível, encontra-se no Capítulo 17.

BLOQUEIO CONJUNTO DOS NERVOS FIBULAR SUPERFICIAL, FIBULAR PROFUNDO E SAFENO

Como alternativa técnica, pode-se através de punção única, obter-se o bloqueio destes 3 nervos.

TÉCNICA

Realiza-se, inicialmente, o bloqueio do nervo fibular profundo pela técnica descrita anteriormente. A agulha (30 × 7 mm) é, então, levemente recuada e reintroduzida no plano subcutâneo, injetando-se solução anestésica medial e lateralmente, efetuando-se assim o bloqueio dos nervos safeno e fibular superficial, respectivamente (Fig. 20-6A a C).

DOSE

Cerca de 3 a 5 ml, em cada nervo, de solução anestésica sem adrenalina.

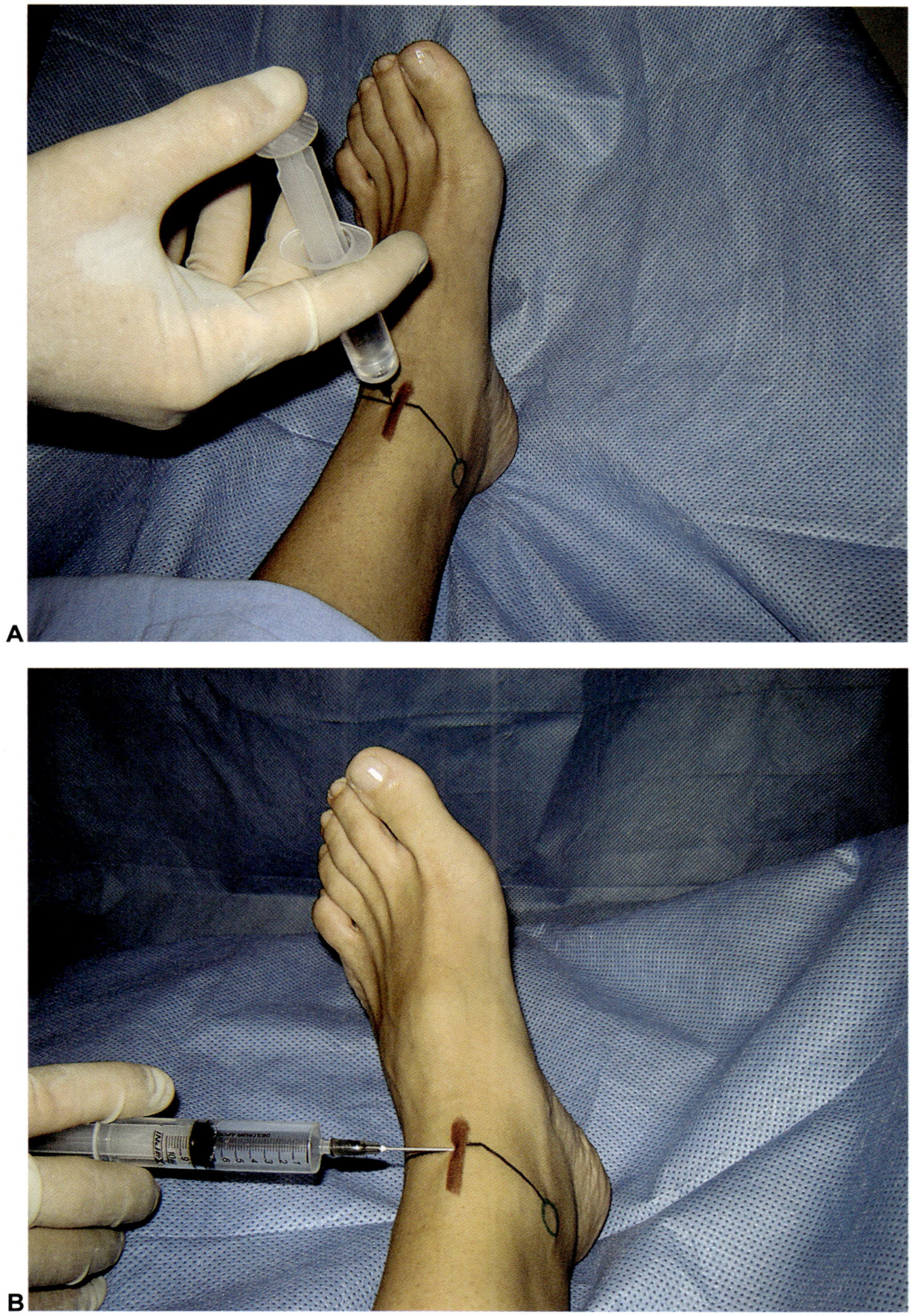

Fig. 20-6. (A) Bloqueio dos nervos dorsais do pé em punção única. Bloqueio do nervo fibular profundo. (B) Direcionamento medial para bloqueio do nervo safeno. *(Continua.)*

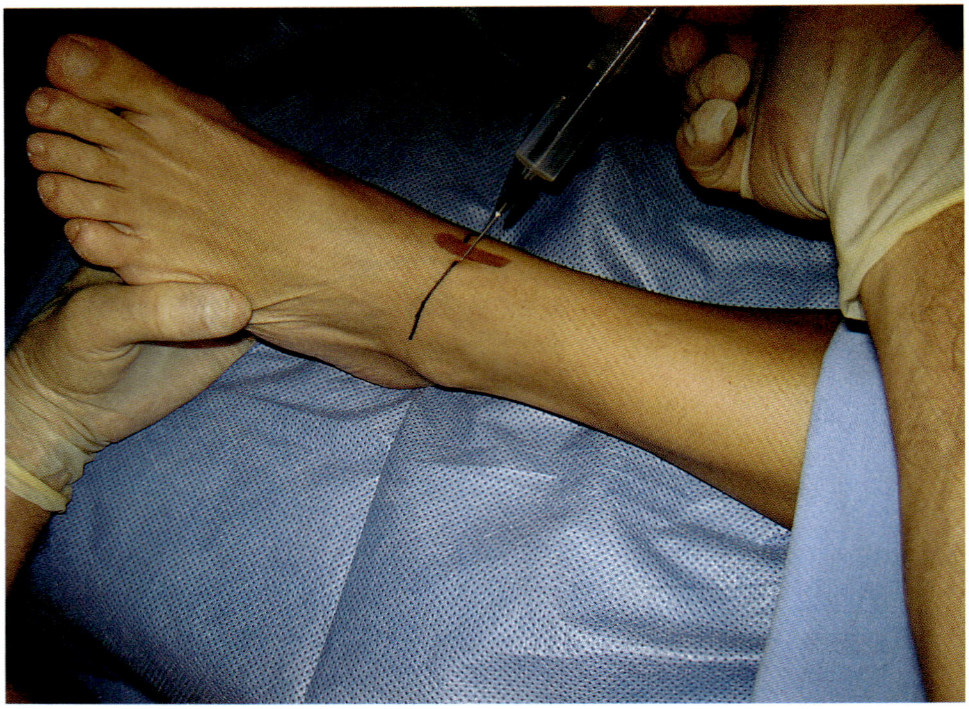

C

Fig. 20-6. *(Continuação)*
(**C**) Direcionamento lateral para bloqueio do nervo fibular superficial.

BLOQUEIO DO NERVO TIBIAL POSTERIOR

Seu bloqueio nesta região produzirá anestesia da região plantar, incluindo todas as falanges distais.

Duas técnicas podem ser utilizadas:

Abordagem posterior

Referências anatômicas

Tendão calcâneo e maléolo medial.

Paciente posicionado em decúbito ventral ou decúbito dorsal com o pé a ser bloqueado sobre a perna contralateral, e o joelho lateralizado (formando um 4). Após os cuidados de assepsia, uma agulha 30 × 7 mm é introduzida ao nível do maléolo medial, junto à borda medial do tendão calcâneo, dirigida perpendicularmente à face posterior da tíbia (Fig. 20-7). O nervo deverá ser localizado neste trajeto, através de parestesias ou movimentos de flexão plantar dos dedos, quando o estimulador de nervos for utilizado. Neste caso, inicia-se com estímulos de 1 a 1,2 mA, 1 Hz, 100 μs. Estes devem se manter até 0,5 a 0,2 mA.

DOSE

Cerca de 8 a 10 ml de solução anestésica sem adrenalina.

Abordagem medial

Referências anatômicas

Maléolo medial, artéria tibial posterior.

Paciente posicionado em decúbito dorsal, com a perna a ser bloqueada em rotação externa. Na região do maléolo medial, palpa-se o pulso da artéria tibial posterior. Após os cuidados de assepsia, introduz-se uma agulha 25 × 7 mm póstero-lateralmente a este (Fig. 20-8), até a obtenção de contato com o nervo. Em ambas as abordagens, caso este contato não fique evidente, injeta-se 10 ml de solução anestésica em torno da área provável.

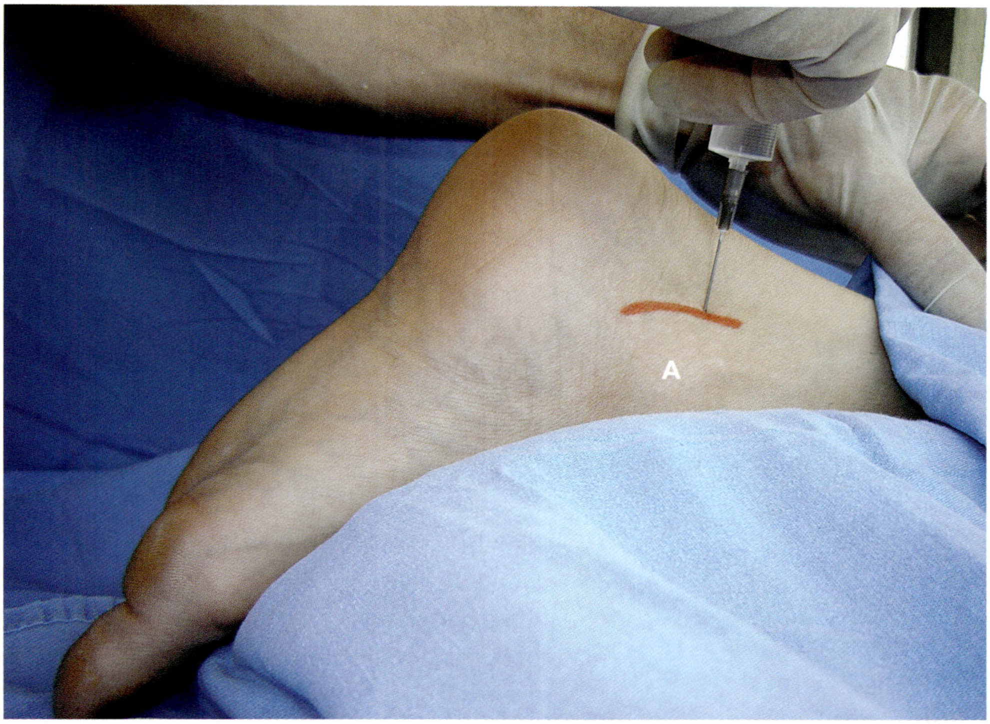

Fig. 20-7. Bloqueio do nervo tibial posterior. Abordagem posterior: *A)* maléolo medial.

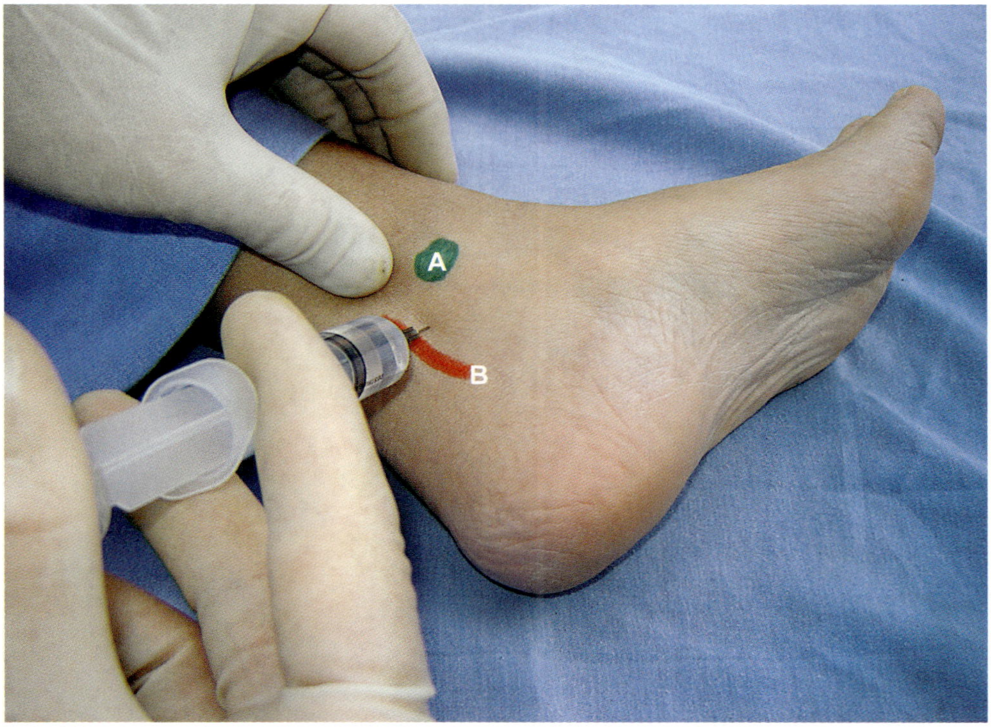

Fig. 20-8. Bloqueio do nervo tibial posterior. Abordagem lateral: *A)* maléolo medial; *B)* artéria tibial posterior.

BLOQUEIO DO NERVO SURAL

Seu bloqueio a este nível produzirá anestesia da borda lateral do pé e da região calcânea plantar lateral.

Referências anatômicas

Tendão calcâneo e maléolo lateral.

TÉCNICA

Com uma agulha 30 × 7 mm, infiltra-se uma barreira subcutânea de anestésico local, entre o maléolo lateral e o tendão calcâneo (Figs. 20-9 e 20-10).

DOSE

Cerca de 4-6 ml de solução anestésica sem adrenalina.

BLOQUEIO DOS NERVOS DIGITAIS

INDICAÇÕES

Pequenos procedimentos restritos à falange distal.

TÉCNICA

Com uma agulha 15 × 5, infiltra-se lateral e medialmente à base da falange proximal, direcionando-se da região dorsal para a plantar (Fig. 20-11).

DOSE

Cerca de 3-4 ml de solução anestésica sem adrenalina.

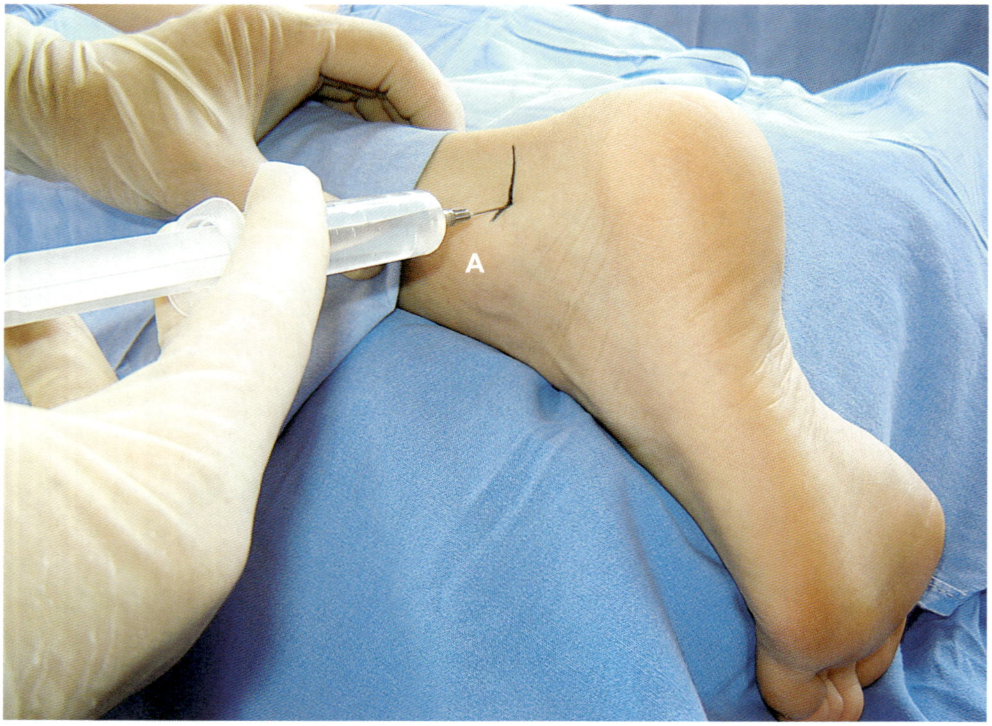

Fig. 20-9. Bloqueio do nervo sural. Paciente em decúbito ventral: *A)* maléolo lateral.

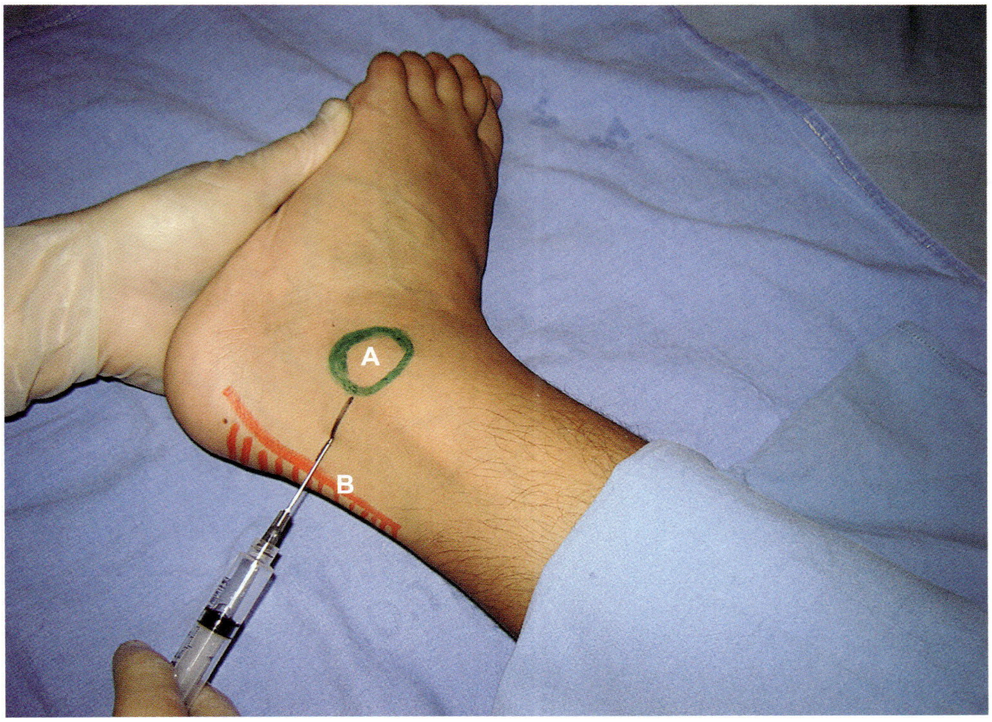

Fig. 20-10. Bloqueio do nervo sural. Paciente em decúbito lateral. *A)* Maléolo lateral; *B)* tendão calcâneo.

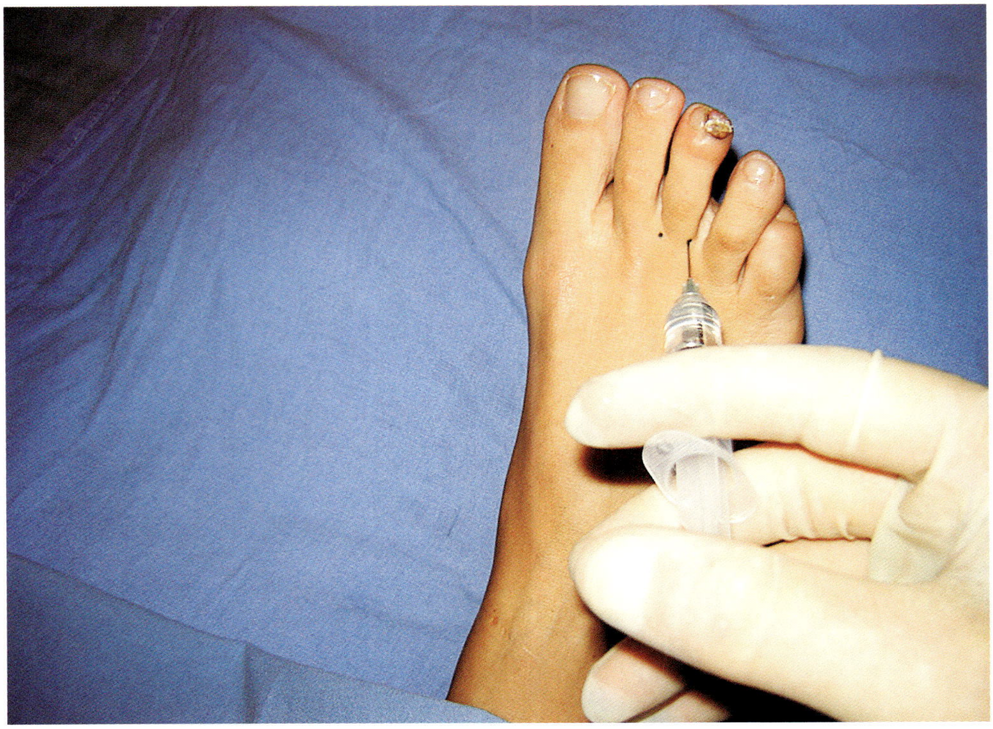

Fig. 20-11. Bloqueio dos nervos digitais do pé.

CAPÍTULO 21

BLOQUEIO SIMPÁTICO LOMBAR

O bloqueio simpático lombar combina as mesmas características do bloqueio do gânglio estrelado, visto que de forma análoga ao que ocorre no pescoço, todos os nervos simpáticos dos membros inferiores saem da medula espinhal até a altura de L2 e passam pela cadeia ganglionar localizada a partir deste mesmo nível.

ANATOMIA DA CADEIA SIMPÁTICA LOMBAR

O sistema nervoso simpático, perifericamente, é constituído de fibras pré e pós-ganglionares que inervam as estruturas somáticas profundas, vísceras e pele. Os dois troncos simpáticos paravertebrais são conectados, de maneira segmentar, por neurônios pré-ganglionares cujos corpos celulares se localizam no corno lateral da medula, núcleo intermediário e no núcleo paracentral da porção torácica da coluna vertebral.

Os corpos celulares responsáveis pela vasoconstricção nos membros inferiores se localizam nos 3 últimos segmentos torácicos e 3 primeiros lombares. As fibras pré-ganglionares passam pelos seus nervos correspondentes como ramos comunicantes brancos e estes se comunicam no gânglio paravertebral com os eferentes pós-ganglionares e no gânglio pré-vertebral pelos eferentes pós-ganglionares para as vísceras pélvicas.

As fibras pós-ganglionares deixam o tronco simpático como ramos cinzentos comunicantes, alguns passando em L1, dando assim a sua contribuição para os territórios dos nervos genitofemoral e ílio-hipogástrico, outros para L2-L5 e outros, ainda, para os 3 primeiros nervos sacrais. Neste local, eles passam para os seus respectivos destinos no plexo lombossacro.

Os nervos S1 e S2 possuem o maior número de fibras pós-ganglionares. Em sua maioria, eles representam os ramos comunicantes cinzentos que servem de função vasomotora, sudomotora e pilomotora [Raj, 2003].

A cadeia ganglionar simpática localiza-se mais freqüentemente de forma ântero-lateral aos corpos vertebrais, tendo, como seu limite posterior, a própria vértebra e o músculo psoas, como limite anterior a fáscia retroperitoneal, e, limite ântero-medial a artéria aorta (do tronco esquerdo) e a veia cava anterior (do tronco direito) [Raj, 2005].

O número de gânglios é variável, assim como a localização dos mesmos, porém, na maioria das vezes encontra-se em número de 4 (quatro), distribuindo-se entre o corpo de L2 e L4/L5. Seu tamanho e forma também apresentam variações. Alguns são fusiformes, outros redondos, medindo entre 5 e 15 mm [Raj, 2006].

INDICAÇÕES

- Síndrome de dor complexa regional.
- Diagnóstico de dor mediada pelo simpático.
- Avaliar prognóstico de neurólise ou simpatectomia cirúrgica.
- Diagnóstico de dor urogenital.

- Alterações de ejaculação e ereção.
- Dor em membro fantasma.
- Dor por patologia vascular.
- Hiperidrose.
- Flegmasia alba.
- Cólica renal.
- Acrocianose.

TÉCNICAS

A execução destas técnicas deverá ser feita somente por profissional treinado ou sob supervisão deste. Todos os cuidados referentes à segurança, bem-estar e informação do paciente devem ser observados (Cap. 1).

PUNÇÃO POSTERIOR

Posiciona-se o paciente em decúbito ventral com coxim na região abdominal, visando retificação da lordose lombar. Após os cuidados de assepsia e de infiltração local com lidocaína a 1%, introduz-se uma agulha 20 G de 15 cm de comprimento em um ponto 5-6 cm lateralmente ao processo espinhoso de L2, L3 ou L4, com uma angulação medial de 5 a 10° até encontrar perda de resistência, quando então é identificado o retroperitônio (Figs. 21-1 e 21-2). Realiza-se então a confirmação da localização por meio de radioscopia a partir da injeção de pequena quantidade de contraste (1 ml) seguido do anestésico local. A punção pode ser realizada uni ou bilateralmente.

PUNÇÃO LATERAL

Posiciona-se o paciente em decúbito lateral seguem-se os cuidados da técnica anterior. Punciona-se nos mesmos níveis em ponto 8 a 12 cm lateralmente à linha média. Utiliza-se agulha 20 G de 15 cm de comprimento, imprimindo-se uma angulação que permita atingir a face ântero-lateral do corpo vertebral. Esta, uma vez atingida, a agulha deverá ser recuada e redirecionada, objetivando tangenciá-la, até

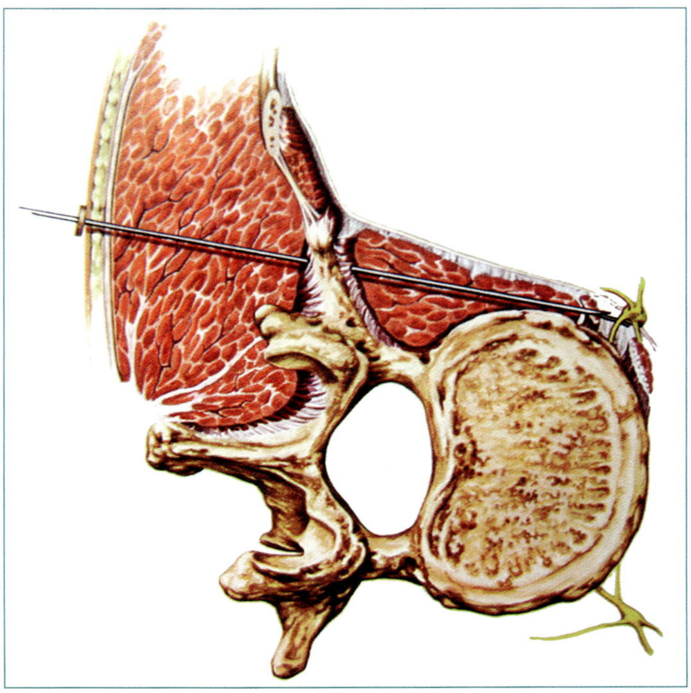

Fig. 21-1. Bloqueio simpático lombar – Visão esquemática. Observar posicionamento da agulha. (Extraída de Eriksson E. *Manual ilustrado de anestesia local*. Suécia: Astra, 1969.)

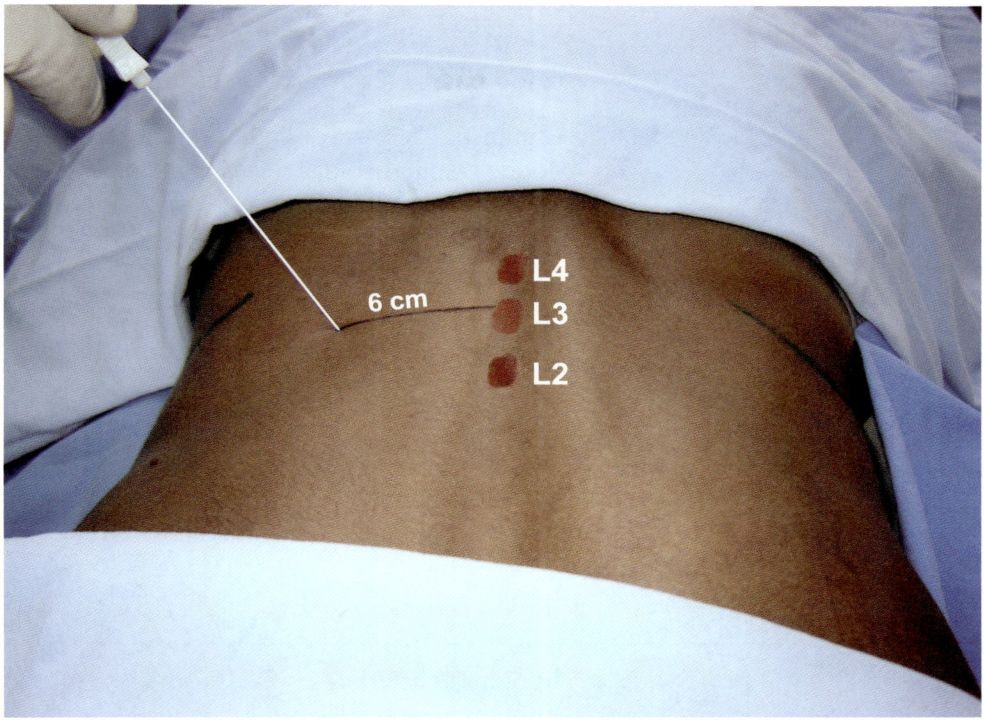

Fig. 21-2. Bloqueio simpático lombar (decúbito ventral).

que haja perda da resistência (Fig. 21-3). Injetam-se as mesmas quantidades de contraste para confirmar a localização e, posteriormente, anestésico local.

Notam-se vasodilatação e aumento da temperatura cerca de 5 a 10 minutos após o bloqueio, seguido de melhora dos sintomas.

DOSE

Cerca de 15 a 20 ml de solução anestésica, que pode ser diluída.

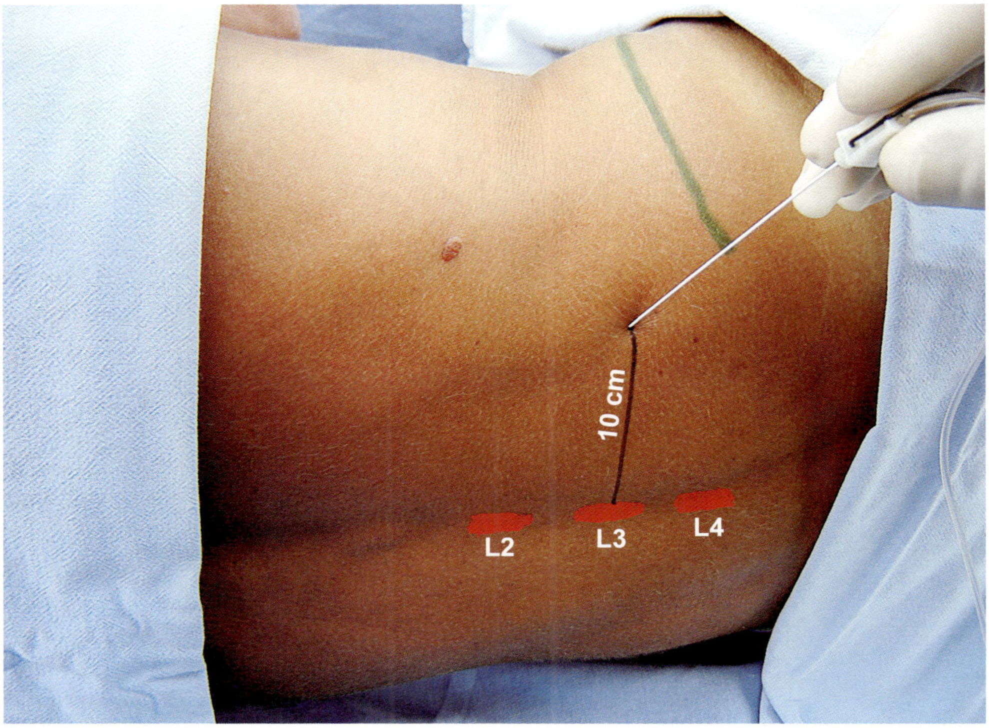

Fig. 21-3. Bloqueio simpático lombar (decúbito lateral).

COMPLICAÇÕES

São raras, se observarmos corretamente a técnica:

- Administração intravascular ou intratecal.
- Bloqueio somático das raízes contíguas às punções.

CONTRA-INDICAÇÕES ABSOLUTAS

- Diátese hemorrágica.
- Infecção local.

CONTRA-INDICAÇÃO RELATIVA

Anomalia anatômica que possa aumentar a dificuldade do procedimento ou aumentar o risco a ele relacionado.

EFEITOS COLATERAIS

- Hipotensão arterial.
- Hipotensão postural.

CAPÍTULO 22

BLOQUEIO INTRA-ARTICULAR DO JOELHO

A técnica apresenta baixa morbidade, boa eficácia e aceitação pelos pacientes. Dispensa, ainda, a isquemia do membro e, conseqüentemente, suas potenciais complicações (Cap. 4). Entretanto, manobras forçadas da perna para exposição articular podem não ser bem toleradas [Zugliani, 2002] e a analgesia pós-operatória proporcionada é de curta duração. Por isso, sua aplicação associada ao bloqueio do nervo femoral é fortemente recomendada. Assim, pode-se obter analgesia prolongada, além do relaxamento do quadríceps e anestesia de grande parte da área articular e cutânea envolvidas no procedimento cirúrgico.

A anestesia após a deposição intra-articular de solução de anestésico local, se dá por embebição dos tecidos, incluindo os terminais nervosos. Portanto, somente a região intra-articular é anestesiada.

INDICAÇÕES

- Analgesia pós-operatória de procedimentos abertos ou artroscópicos do joelho.
- Anestesia cirúrgica para procedimentos artroscópicos de joelho de menor porte, principalmente havendo contra-indicação à isquemia do membro.
- Tratamento de processos inflamatórios intra-articulares do joelho [Gazi, 2005].

TÉCNICA

Após os cuidados de rotina referentes a segurança, bem estar e informação do paciente (Cap. 1), este é colocado em decúbito dorsal, com o membro a ser operado em posição neutra. Marca-se o pólo superior da patela, e 2 a 3 cm lateralmente a este será o ponto de punção. Efetua-se infiltração local com solução anestésica, utilizando-se agulha 25 × 6 mm ou 30 × 6 mm, em todos os planos, até a cavidade articular. A seguir, introduz-se uma agulha 40 × 12 mm, paralelamente ao plano horizontal, que deverá penetrar na cavidade articular, no espaço entre o côndilo femoral e a superfície articular do pólo superior da patela (Figs. 22-1 e 22-2). Isto deverá ocorrer à profundidade de 2 a 3 cm, observando-se perda de resistência à progressão da agulha. A injeção da solução anestésica deverá ocorrer de forma suave, semelhante à injeção peridural.

O joelho, então, deve ser flexionado algumas vezes para proporcionar melhor dispersão da solução anestésica. O tempo de latência deve ser de, pelo menos, 25 minutos, até a drenagem articular.

Havendo coleção intra-articular de sangue ou líquido sinovial, deverá ser realizada a aspiração prévia do conteúdo, antes de se efetuar a injeção da solução anestésica.

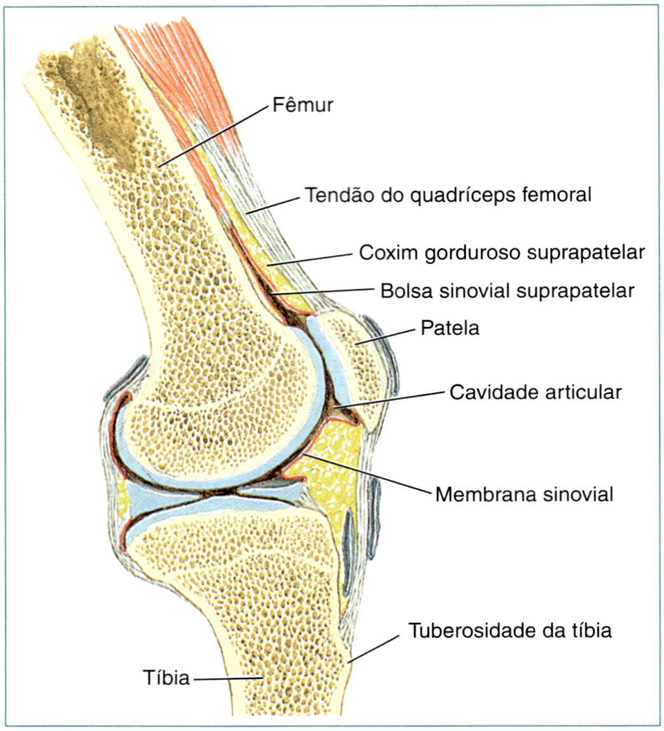

Fig. 22-1. Estruturas da articulação do joelho. (Extraída de Netter FH. *Atlas de anatomia humana*. Porto Alegre: Manole, 1989.)

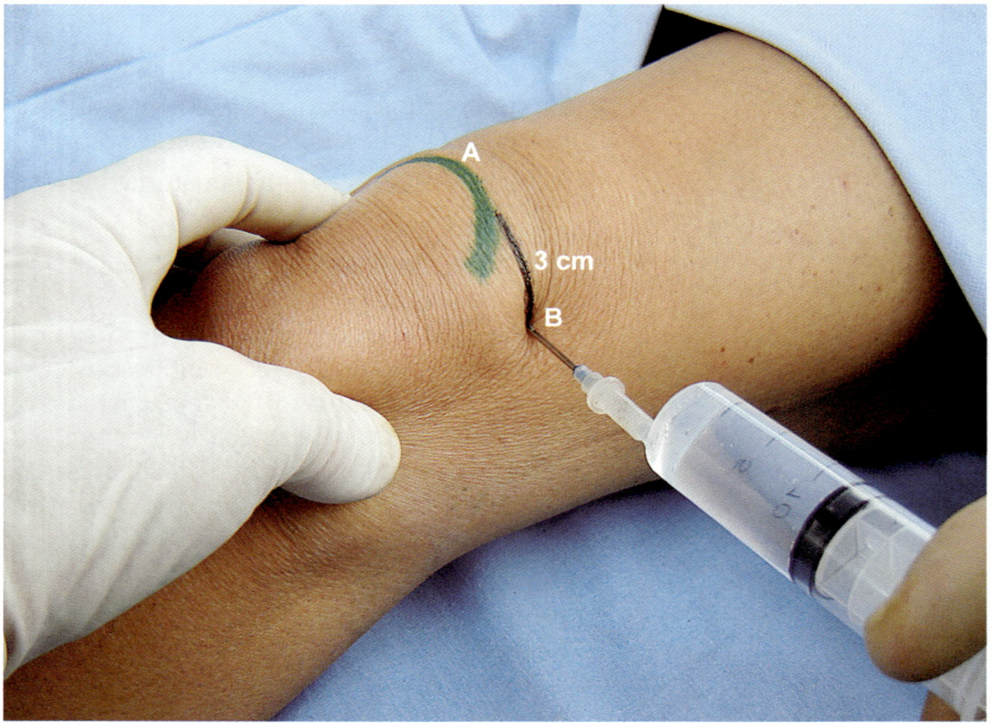

Fig. 22-2. Bloqueio intra-articular do joelho: *A)* pólo superior da patela; *B)* ponto de punção.

Quando destinado para fins cirúrgicos, volumes superiores de solução anestésica são utilizados. Observa-se o abaulamento articular à medida que a cavidade articular é preenchida. A flutuação da patela que normalmente ocorre nestas condições pode tornar evidente o sinal da tecla, que confirma o enchimento articular. Este é obtido percutindo-se a patela contra o côndilo femoral, que produzirá a sensação característica. Deve ser observada latência de, pelo menos, 20 minutos. A região dos portais de entrada dos instrumentos cirúrgicos deve ser previamente infiltrada pelo cirurgião, pois a área cutânea e os tecidos extra-articulares não são anestesiados pela técnica.

A adrenalina deve ser adicionada à solução anestésica, visando obtenção de constrição de vasos articulares, o que dispensará o uso do manguito pneumático. Este pode ser deixado *in loco*, visando ser acionado em caso de eventual sangramento articular. A adição de adrenalina (5 µg/ml) também deve ser efetuada para infiltração dos portais, evitando-se assim que vasos da borda da incisão sangrem para o interior da articulação.

DROGAS UTILIZADAS

ANESTESIA CIRÚRGICA

Cerca de 30 a 40 ml, de acordo com o porte articular, das seguintes soluções anestésicas, sempre adicionados de adrenalina 5 µg/ml:

- *Bupivacaína:* 0,5%.
- *Levobupivacaína:* 0,5%.
- *Ropivacaína:* 0,75%.

ANALGESIA PÓS-OPERATÓRIA

20 ml das seguintes soluções anestésicas injetadas no final da cirurgia, acompanhadas ou não de drogas adjuvantes como a morfina:

- *Bupivacaína:* 0,5%.
- *Levobupivacaína:* 0,5%.
- *Ropivacaína:* 0,75%.

INFILTRAÇÃO ARTICULAR PARA FINS TERAPÊUTICOS

Cerca de 5 a 10 ml de uma das seguintes soluções anestésicas, sem vasopressor, adicionadas de corticosteróide de depósito:

- *Bupivacaína:* 0,5%.
- *Lidocaína:* 2%.
- *Levobupivacaína:* 0,5%.
- *Ropivacaína:* 0,75%.

CONTRA-INDICAÇÕES

PARA ANESTESIA CIRÚRGICA

Evidência de hiperplasia sinovial: pode levar à dificuldade de penetração da solução anestésica.

Articulação submetida a procedimentos prévios: a manipulação cirúrgica articular repetida pode levar a processos inflamatórios, seguidos de septações do espaço articular, dificultando a dispersão de solução anestésica.

Rigidez articular ou imobilidade articular: pode ocasionar encurtamento da musculatura extensora da perna (quadríceps), o que provocará dor durante as manobras peroperatórias de flexão do joelho.

Hipertrofia muscular da coxa: pode dificultar a manipulação da perna, em virtude da ausência de relaxamento muscular da técnica, quando não associado ao bloqueio femoral.

Abordagem cirúrgica que inclua área cutânea da região poplítea: mesmo quando associada ao bloqueio femoral, pois esta área não apresentará cobertura anestésica.

COMPLICAÇÕES – ARTRITE SÉPTICA

Sangramento articular peroperatório

Provoca turvação no líquido de irrigação articular, dificultando o procedimento cirúrgico. É improvável quando a técnica é utilizada corretamente e é utilizado sistema de irrigação articular pressurizado. O acionamento do manguito pneumático previamente instalado, para esta eventualidade, contorna o problema. A infiltração dos portais cirúrgicos com solução de anestésico local com adrenalina evita a possibilidade de sangramento para o espaço intra-articular a partir destes acessos.

Dor com contratura do quadríceps

Pode, eventualmente, ocorrer, em virtude de manobras forçadas, visando expor o campo operatório. São contornadas com sedação e analgesia venosa. A associação com bloqueio do nevo femoral evita o problema.

EFEITOS COLATERAIS

Normalmente não são observados. Apesar da grande massa de anestésico local utilizada, sua absorção não é significativa [Conery, 2001]. A utilização de adrenalina na solução anestésica e a lavagem e drenagem articular ao início do procedimento contribuem para este fato.

COMENTÁRIOS

Apesar de a técnica apresentar baixa morbidade, dispensando a isquemia do membro e, conseqüentemente, suas potenciais complicações, a analgesia pós-operatória que proporciona é de curta duração. Por isso, sua aplicação, associada ao bloqueio do nervo femoral, é recomendada, pois possibilita analgesia prolongada. O relaxamento do quadríceps e anestesia de grande parte da área articular e cutânea envolvidas no procedimento cirúrgico, e outra vantagem desta associação.

CAPÍTULO 23

ANESTESIA VENOSA REGIONAL DO MEMBRO INFERIOR

A utilização desta técnica anestésica em procedimentos do membro inferior é bastante restrita. São razões que contribuem para isto:

- A necessidade de punção venosa no dorso do pé ou região perimaleolar, que pode ser difícil.
- Emprego de grandes volumes de anestésicos locais (em torno de 80 ml).
- Necessidade de dessangramento do membro.
- Material requerido e riscos inerentes à técnica.

Estudos sobre variantes da técnica em que o garroteamento foi feito na perna e no tornozelo, propiciou o uso de menor volume de solução anestésica. Porém, revelaram migração para a circulação sistêmica de quantidades significativas de anestésicos locais, já após o primeiro minuto seguinte à injeção.

INDICAÇÕES

Procedimentos cirúrgicos do pé, tornozelo e joelho, com duração de até 1 hora. Auxiliar no tratamento da dor regional complexa [Ruben, 2002].

TÉCNICA

É semelhante à técnica utilizada no membro superior.

Medidas de rotina em relação a segurança, bem-estar e informação do paciente devem ser previamente tomadas (Cap. 1).

Paciente posicionado em decúbito dorsal, instala-se um manguito duplo na coxa ou terço medial da perna, que deve ser previamente testado. Punciona-se uma veia no dorso do pé, ou junto ao maléolo medial (veia safena magna), com uma cânula 20 ou 22. Após manter o membro a ser anestesiado elevado por alguns minutos, procede-se ao dessangramento, através de enfaixamento (faixa de Esmarch), iniciando-se pelo pé (Fig. 23-1). Após concluído, infla-se o manguito proximal, até uma pressão de 100 mmHg acima da pressão de oclusão arterial do membro. Esta, verificada através de oximetria de pulso ou Doppler. O nível mínimo de pressão deve ser de 300 mmHg. Injeta-se, em seguida, a solução anestésica. Após instalada a anestesia, infla-se o manguito distal e, em seqüência, desinfla-se o proximal. O manguito distal não deve ser liberado antes que se completem 20 minutos, sob o risco de serem atingidos níveis plasmáticos tóxicos do anestésico local. O mesmo não deve permanecer inflado por mais de 90 minutos [Henderson, 1997; Nusbaum, 1986].

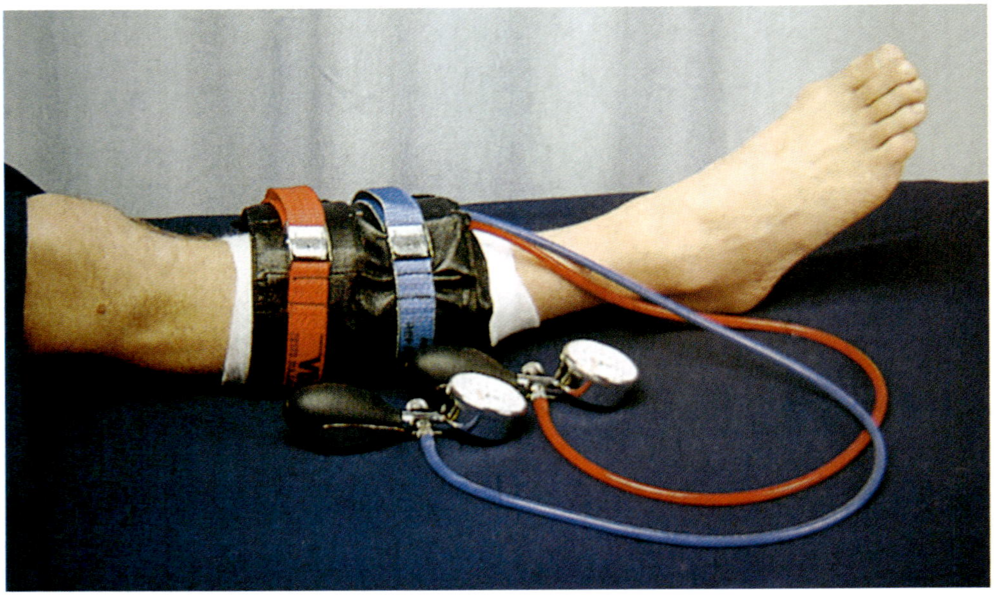

Fig. 23-1. Posicionamento distal do manguito duplo, para anestesia venosa regional. (Extraída de Jankovic D. *Regional nerve blocks and infiltration therapy.* 3ª ed. Massachussets: Blackwell Publishing Ltda, 2004.)

COMPLICAÇÕES

- Ocasionadas por níveis sistêmicos elevados de anestésico local. Estas podem ocorrer principalmente por liberação precoce, intencional ou acidental do torniquete. A injeção rápida da solução anestésica pode atingir altas pressões endovenosas, levando ao extravasamento para a circulação sistêmica [Lawes, 1984; Henderson, 1997].
- Relacionadas à compressão do torniquete, sendo a dor a mais comum [Henderson, 1997]. Veja Capítulo 4.

DOSE

Lidocaína 0,25%-1,2 ml/kg, injetados lentamente. Não ultrapassar 3 mg/kg.

CAPÍTULO 24

CASOS CLÍNICOS

1. **Paciente 70 anos, IMC 25, diabético, enfisema pulmonar avançado, com história pregressa de artrodese lombar.**

CIRURGIA

Amputação suprapatelar.

ANESTESIA REALIZADA

Bloqueio do nervo ciático, via glútea + bloqueio de plexo lombar via posterior + sedação.

COMENTÁRIO

Pela possível dificuldade de punção lombar, optou-se pela técnica acima. O bloqueio do plexo lombar é justificado em função da área envolvida no procedimento, que é suprida pelos nervos femoral, cutâneo-femoral lateral e obturador que fazem parte deste. As técnicas de acesso posterior são eficazes em abranger estes 3 nervos de forma concomitante, ao contrário do acesso paravascular inguinal, onde o envolvimento, principalmente do nervo obturador, é improvável. O bloqueio do nervo ciático, pela via transglútea, envolve, por contigüidade, o nervo cutâneo femoral posterior, ambos suprindo parte da área cirúrgica. A adequada sedação do paciente é um aspecto fundamental, principalmente por se tratar de cirurgia mutilante.

2. **Paciente 30 anos, clinicamente bem, apresentando fratura exposta bilateral de calcâneo + fratura achatamento de L2 por queda em pé.**

CIRURGIA

Limpeza cirúrgica + fixação.

ANESTESIA REALIZADA

Bloqueio bilateral ciático na região poplítea por acesso lateral.

COMENTÁRIO

A opção técnica se deu por contra-indicação de acesso ao neuroeixo, devido a fratura vertebral e pelo risco aumentado de anestesia geral em presença de estômago cheio. O bloqueio por acesso lateral possibilita a manutenção do decúbito dorsal. Outras opções de acesso anterior ou lateral também seriam válidas pela mesma razão.

3. **Paciente 71 anos, clinicamente bem, apresentando fratura proximal do fêmur.**

CIRURGIA

Osteossíntese de fêmur programada para a manhã seguinte.

ANESTESIA REALIZADA

Bloqueio contínuo do nervo femoral + raquianestesia.

COMENTÁRIO

Inicialmente, foi instalado cateter no nervo femoral, com o objetivo de controle da dor até a manhã seguinte. Para o procedimento cirúrgico foi realizado raquianestesia, sendo o posicionamento do paciente, para sua execução, facilitado pela permanência da analgesia no segmento fraturado. O cateter foi mantido, com infusão anestésica, nas primeiras 24 horas de pós-operatório. O bloqueio, em dose única, também pode ser realizado no pré-operatório imediato, com anestésico local de ação prolongada, tendo por finalidade analgesia para o posicionamento lateral, visando acesso ao neuroeixo e analgesia pós-operatória. Quando o bloqueio do nervo femoral for realizado com uso de EN em pacientes com fraturas diafisárias ou distais do fêmur, é importante que haja imobilização do membro, pois a mobilização do fragmento pelas contrações musculares, provocadas pelas respostas aos estímulos elétricos, pode provocar dor e lesões de estruturas adjacentes.

4. **Paciente 30 anos, clinicamente bem, apresentando neuroma de nervo digital do pé entre o 2º e 3º metatarsos (neuroma de Morton).**

CIRURGIA

Cura cirúrgica de neuroma com acesso pela região dorsal, sob isquemia.

ANESTESIA REALIZADA

Bloqueio do pé na região do tornozelo.

COMENTÁRIO

Apesar de a incisão cirúrgica ocorrer em área do nervo fibular superficial, outros nervos suprem as estruturas profundas. O neuroma pode ser originado do nervo digital, oriundo do nervo tibial. A dor isquêmica, pelo garroteamento arterial, deve ser considerada principalmente se este permanecer por mais de 40 minutos. O manguito pneumático deve ser utilizado, preferencialmente, pois proporciona controle efetivo da pressão exercida. Colocado no segmento mais distal da perna é mais bem tolerado. O bloqueio dos cinco nervos é recomendado, pois se deve considerar, que as variações anatômicas de áreas de suprimento nervoso também podem ocorrer. O bloqueio do nervo ciático na altura do joelho poderia ainda ser boa opção.

5. **Paciente 40 anos, apresentando ruptura de tendão calcâneo.**

CIRURGIA

Tenorrafia de tendão calcâneo.

ANESTESIA REALIZADA

Bloqueio do nervo ciático, via glútea, com bupivacaína a 0,5%, com adrenalina + bloqueio de nervo femoral com lidocaína a 1,5%, com adrenalina.

COMENTÁRIO

Apesar de o ato cirúrgico ocorrer com o paciente posicionado em decúbito ventral, não contra-indica o uso dos bloqueios citados. É necessário que seja previamente testada a instalação dos mesmos. A via escolhida para o bloqueio do nervo ciático deu-se pela necessidade da colocação do manguito na coxa, além de impedir a flexão da perna pelo bloqueio da musculatura posterior da coxa. Utilizou-se a bupivacaína na busca de analgesia pós-operatória prolongada. O bloqueio do nervo femoral tem como objetivo analgesia na região anterior da coxa, para tolerância do manguito pneumático. Utilizou-se lidocaína, buscando tempo de anestesia suficiente apenas para o ato cirúrgico, já que o suprimento nervoso da área cirúrgica se dá apenas por ramos terminais do nervo ciático. O retorno parcial da sensibilidade e motricidade do membro torna o pós-operatório mais confortável para o paciente. Em função disso procuramos restringir o uso de anestésico de longa duração aos nervos que suprem a área cirúrgica.

6. **Paciente 70 anos, hipertenso, diabético, clinicamente compensado, IMC 26, apresentando ruptura de manguito rotador.**

CIRURGIA

Cura cirúrgica de ruptura de manguito.

ANESTESIA REALIZADA

Anestesia geral + bloqueio de plexo braquial via interescalênica (técnica Winnie).

COMENTÁRIO

Optou-se pela associação com anestesia geral, basicamente pelo fato de ser a cirurgia próxima a face do paciente. O bloqueio do plexo braquial foi realizado após a indução anestésica, sem o auxílio do EN, sendo administrados 25 ml de ropivacaína a 0,66%. Deve-se observar que os bloqueios de plexos ou nervos próximos ao neuroeixo, implicam em risco de graves acidentes, principalmente no paciente inconsciente. Portanto, devem ser realizados com grande rigor técnico e somente por anestesiologista treinado ou sob supervisão deste. Procedimentos no ombro que implicam em tempo cirúrgico reduzido podem ser realizados apenas com bloqueio interescalênico do plexo braquial, dependendo da aceitação do paciente.

7. **Paciente 66 anos, diabético, estado geral precário, apresentando gangrena dos dedos, edema e inflamação até o segmento distal da perna.**

CIRURGIA

Amputação de antepé.

ANESTESIA REALIZADA

Bloqueio do nervo ciático na região poplítea + bloqueio do nervo safeno ao nível do joelho.

COMENTÁRIO

Em virtude da presença de edema e inflamação na região do tornozelo, optou-se pelos bloqueios na região do joelho. É importante observar que no paciente diabético, o limiar de resposta aos estímulos evocados pode ser maior.

8. **Paciente 45 anos, IMC 25, com história pregressa de mielomeningocele, sem seqüelas.**

CIRURGIA

Ligamentoplastia de joelho (ligamento cruzado anterior).

ANESTESIA REALIZADA

Bloqueio de plexo lombar via posterior + bloqueio de nervo ciático via transglútea.

COMENTÁRIO

Apesar da ausência de seqüelas neurológicas, os bloqueios espinhais apresentam contra-indicação relativa, não só pelo aspecto psicológico do paciente mas também pelo certo grau de imprevisibilidade das condições anatômicas das estruturas raquidianas adjacentes a patologia referida. Após entendimento com o paciente, optou-se pela anestesia regional, através dos bloqueios periféricos. A abordagem posterior do plexo lombar se deu em função de sua maior efetividade em relação ao envolvimento do nervo obturador, fundamental para o procedimento cirúrgico. A abordagem anterior, via inguinal, denominada bloqueio 3 em 1, mostra-se ineficaz na abrangência dos nervos cutâneo-femoral lateral e obturador, notadamente deste último.

9. **Paciente 79 anos, IMC 20, com diabetes descompensada, estado geral precário.**

CIRURGIA

Amputação de membro inferior infrapatelar.

ANESTESIA REALIZADA

Bloqueio de nervos femoral + ciático via transglútea com ropivacaína a 0,5%.

COMENTÁRIO

Objetivou-se com os bloqueios periféricos, anestesia cirúrgica com menor grau de morbidade em relação aos bloqueios espinhais, considerando-se o paciente em questão. O bloqueio simpático, mesmo que moderado, poderia produzir, neste caso, efeito deletério. Apesar da lenta absorção do anestésico local nas áreas em que foram injetadas, a massa total administrada deve ser rigorosamente controlada, considerando-se as condições individuais do paciente. Deve-se observar que a resposta aos estímulos elétricos produzidas pelo EN pode requerer maior intensidade de corrente em virtude de fatores como diabetes, desidratação etc. (Cap. 3).

10. **Paciente 75 anos, IMC 26, hipertenso, coronariopata, clinicamente compensado.**

CIRURGIA

Revisão de artroplastia total de quadril (troca de prótese).

ANESTESIA REALIZADA

Geral (venosa + inalatória) + bloqueio de nervo femoral contínuo + cutâneo-femoral lateral.

COMENTÁRIO

Por se tratar de cirurgia de duração superior a 2 horas, implicando em perda sangüínea considerável, com o paciente posicionado em decúbito lateral, optou-se por anestesia geral. Os bloqueios periféricos realizados tiveram como função proporcionar analgesia per e pós-operatória, mantida por 48 horas através de injeções intermitentes, pelo cateter instalado. Bloqueios espinhais contínuos que, em princípio, atenderiam aos mesmos objetivos, produzem bloqueio simpático, efeito indesejável no caso em questão, não somente no peroperatório, mas também no pós-operatório.

11. **Paciente 63 anos, IMC 25, apresentando hálux valgo.**

CIRURGIA

CC hálux valgo com osteotomia de metatarso.

ANESTESIA REALIZADA

Bloqueio do nervo ciático na região poplítea com 25 ml de ropivacaína a 0,75%. Bloqueio do nervo safeno ao nível do joelho com 10 ml de ropivacaína a 0,4%.

COMENTÁRIO

A opção anestésica foi em função de baixa morbidade da técnica, proporcionando anestesia apenas do membro operado e analgesia pós-operatória prolongada. O bloqueio do nervo ciático. O bloqueio do nervo ciático foi realizado com o paciente em decúbito lateral (Cap. 19) que dispensa a necessidade de auxiliar para elevação da perna. O posicionamento em decúbito ventral ou a utilização do acesso lateral apresentam a mesma vantagem. A abordagem do nervo safeno poderia ser realizada no tornozelo. Seu bloqueio é necessário, pois sua área de suprimento pode atingir a área cirúrgica. A opção do bloqueio do pé ser realizado em torno do tornozelo para os procedimentos do antepé, é válida, desde que não haja objeção de colocação do manguito pneumático no terço distal da perna. Neste segmento torna-se menos incômodo, ao contrário do terço médio da perna. O garroteamento com faixa de Esmarch deve ser evitado, pois a pressão produzida pode ser desnecessariamente elevada, o que aumenta o desconforto e a morbidade (Cap. 4).

12. **Paciente 60 anos, IMC 24, apresentando artrose no joelho.**

CIRURGIA

Artroplastia total de joelho (ATJ).

ANESTESIA REALIZADA

Bloqueio subaracnóide + bloqueio contínuo do nervo femoral + bloqueio do nervo ciático via anterior.

COMENTÁRIO

Os bloqueios periféricos foram realizados no pós-operatório imediato, visando analgesia pós-operatória. Optou-se pelo bloqueio do nervo ciático via anterior, em virtude da manutenção do decúbito dorsal e do enfaixamento da coxa até o seu terço proximal. Foi utilizado estimulador de nervo, o que é mandatório no bloqueio dos grandes nervos, quando o segmento encontra-se sob efeito de bloqueio espinhal. A grande intensidade de dor pós-operatória e a necessidade de mobilização articular precoce justificam a utilização do cateter no nervo femoral por pelo menos 48 horas, podendo realizar-se infusão contínua ou intermitente de anestésico local em baixas concentrações.

13. **Paciente 35 anos, IMC 25, apresentando ruptura do menisco.**

CIRURGIA

Artroscopia cirúrgica do joelho.

ANESTESIA REALIZADA

Bloqueio intra-articular do joelho com 35 ml de bupivacaína a 0,5% com adrenalina 5 μg/ml + bloqueio do nervo femoral com 15 ml de bupivacaína a 0,375%.

COMENTÁRIO

Optou-se pela técnica citada em função de sua baixa morbidade, dispensando, também, a necessidade de isquemia do membro. O bloqueio do nervo femoral, associado ao intra-articular, reforça a analgesia articular, relaxa o quadríceps femoral e proporciona analgesia pós-operatória prolongada. O manguito pneumático poderá permanecer posicionado para ser utilizado na eventualidade de sangramento articular (Cap. 22).

REFERÊNCIAS BIBLIOGRÁFICAS

Adelman MH. Cerebral air embolism complicating stellate ganglion block. *J Mt Sir Hosp* 1948;15:28-30.

Amaral JLG, Rodrigues RC. Anestesia do membro inferior. In: Atlas de Técnicas de bloqueios regionais. *Rev Bras Anestesiol* 1995;45:134-142.

Atanassoff PG, Weiss BM, Brull SJ, Horst A, Kulling D, Stein R. Electromyographic comparison of obturator nerve block of three-in-one block. *Anesth Analg* 1996;83:436-437.

Auroy Y, Benhamou D, Bargues L, Ecoffey C, Falissard B, Mercier FJ et al. Major complications of regional anesthesia in France: the SOS regional anesthesia hotline service. *Anesthesiology* 2002;97:1274-1280.

Awad IT, Duggan EM. Posterior lumbar plexus block: anatomy, approaches, and techniques. *Reg Anesth Pain Med* 2005;30:143-149.

Beck GP. Anterior sciatic nerve block. *Anesthesiology* 1963;24:222-224.

Bonica JJ. *Sympathetic nerve blocks for pain diagnosis and therapy.* New York: Breon Laboratories, 1984.

Borgeat A, Blumental S, Lambert M, Theodorou P *et al*. The feasibility and complications of the continuous nerve block: A 1001 – Case Survery. *Anesth Analg* 2006;103(1):229-233.

Bouaziz H, Vial F, Jochum D, Macalou D, Heck M, Meuret P et al. An evaluation of the cutaneous distribution after obturator nerve block. *Anesth Analg* 2002;94:445-449.

Brown DL. Psoas compartment block. In: Brow DL (ed.) *Atlas of regional anesthesia.* 2nd ed Philadelphia: Saunders, 1999. p. 88-91.

Brown EM, McGriff JT, Malinowski RW. Intravenous regional anaesthesia (Bier block): Review of 20 years' experience. *Can J Anesth* 1989;36:307-310.

Campagna JA, Carter C. Clinical relevance of the Bezold-Jarisch reflex. *Anesthesiology* 2003;98(5):1250-1260.

Capdevila X, Coimbra C, Choquet O. Approaches to the lumbar plexus: success, risks, and outcome. *Reg Anesth Pain Med* 2005;30(2):150-162.

Capdevila X, Macaire P, Dadure C, Choquet O, Biboulet P, Ryckwaert Y et al. Continuous psoas compartment block for postoperative analgesia after total hip arthroplasty: New landmarks, technical guidelines, and clinical evaluation. *Anesth Analg* 2002;94:1606-13.

Chayen D, Nathan H, Chayen M. The psoas compartment block. *Anesthesiology* 1976;45:95-99.

Chelly JE, Delaunay L. A new anterior approach to the sciatic nerve block. *Anesthesiology* 1999;91:1655-1660.

Choquet O, Capdevila X, Bennourine K, Feugeas JL. A new Inguinal Approach for the obturator nerve block: anatomical and randomized clinical studies. *Anesthesiology* 2005;103(6):1238-1245.

Convery PN, Milligan MR. Efficacy and uptake of ropivacaine and bupivacaine after single intra-articular injection in the knee joint. *J Anesth* 2001;87:570-6.

Cousins MJ, Bridenbaugh PO (eds). *Neural blockade in clinical anesthesia and management of pain*, 2nd ed. Philadelphia: J B Lipincott, 1988.

Dalens B. Tanguy A, Vanneuville G. Lumbar plexus block in children: A comparison of two procedures in 50 patients. *Anesth Analg* 1988;67:750-758.

De Biasi P, Lupescu R, Burgun G, Lascurain P, Gaertner E. Continuous lumbar plexus block: use of radiography to determine catheter tipo location. *Reg Anesth Pain Med* 2003;28:135-139.

Delgado-Martinez AD, Marchal-Escalona JM. Supramalleolar ankle block anesthesia and ankle tourniquet for foot surgery. *Foot Ankle Int* 2001;22:836-838.

Di benedetto P, Bertini L, Casati A, Borghi B, Albertin A, Fanelli G. A new posterior approach to the sciatic nerve block: a prospective, randomized comparison with the classical posterior approach. *Anesth Analg* 2001;93:1040-1044.

Di Benedetto P, Casati A, Bertyini L, Fanelli G. Posterior subgluteal approach to block the sciativ nerve. Description of the technique and initial clinical experiences. *Eur J Anaesth* 2002;19:682-686.

Enneking FK, Chan V, Greger J, Hadzic A, Lang SA, Horlocker TT. Lower-extremity peripheral nerve blockade: essentials of our current understanding. *Reg Anesth Pain Med* 2005;30(1):4-35.

Ericksen ML, Swenson JD, Pace NL. The anatomic relationship of the sciatic nerve to the lesser trochanter: Implications for anterior sciatic nerve block. *Anesth Analg* 2002;95:1071-1074.

Farny J, Girard M, Drolet P. Posterior approach to the lumbar plexus combined with a sciatic nerve block using lidocaína. *Can J Anaesth* 1994;41:486-491.

Ganapathy S, Wasserman RA, Watson JT, Bennett J, Armstrong KP, Stockall CA, Chess DG, MacDonald C. Modified continuous femoral three-in-one block for postoperative pain after total knee arthroplasty. *Anesth Analg* 1999;89:1197-1202.

Gazi MLB, Issi AM, Sakata RK. Estudo comparativo da analgesia entre bupivacaína e morfina intra-articular em osteoartrite de joelho. *Rev Bras Anestesiol* 2005;55:5:491-9.

Geier KO. Bloqueio "3 em 1" por via anterior: bloqueio parcial, completo ou superdimensionado? Correlação entre anatomia, clínica e radio imagens. *Rev Bras Anestesiol* 2004;54(4):560-70.

Geier KO. Critérios de avaliação do bloqueio anestésico 3 em 1: é comum o envolvimento do nervo obturador? *Rev Bras Anestesiol* 2003;53:501-511.

Guardini R, Waldron BA, Wallace WA. Sciatic nerve block: A new lateral approach. *Acta Anaesth Scand* 1985;29:515-519.

Henderson CL, Warriner CB, McEwen JA, Merrick PM. A North American survey of intravenous regional anesthesia. *Anesth Analg* 1997;85:858-863.

Ichiyanagi K. Sciatic nerve block: lateral approach with patient supine. *Anesthesiology* 1959;20:601-604.

Kent KC, Moscucci M, Gallather SG, DiMattia ST, Skillman JJ. Neuropathy after cardiac catheterization: incidence, clinical patterns, and long-term outcome. *J Vasc Surg* 1994;19:1008-1013.

Klein SM, D'Ercole F, Greengrass RA, Warner DS. Enoxaparin associated with psoas hematoma and lumbar plexopathy after lumbar plexus block. *Anesthesilogy* 1997;87:1567-1579.

Labat G. *Regional Anesthesia: Its technic and clinical applicattion*. Philadelphia, PA: Saunders, 1922.

Lang SC, Yip RW, Chamg PC, Gerard MA. The femoral 3-in-1 block revisited. *J Clin Anesth* 1993;5:292-296.

Mansour NY. Reevaluating the sciatic nerve block: another landmark for consideration (Letter). *Reg Anesth* 1993;18:322-3.

Mineo R, Sharrock NE, Venous levels of lidocaína and bupivacaína after midtarsal ankle block. *Reg Anesth* 1992;17:47-49.

Misra U, Pridie AK, McClymont C, Bower S. Plasma concentrations of bupivacaine following combined sciatic and femoral 3 in 1 nerve blocks in open knee surgery. *Br J Anaesth* 1991;66:310-313.

Moore CS, Sheppard D, Wildsmith JAW. Thigh rotation and the anterior approach to the sciatic nerve: a magnetic resonance imaging studt. *Reg Anesth Pain Med* 2004;29:32-35.

Nusbaum LM, Hamelberg W. Intravenous regional anesthesia for surgery on the foot and ankle. *Anesthesiology* 1986;64:91-92.

Pandin P, Vandesteene A, d'Hollander A. Sciatic nerve blockade in the supine position: a novel approach. *Can J Anesth* 2003;50(1):52-56.

Parkinson S, Jueller J, Little W, Bailey SL. Extent of blockade with various approaches to the lumbar plexus. *Anesth Analg* 1989;68:243-248.

Pham-Dang C. Midfemoral block: A new lateral approach to the sciatic nerve. *Anesth Analg* 1999;88:1426.

Raj RP, Lou L, Erdine S, Staats SP, Waldman DS. Stellate ganglion block. In: *Radiographic imaging for regional anesthesia and pain management*. Churchill Livingstone, 2003. p. 72-80.

Racz G. *Techniques of neurolysis*. Boston: Kluwer Academic, 1989.

Raj PP, Leland L, Erdine S, Staats SP, Waldman DS. Lumbar sympathetic block and neurolysis. In: *Radiographic imaging for regional anesthesia and pain management*. Ed Churchill Livinstone, 2003. p. 175-195.

Raj PP, Parks RI, Watson TD, Jenkins MT. A new single-posterior supine approach to sciatic-femoral nerve block. *Anesth Analg* 1975;54:489-494.

Raj PP, Pai U, Rawal N. Techniques of regional anesthesia in adults. In: Raj PP. *Clinical practice of regional anesthesia.* 2 ed., New York: Churchill Livingstone, 1991. p. 271-364.

Raj PP, Lou L, Erdine S, Staats SP, Waldman DS. Stellate Ganglion Block. In: *Radiographic imaging for regional anesthesia and pain management*. Churchill Livingstone, 2006. p. 72-80.

Ripart J, Cuvillon P, Nouvellon E, Gaertner E, Eledjam JJ. Parasacral approach to block the sciatic nerve: A 400-case survey. *Anesth Pain Med* 2005;30:193-197.

Ritter JW. Femoral nerve "sheath" for inguinal paravascular lumbar plexus block is not found in human cadavers. *J Clin Anesth* 1995;7:470-473.

Rubens SS, Sklar J. Intravenous regional anesthesia with clonidine in the management of complex regional pain syndrome of the knee. *J Clin Anesth* 2002;14:87-91.

Selander D. Peripheral nerve injury after regional anesthesia. In: Finucane BT, ed. *Complications of regional anesthesia*. Philadelphia: Churchill Livingstone, 1999. p. 105-115.

Simon MA, Gielen MJ, Lagerwerf AJ, Vree TB. Plasma concentrations after high doses of mepivacaine with epinephrine in the combined psoas compartment/sciatic nerve block. *Reg Anesth* 1990;15:256-260.

Singelyn F, Aye F, Gouverneus JM. Continuous popliteal sciatic nerve block: an original technique to provide postoperative analgesia after foot surgery. *Anesth Analg* 1997;84:383-386.

Skabelund C, Racz G. Indications and technique of thoracic neurolysis. *Curr Rev P* 1999;3:400-405.

Taboada M, Rodriguez J, Veliño C, Corceller J et al. What is the minimum effective volume of local anesthetic required for sciatic nerve blockade? A prospective, randomized comparison between a popliteal and a subgluteal approach. *Anesth Analg* 2006;102:593-597.

Vloka D, Hadzic A, April E, Thys DM. Anterior approach to the sciatic nerve block. The effects of leg rotation. *Anesth Analg* 2001;92:460-462.

Vloka JD, Hadzic A, Kitain E, Lesser JB, Kuroda M, April EW, Thys DM. Anatomic considerations for sciatic nerve block in the popliteal fossa through the lateral approach. *Reg Anesth* 1996;21:414-418.

Vloka JD, Hadzic A, Koorn R, Thys D. supine approach to the sciatic nerve in the popliteal fossa. *Can J Anaesth* 1996;43:964-967.

Vloka JD, Hadzic A, Lesser JB, Kitain E, Greatz H, April EW, Thys DS. A common epineural sheath for the nerves in the poipliteal fossa and its possible implications for sciatic nerve block. *Anesth Analg* 1997;84:387-90.

Weller RS, Gerancher JC, Crews JC, Wade KL. Extensive retroperitoneal hematoma without neurologic deficit in two patients who underwent lumbar plexus block and were later anticoagulated. *Anesthesiology* 2003;98:581-585.

Winnie AP, Ramamurthy S, Durrani Z, Radonjic R. Plexus blocks for lower extremity surgery. *Anesthesiology* 1974;1:11-16.

Winnie AP, Ramamurthy S, Durrani Z. The inguinal paravascular technic of lumbar plexus anestehsia: the "3-in-1 block". *Anesth Analg* 1973;52:989-996.

Zugliani AH. Bloqueios de nervos periféricos. In: Vianna S, Vianna V. *Cirurgia do pé e tornozelo*. 1ª ed. Rio de Janeiro: Revinter, 2005. p. 81-91.

PARTE IV

BLOQUEIOS PERINEURAIS CONTÍNUOS

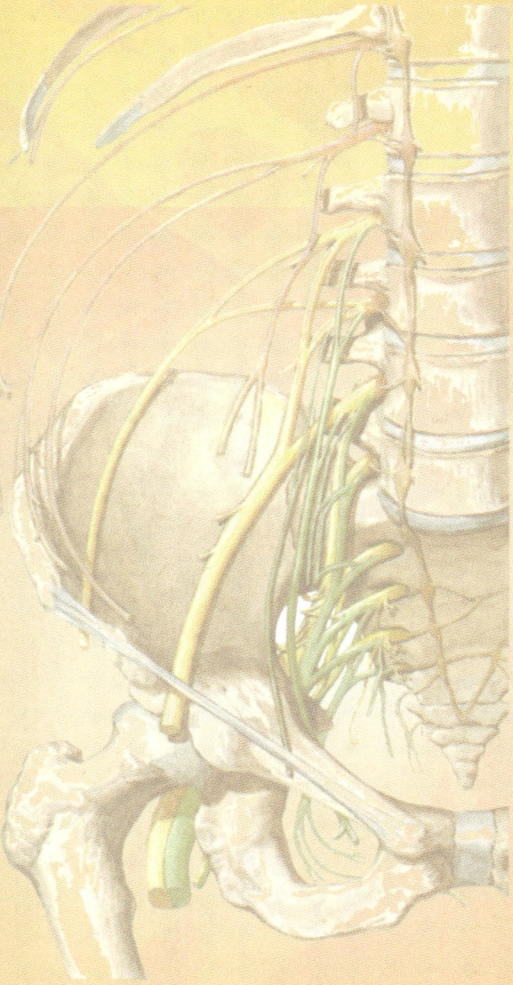

CAPÍTULO 25

ASPECTOS GERAIS DOS BLOQUEIOS CONTÍNUOS

O benefício dos bloqueios de nervos periféricos dos membros superior e inferior, seja quando utilizados para fins cirúrgicos ou no controle da dor que envolve estes segmentos tornaram-se inquestionáveis. Visando estender seus efeitos por períodos mais longos que o alcançado com dose única de anestésicos locais, a utilização de cateteres perineurais tem sido proposta de maneira crescente. Novos materiais têm se tornado disponíveis, possibilitando o uso mais abrangente destas técnicas. São exemplos: cateteres que possibilitam manutenção de estímulos durante sua progressão, aferindo assim sua proximidade com o nervo; conjuntos agulhas-cateteres com variadas especificações, que atendem as características das diversas vias de acesso percutâneo aos nervos e plexos; bombas infusoras portáteis descartáveis, facilitando a infusão perineural. Várias técnicas de acesso, que promovem uma abordagem mais tangente às estruturas nervosas, facilitando a progressão do cateter junto a estas, têm sido propostas [Borgeat, 2003; Phan-Dang, 1999; di Benedetto, 2002; Mansur, 1993]. Vários trabalhos têm evidenciado as vantagens dos bloqueios contínuos perineurais periféricos. A qualidade da analgesia pós-operatória obtida, mostrou-se superior e a incidência de efeitos colaterais, significativamente menor, quando comparados ao uso de opióides em cirurgias do pé [Singelyn, 1997], do joelho [Capdevila, 1999; Singelyn, 1998; Chelly, 2001], do ombro [Borgeat, 1997]. Em cirurgias do quadril, estudo envolvendo 1.332 pacientes comparou a analgesia pós-operatória feita através de 3 diferentes técnicas: via cateter peridural, analgesia controlada pelo paciente (ACP) com opióide, e com bloqueio contínuo do nervo femoral. Observou-se, com este último, igual eficiência analgésica e menor incidência de efeitos colaterais, em relação às demais [Capdevila, 2002].

Kaloul [Kaloul, 2004] observou consumo 50% menor de morfina via ACP nos pacientes com bloqueio contínuo do nervo femoral, em relação aos sem bloqueio, em pós-operatório de prótese total de joelho [Matheny, 1993]. Observou consumo 89% menor de morfina via ACP e menor incidência de efeitos colaterais nos pacientes com bloqueios contínuos do plexo lombar, em relação aos sem bloqueio.

POSICIONAMENTO DOS CATETERES

O posicionamento adequado dos cateteres é o grande desafio nas técnicas contínuas perineurais. Deste depende o sucesso de seu emprego. Nos pacientes ambulatoriais, este aspecto é de importância fundamental, pois o imediato reposicionamento do cateter, diante do insucesso de seu uso, não é factível, ao contrário do paciente hospitalizado.

Alguns autores registram índices de falhas na sua utilização entre 10% [Grant, 2001; Helly, 2003] e 40% [Salinas, 2003], nos bloqueios do nervo femoral. Nos bloqueios do plexo braquial, estes índices foram de 10% com o acesso interesternocleidomastóideo [Pham-Dang, 1999], 15% no acesso lateral modificado [Borgeat, 2003], baixando, segundo este autor, para 1% quando testada previamente a efetividade dos cateteres em pacientes ambulatoriais. A dificuldade de inserção ou progressão do cateter é acentuada ao utilizar-se abordagens perpendiculares aos nervos e plexos. Singelyn *et al.* [Singelyn, 1999] encontraram este problema em 84% dos casos, quando utilizaram a técnica interescalênica de Winnie. Portanto, a opção para bloqueios contínuos deve recair sobre acessos que tendam a tangenciar estas estruturas nervosas, facilitando, assim, a progressão do cateter junto às mesmas. A prática freqüente da injeção de solução anestésica, previamente à introdução do cateter, pode produzir anestesia inicial adequada, porém não garante a efetividade das injeções subseqüentes através do mesmo [Ilfeld, 2003].

A introdução excessiva do cateter pode contribuir para seu afastamento da região perineural, em virtude de trajetos aleatórios [Pham-Dang, 1995; De Biasi, 1997]. Por isso esta deverá se restringir a cerca de 3 a 5 cm (Quadro). Deve-se observar que a sua fácil progressão não é garantia de localização adequada. A utilização do ultra-som, visando aferição do posicionamento da agulha, tem sido motivo de diversas publicações [Marhofer, 1998; Sinhá, 2004], o que poderá facilitar também no controle do cateter. Estudos com cateteres de extremidade condutora chamados cateteres estimuladores, têm-se revelado contraditórios quanto a sua efetividade. Lançados em 1998 [Boezaart, 1999], devem ser mais bem estudados para que se comprove sua real utilidade [Chelly, 2003; Morin, 2005]. Estudo em voluntários revelou melhor qualidade de bloqueio motor e sensitivo do nervo femoral, com uso destes, em relação aos cateteres convencionais [Salinas, 2004]. Outro estudo em que foram utilizados os 2 tipos de cateteres, visando analgesia pós-operatória de cirurgias do joelho, através de bloqueio do nervo femoral, observou-se equivalência entre os 2 grupos no que se refere ao tempo de execução, tempo de latência anestésica e controle da dor pós-operatória [Morin, 2005].

CUIDADOS NA EXECUÇÃO DOS PROCEDIMENTOS

É importante que estes sejam supervisionados ou executados por profissional treinado. Além dos cuidados de rotina referentes à segurança do paciente (Cap. 1), este deve ser informado sobre os detalhes do procedimento e seus efeitos, devendo concordar com o mesmo. Deverá, também, ser orientado quando for o caso, a operar a bomba infusora. Por envolverem agulhas de grosso calibre e grau variável de manipulação em sua execução, a adequada sedação e analgesia dos pacientes é necessária. A colocação do cateter pode ainda ser realizada, sempre que oportuno, sob o efeito de anestesia do neuroeixo ou anestesia geral, sem relaxamento muscular [Boezaart, 1999], para que não haja interferência nas respostas motoras aos estímulos. Os cuidados de assepsia devem ser rigorosos. A adequada fixação de cateter é outro ponto relevante, principalmente no uso ambulatorial. Adesivos transparentes devem ser utilizados, para que se permita a inspeção constante da área de punção. A verificação da permeabilidade do cateter, assim como realização de dose-teste com solução anestésica contendo adrenalina, deve fazer parte da rotina. Esta última, visando detectar possível localização intravascular [Ilfeld, 2005].

CONTRA-INDICAÇÕES

São basicamente as mesmas referentes aos bloqueios sem uso do cateter.

Destaca-se a presença de infecção no local da punção e alergia a drogas que se pretendem injetar. O uso de anticoagulantes não contra-indica a maioria das técnicas de bloqueios periféricos [Liu, 2003]. Entretanto, devem ser evitadas abordagens em locais onde a compressão, após eventual punção vascular durante o procedimento, não é possível, favorecendo a formação de hematomas. São exemplos: bloqueio do plexo lombar por via posterior, do nervo ciático por via transglútea, do plexo braquial por vias supra e infraclaviculares. A possibilidade de ocorrência de hematomas perineurais, levando a neuropatias, deve ser considerada nestes pacientes [Liu, 2003].

COMPLICAÇÕES

Além das complicações inerentes às técnicas em que se utiliza dose única de anestésico local, outras, decorrentes do uso do cateter, são possíveis:

Dificuldade de introdução e progressão do cateter

Ocorre principalmente quando o acesso é perpendicular ao nervo. Acessos mais tangenciais a estes, assim como a injeção prévia de 5-10 ml de solução anestésica ou fisiológica, minimizam estes problemas.

Direcionamento e posicionamento equivocado do cateter

Em bloqueios a partir da região inguinal, a tentativa de se atingir proximalmente o plexo lombar, através da introdução cefálica de 16-20 cm de cateter, revelou através de imagens, o trajeto aleatório seguido por estes, não atingindo o objetivo em 77% das vezes [Capdevila, 2002]. Nos bloqueios próximos ao neuroeixo, como o interescalênico e o do plexo lombar via posterior, este pode instalar-se no espaço subaracnóide [Litz, 2004] ou peridural [Cook, 1991]. A proximidade de grandes vasos, que freqüentemente ocorre junto aos troncos nervosos, pode levar ao posicionamento intravascular [Tuominen, 1991].

Bloqueio do cateter

Sua introdução forçada ou excessiva pode ocasionar acotovelamento do mesmo, bloqueando sua luz [Syngelin, 1997].

Desalojamento do cateter

Pode ocorrer devido à má fixação deste. É mais freqüente quando colocados junto às articulações. O uso de gel fixador ou tintura de benjoim auxiliam a uma fixação mais efetiva [Boezaart, 1999]. A tunelização do cateter por 4-5 cm também ajuda a mantê-lo estável [Borgeat, 2006; Ekatodramis, 2000], além de afastá-lo do campo cirúrgico, quando necessário.

Rotura do cateter

Pode ser causada por tentativa de recuo do cateter através da agulha, após parcialmente introduzido [Conventry, 2004]. A ponta desta pode causar sua secção total ou parcial. Esta manobra deve ser evitada.

Infecção

Apresenta incidência baixa. Em série de 900 pacientes submetidos a bloqueio interescalênico, que permaneceram com cateter por 2-5 dias, observou-se infecção local em 0,7% [Borgeat, 2003]. Em 211 pacientes submetidos a bloqueio femoral, com permanência de cateter por 48 horas, a incidência de infecção sintomática foi de 1,4%. Entretanto, houve 57% de colonização, reveladas através de cultura da extremidade do cateter [Cuvillon, 2001]. Estudo prospectivo em 1001 pacientes, em que o cateter perineural poplíteo permaneceu em média 48 horas, apenas 2 casos (0,2%) de reação inflamatória foram observados [Borgeat, 2006]. A fixação do cateter com adesivo transparente, permite a pronta visualização de sinais de infecção local. Condições rigorosas de assepsia, tendem a minimizar esta ocorrência.

Complicações neurológicas

Manifestam-se com baixa freqüência. São normalmente de pouca gravidade, e apresentam regressão espontânea, em períodos variáveis. O uso de cateter não parece alterar sua incidência em relação às técnicas com uso de dose única [Grant, 2001; Bergman, 2003]. Em 520 pacientes submetidos a bloqueio interescalênico, sendo 234 com uso de cateter, observou-se 0,4% de déficit neurológico em cada grupo. Em outro estudo envolvendo 900 pacientes, com bloqueios contínuos, sob a mesma técnica, este índice foi de 0,2% após 6 meses de acompanhamento [Borgeat, 2003]. Em 211 pacientes submetidos a bloqueio femoral contínuo, 1 paciente apresentou complicação neurológica, que perdurou por 12 meses de acompanhamento [Cuvillon, 2001]. Estas foram ausentes em 1001 pacientes submetidos a cateteres perineurais poplíteos [Borgeat, 2006].

É necessário que sejam descartados traumas cirúrgicos, compressão exagerada ou prolongada pelo torniquete arterial e má postura da extremidade, como causas da lesão nervosa.

Intoxicação sistêmica pelo anestésico local

Pode ocorrer devido a sobredose, causada por estimativa equivocada da carga de infusão. Esta deve ser adequada individualmente, considerando-se idade, estado geral e deficiências metabólicas do paciente.

BLOQUEIOS PERINEURAIS CONTÍNUOS EM PACIENTES AMBULATORIAIS

A opção por realização de procedimentos cirúrgicos em regime ambulatorial tem sido crescente nas últimas décadas. Estas se justificam por razões econômicas, por menor probabilidade de infecção hospitalar, melhor aceitação pelo paciente, entre outras. Na Europa, os países escandinavos lideram esta estatística, realizando ambulatorialmente intervenções de menor porte [Macaire, 2004]. Nos Estados Unidos os procedimentos ambulatoriais ou com alta precoce somam mais de 70% do total de cirurgias, envolvendo também os de maior porte [Twersky, 1998; Vaghadia, 1998]. Vários estudos revelam que a ocorrência de dor intensa pós-operatória, associada ou não a náuseas e vômitos, é a maior causa de readmissão hospitalar [Hirsch, 1994; Gold, 1989; Paulin, 1997] ou impedimento de alta precoce destes pacientes. Dificuldade de micção e incapacidade de deambular também contribuem para este último evento. Nas cirurgias que envolvem os membros superiores e inferiores, principalmente as ortopédicas, a utilização dos bloqueios periféricos contínuos pode contribuir de forma importante para minimizar estes fatores. Estes proporcionam controle efetivo da dor, com incidência significativamente menor de efeitos colaterais, quando comparados aos bloqueios do neuroeixo, a anestesia geral e ao uso de opióides [Borgeat, 2000]. Estudo recente envolvendo 5.703 pacientes submetidos a procedimentos ortopédicos ambulatoriais revelou ocorrência de dor moderada e grave em 30% destes, nas primeiras 24 horas de pós-operatório [McGrath, 2004]. O emprego de dose única de anestésicos locais de longa duração atualmente um uso, proporcionam, na maioria das vezes, um período de analgesia de 10 a 18 horas. Após o seu término, poderá deixar o paciente vulnerável a ocorrência de dor que pode ser de difícil controle, já em ambiente extra-hospitalar. Temos observado, em escala crescente, a utilização de cateteres perineurais ou periplexulares, visando analgesia pós-operatória, não só em pacientes hospitalizados mas também em nível domiciliar. Isto tornou-se possível, a partir da introdução de bombas infusoras portáteis e descartáveis, em 1998 [Rawal, 1998]. As chamadas bombas elastoméricas são isentas de componentes eletrônicos, permitindo débitos fixos de infusão e dose de bolus, quando necessário. Várias vias de acesso têm sido utilizadas, envolvendo cirurgias do membro superior, inclusive do ombro, e do membro inferior. São exemplos: interescalênica [Klein, 2000; Ilfeld, 2003], interesternocleidomastóideo [Corda, 2000], infraclavicular [Macaire, 2000; Ilfeld, 2002], axilar [Grant, 2001], no compartimento do psoas [Grant, 2001; Klein, 2001], femoral [Grant, 2001; Chelly, 2001], ciático (via poplítea) [Ilfeld, 2002; White, 2003]. Segundo os autores, os resultados revelam-se animadores, com alto grau de satisfação dos pacientes.

São elegíveis a estes procedimentos, pacientes em que haja expectativa de dor pós-operatória de moderada a intensa, por mais de 24 horas, de difícil controle com opióides orais [Ekatodramis, 2001; Ribeiro, 1996]. Os bloqueios contínuos podem ser utilizados visando minimizar o uso de opióides e, conseqüentemente, seus efeitos colaterais [Rawal, 1998; Rawal, 2002].

É importante assinalar, que o funcionamento de uma unidade ambulatorial de controle da dor, através de bloqueios contínuos de nervos periféricos, requer um alto nível de infra-estrutura [Macaire, 2004] que inclui:

- Equipe de apoio alcançável 24 horas por dia, inclusive para visitas domiciliares.
- Cuidadores domiciliares disponíveis, com domínio do equipamento utilizado.
- Orientação sistemática ao paciente das rotinas e protocolos a serem seguidos.
- Profissionais treinados nas técnicas de bloqueios contínuos.
- Disponibilidade de materiais como bombas infusoras portáteis e descartáveis, agulhas e cateteres de especificações diversas, entre outros.

A escolha dos pacientes deve ser criteriosa. Não devem ser incluídos:

- Pacientes com disfunção cognitiva ou que residam só.
- Dependentes de drogas ou psiquiátricos, que possam não seguir as orientações passadas.

REGIMES DE ADMINISTRAÇÃO DA SOLUÇÃO ANESTÉSICA

Podem ser utilizados 3 regimes básicos: (1) somente infusão contínua; (2) somente doses em bolo; (3) a associação das duas primeiras, ou seja, infusão contínua basal, que pode ser intercalada de bolo, como dose de resgate.

A infusão contínua com possibilidade de bolo, pela sua versatilidade, parece obter melhores resultados. Utilizada em bloqueios do plexo braquial, revelou melhor analgesia, menor consumo de anestésico e maior índice de satisfação dos pacientes, quando comparada às duas outras modalidades [Singelyn, 1999; Ilfeld, 2004]. Entretanto, resultados obtidos de diversos trabalhos, apresentam variações [Ilfeld, 2004; Singelyn, 2000]. Rawal *et al.* [Rawal, 2002] admitem que apenas o regime de bolo controlado pelo paciente possa tratar adequadamente, em regime domiciliar, dores pós-cirúrgicas de média intensidade.

Na experiência clínica do autor, bolo de 15-20 ml de solução de ropivacaína 0,4%, aplicados a intervalos regulares (8-12 h), através de seringa, revelam resultado satisfatório de controle de dor nas primeiras 24 a 36 horas de pós-operatório de cirurgias ortopédicas, em pacientes internados. Dentre estes, podemos citar: procedimentos no quadril (próteses totais), joelho (próteses totais e ligamentoplastia) e no pé (artrodeses maiores e realinhamentos múltiplos). Esta parece uma alternativa válida, a ser mais bem estudada na indisponibilidade de bomba infusora.

ESCOLHA DA SOLUÇÃO ANESTÉSICA

A bupivacaína, levobupivacaína e a ropivacaína, são os anestésicos locais mais utilizados. A bupivacaína (0,1-0,25%) não revelou níveis plasmáticos tóxicos quando administrada nos padrões usuais de infusão contínua por 24-72 horas de pós-operatório [Klein, 2000]. Durante bloqueio contínuo do plexo braquial foi observada concentração venosa de 0,5 a 1,0 μg/ml [Anker-Moller, 1990]. Níveis plasmáticos acima de 2 μg/ml são considerados tóxicos [Liu, 2005].

A ropivacaína, pela sua menor cardiotoxicidade [Groban, 2001] e menor produção de bloqueio motor tem sido o anestésico local de uso mais freqüente. Esta última característica tem papel importante, pois possibilita a participação ativa do paciente na fisioterapia precoce [Liu, 2005]. Infusões perineurais de ropivacaína 0,2%, 6-12 ml/h, durante 48 horas, resultaram em picos plasmáticos de 1,7 a 2,5 μg/ml. São considerados níveis tóxicos, acima de aproximadamente 4 μg/ml [Kaloul, 2004].

O Quadro 25-1 mostra os regimes mais comuns de infusão nos pacientes ambulatoriais. Pacientes internados podem ter estes padrões alterados, visando adaptações para situações como característica cirúrgica, horário e necessidade de fisioterapia etc. [Ilfeld, 2005]. Maiores estudos são necessários para se estabelecer condições ideais de infusão para portadores de disfunção hepática, renal e diabéticos.

Quadro 25-1. Administração de AL em bloqueios contínuos

Cateter	*Anestésico local*	*Veloc. infusão (ml/h)*	*Bolo (ml)*	*Intervalo segurança (min)*
Interescalênico	Bupivacaína 0,15-0,2% ou Ropivacaína 0,2%	5-8	2-4	15-20
Infraclavicular		5-8	2-4	15-20
Femoral	Bupivacaína 0,1-0,25% ou Ropivacaína 0,2%	5-10	2-4	15-20
Ciático/poplíteo		5-8	2-4	15-20

Adaptado de Liu, 2005.

REFERÊNCIAS BIBLIOGRÁFICAS

Anker-Moller E, Spangsbersg N, Dahl JB et al. Continuous blockade of the lumbar plexus: a comparison of the plasma concentrations and analgesic effect of bupivacaine 0,25% and 0,125%. *Acta Anaesth Scand* 1990;34:468-72.

Boezaart AP, de Beer JF, du Toit C, van Rooyen K. A new technique of continuous interscalene nerve block. *Can J Anaesth* 1999;46:275-81.

Borgeat A, Blumental S, Lambert M, Theodorou P et al. The feasibility and complications of the continuous nerve block: A 1001 – Case Survery. *Anesth Analg* 2006;103(1):229-233.

Borgeat A, Dullenkopf A, Ekatodramis G, Nagy L. Evaluation of the lateral modified approach for continuous interscalene block after shoulder surgery. *Anesthesiology* 2003;99:436-42.

Borgeat A, Schappi B, Biasca N, Gerber C. Patient-controlled analgesia after major shoulder surgery: patient-controlled interscalene analgesia versus patient-controlled analgesia. *Anesthesiology* 1997;87:1343-7.

Capdevila X, Barthelet Y, Biboulet P et al. Effects of perioperative analgesic technique on the surgical outcome and duration of rehabilitation after major knee surgery. *Anesthesiology* 1999;91:8-15.

Capdevilla X, Biboulet P, Bouregba M et al. Comparison of the three-in-one and fascia iliaca compartmente block in adults: clinical and radiographic analysis. *Anesth Analg* 1998;86:1039-44.

Capdevilla X, Macaire P, Dadure C et al. Continuous psoas compartment bock for postoperative analgesia after hip arthroplasty: new landmarks, technical guidelines, and clinical evaluation. *Anesth Analg* 2002;94:1606-13.

Chelly JE, Casati A. Are nonstimulating catheters really inappropriate for continuous nerve block techniques? *Reg Anesth Pain Med* 2003;28:483-5.

Chelly JE, Gebhard R, Coupe K et al. Local anesthetic delivered via a femoral catheter by patient-controlled analgesia pump for pain relief after an anterior cruciate ligament outpatient procedure. *Am J Anesthesiol* 2001;28:192-4.

Chelly JE, Greger J, Gebhard R et al. Continuous femoral nerve blocks improve recovery and outcome of patients undergoing total knee arthroplasty. *J Arthroplasty* 2001;16:436-45.

Chelly JE, Williams BA. Continuous perineural infusions at home: narrowing the focus. *Reg Anesth Pain Med* 2004;29(1):1-3.

Cook LB. Unsuspected extradural catheterization in an interscalene block. *Br J Anaesth* 1991;67:473-5.

Conventry DM. Perineural catheter placement: another potential complication. *Reg Anesth Pain Med* 2004;29(2):174-175.

Corda DM, Enneking FK. A unique approach to postoperative analgesia for ambulatory surgery. *J Clin Anesth* 2000;12:595-9.

Cuvillon P, Ripart J, Lalourcey L et al. The continuous femoral nerve block catheter for postoperative analgesia: bacterial colonization, infectious rate, and adverse effects. *Anesth Analg* 2001;93:1045-9.

Di Benedetto P, Casati A, Bertini L. Continuous subgluteus sciatic nerve block after orthopedic foot and ankle surgery: comparison of two infusion techniques. *Reg Anesth Pain Med* 2002;27:168-172.

Ekatodramis G, Borgeat A, Huledal G et al. Continuous interscalene analgesia with ropivacaine 2 mg/mL after major shoulder surgery. *Anesthesiology* 2003;98:143-50.

Ekatodramis G, Borgeat A. Subcutaneous tunneling of the interscalene catheter. *Can J Anaesth* 2000;47:716-7.

Ekatodramis G, Macaire P, Borgeat A. Prolonged Horner syndrome due to neck hematoma after continuous interscalene block. *Anesthesiology* 2001;95:801-3.

Grant SA, Nielsen KC, Greengrass RA et al. Continous peripheral block for ambulatory surgery. *Reg Anesth Pain Med* 2001;26:209-214.

Groban L, Deal DD, Vernon JC et al. Cardiac ressuscitation after incremental overdosage with lidocaine, bupivacaine, levobupivacaine, and ropivacaine in anesthetized dogs. *Anesth Analg* 2001;92:37-43.

Ilfeld BM, Enneking FK. Continous peripheral nerve blocks at home: A review. *Anesth Analg* 2005;100:1822-33.

Ilfeld BM, Morey TE, Ennerking FK. Continuous infraclavicular brachial plexus block for postoperative pain control at home: a randomized, double-blinded, placebo-controlled study. *Anesthesiology* 2002;96:1297-304.

Ilfeld BM, Morey TE, Ennerking FK. Infraclavicular perineural local anesthetic infusion: a comparison of three dosing regimens for postoperative analgesia. *Anesthesiology* 2004;100:395-402.

Ilfeld BM, Morey TE, Wang RD, Enneking FK. Continuous popliteal sciatic nerve block for postoperative pain control at home: a randomized, doubled, placebo-controlled study. *Anesthesiology* 2002;97-959-65.

Ilfeld BM, Morey TE, Wright TW et al. Continuous interscalene brachial plexus block for postoperative pain control at home: a randomized, double-blinded, placebo-controlled study. *Anesth Analg* 2003;96:1089-95.

Ilfeld BM, Morey TE, Wright TW et al. Interscalene perineural ropivacaine infusion: a comparison of two dosing regimens for postoperative analgesia. *Reg Anesth Pain Med* 2004;29:9-16.

Ilfeld BM, Thannikary LJ, Morey TE et al. Popliteal sciatic perineural local anesthetic infusion: a comparison of three dosing regimens for postoperative analgesia. *Anesthesiology* 2004;101:970-7.

Kaloul I, Guay J, Cote C et al. Ropivacaine plasma concentrations are similar during continuous lumbar plexus blockade using the anterior three-in-one and the posterior psoas compartment techniques. *Can J Anaesth* 2004;51:52-6.

Kaloul I, Guay J, Cote C et al. The posterior lumbar plexus (psoas compartment) block and the three-in-one femoral nerve block provide similar postoperative analgesia after total knee replacement. *Can J Anaesth* 2004;51(1):45-51.

Klein SM, Grant SA, Greengrass RA et al. Interscalene brachial plexus block with a continuous catheter insertion system and a disposable infusion pump. *Anesth Analg* 2000;91:1473-8.

Klein SM, Greengrass RA, Grant SA et al. Ambulatory surgery for multi-ligament knee reconstruction with continuous dual catheter peripheral nerve blockade. *Can J Anaesth* 2001;48:375-8.

Litz RJ, Vicent O, Wiessner D, Heller AR. Misplacement of a psoas compartment catheter in the subarachnoid space. *Reg Anesth Pain Med* 2004;29:60-4.

Liu SS, Salinas FV. Continuous plexus and peripheral nerve blocks for postoperative analgesia. *Anesth Analg* 2003;96:263-72.

Liu SS. Continuous perineural catheters for postoperative analgesia: an update. *Anesth Analg* 2005;100:48-54.

Macaire P, Gaertner E, Capdevila X. Continuous post-operative regional analgesia at home. *Minerva Anestesiol* 2001;67:109-16.

Marhofer P, Schrogendorfer K, Wallner T et al. Ultrasonographic guidance reduces the amount of local anesthetic for 3-in-1 blocks. *Reg Anesth Pain Med* 1998;23:584-8.

Matheny JM, Hanks GA, Rung GW et al. A comparison of patient-controlled analgesia and continuous lumbar plexus block after anterior cruciate ligament reconstruction. *Arthroscopy* 1993;9(1):87-90.

Morin AM, Eberhart LHJ, Behnke HKF et al. Does femoral nerve catheter placement with stimulating catheters improve effecitve placement? A randomized, controlled, and observer-blinded trial. *Anesth Analg* 2005;100:1503-10.

Pham-Dang C, Gunst JP, Gouin F et al. A novel supraclavicular approach to brachial plexus block. *Anesth Analg* 1999;85:111-6.

Rawal N, Allvin R, Axelsson K et al. Patient-controlled regional analgesia (PCRA) at home: controlled comparison between bupivacaine and ropivacaine brachial plexus analgesia. *Anesthesiology* 2002;96:1290-6.

Rawal N, Axelsson K, Hylander J et al. Postoperative patient-controlled local anesthetic administration at home. *Anesth Analg* 1998;86:86-9.

Ribeiro FC, Georgousis H, Bertram R, Scheiber G. Plexus irritation caused by interscalene brachial plexus catheter for shoulder surgery. *Anesth Analg* 1996;82:870-2.

Salinas FV, Neal JM, Sueda LA et al. Prospective comparison of continuous femoral nerve block with nonstimulating catheter placement versus stimulating catheter-guided perineural placement in volunteers. *Reg Anesth Pain Med* 2004;29:212-20.

Salinas FV. Location, location, location: continuous peripheral nerve blocks and stimulating catheters. *Reg Anesth Pain Med* 2003;28:79-82.

Singelyn F, Aye F, Gouverneur JM. Continuous popliteal sciatic block: an original technique to provide postoperative analgesia after foot surgery. *Anesth Analg* 1997;84:383-6.

Singelyn F, Deyaret M, Pendeville E et al. Effects of intravenous patient-controlled analgesia with morphine, continuous epidural analgesia, and continuous three-in-one block on postoperative pain and knee rehabilitation after unilateral total knee arthroplasty. *Anesth Analg* 1998;87:88-92.

Singelyn F, Seguy S, Gouverneur JM. Interscalene brachial plexus analgesia after open shoulder surgery: continuous versus patient-controlled infusion. *Anesth Analg* 1999;89:1216-20.

Singelyn FJ, Gouverneus JM. Extended “three-in-one” block after total knee arthroplasty: continuous versus patient-controlled techniques. *Anesth Analg* 2000;91:176-80.

Sinha A, Chan VW. Ultrasound imaging for popliteal sciatic nerve block. *Reg Anesth Pain Med* 2004;29:130-4.

Tuominen MK, Pere P, Rosenberg PH. Unintentional arterial catheterization and bupivacaine toxicity associated with continuous interscalene brachial plexus block. *Anesthesiology* 1991;75:356-8.

White PF, Issioui T, Skrivanek GD et al. The use of a continuous popliteal sciatic nerve block after surgery involving the foot and ankle: does it improve the quality of recovery? *Anesth Analg* 2003;97:1303-9.

ÍNDICE REMISSIVO

A

B

C

D

E

F

G

H

I

J

L

M

N

O

P

R

S

T

U

V

W